LIGHT ON
YOGA

瑜伽之光

B.K.S. Iyengar
當代瑜伽大師

艾揚格

LIGHT ON YOGA by B. K. S. IYENGAR

Copyright©1966, 1968, 1976 by GEORGE ALLEN & UNWIN(PUBLISHERS) LIMITED

This edition arranged with Harper Thorsons

Through Bardon-Chinese Media Agency

Complex Chinese edition copyright © 2019 Faces Publications, a division of Cité Publishing Ltd.

All Rights Reserved.

生活風格 FJ2029X

瑜伽之光
Light on Yoga

作　　　者　艾揚格（B.K.S.Iyengar）
譯　　　者　章敏、廖薇真
編 輯 總 監　劉麗真
責 任 編 輯　謝至平
協 力 編 輯　謝濱安
行 銷 企 畫　陳彩玉、朱紹瑄
封 面 設 計　兒日

總　經　理　陳逸瑛
發　行　人　涂玉雲
出　　　版　臉譜出版
　　　　　　城邦文化事業股份有限公司
　　　　　　臺北市中山區民生東路二段141號5樓
　　　　　　電話：886-2-25007696 傳真：886-2-25001952
發　　　行　英屬蓋曼群島商家庭傳媒股份有限公司城邦分公司
　　　　　　臺北市中山區民生東路二段141號11樓
　　　　　　客服專線：02-25007718；25007719
　　　　　　24小時傳真專線：02-25001990；25001991
　　　　　　服務時間：週一至週五上午09:30-12:00；下午13:30-17:00
　　　　　　劃撥帳號：19863813　戶名：書蟲股份有限公司
　　　　　　讀者服務信箱：service@readingclub.com.tw
　　　　　　城邦網址：http://www.cite.com.tw
香港發行所　城邦（香港）出版集團有限公司
　　　　　　香港灣仔駱克道193號東超商業中心1樓
　　　　　　電話：852-25086231或25086217　傳真：852-25789337
　　　　　　電子信箱：hkcite@biznetvigator.com
新馬發行所　城邦（新、馬）出版集團
　　　　　　Cite（M）Sdn. Bhd.（458372U）
　　　　　　41-3, Jalan Radin Anum, Bandar Baru Sri Petaling,
　　　　　　57000 Kuala Lumpur, Malaysia.
　　　　　　電話：+6(03)-90563833　傳真：+6(03)-90576622
　　　　　　電子信箱：services@cite.my

三 版 一 刷　2019年1月
三 版 十 刷　2024年1月

城邦讀書花園
www.cite.com.tw

ISBN 978-986-235-729-3
售價　NT$ 700

國家圖書館出版品預行編目資料

瑜伽之光／艾揚格（B. K. S. Iyengar）著；章敏，
廖薇真 . 一版 . 臺北市：臉譜，城邦文化出版；家
庭傳媒城邦分公司發行，2019.01
　　面；　公分. --（生活風格；FJ2029X）
譯自：Light on yoga : yoga dipika

ISBN 978-986-235-729-3（平裝）

1.瑜伽

411.15　　　　　　　　　　　　　　107022920

獻給我尊敬的宗師

Samkya-yoga-Śikhamāni; Veda-kesari; Vedāntavāgīśa;

Nyāyāchārya; Mīmāmsa-ratna; Mīmāmsa—thīrtha

Śrīmān 教授，印度邁索爾（Mysore）的 T. Krishnamachārya 教授

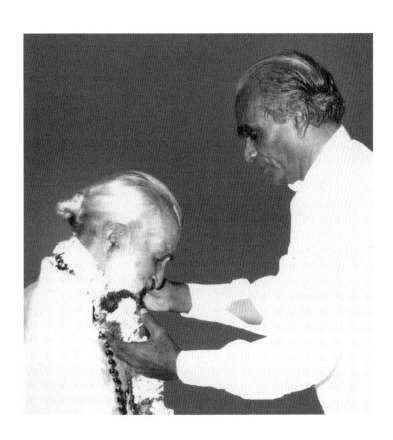

祈禱詞

我在最尊貴的聖哲帕坦加利面前深深地鞠躬，

他的瑜伽著做為我們帶來了心靈的寧靜，

在語法上為我們帶來了清晰的語言，

在醫藥上給我們帶來了身體的淨化。

我向最先傳授哈達瑜伽的太古原神濕婆致敬，

這門學科成為那些期望登上勝王瑜伽之巔的修行者之梯。

序言

　　瑜伽的鍛鍊能喚起一種基本的均衡與和諧感。我們回到我們第一個工具——身體，學著去運用它，從中汲取最大的共鳴與和諧。經由持續不懈的練習，我們淨化、活化身體的每一個細胞，讓我們在面對日常生活中的傷害時，能釋放潛能，避免絕望和死亡。

　　不論大腦或肺的哪一區組織和神經若不完整，都是對我們意志和身體完整性的一種挑戰，甚或是絕望與死亡之源。無論誰有幸得到艾揚格先生的關注，或親眼目睹他優美、精妙絕倫的藝術，誰就會被帶領到當初人類在伊甸園中被創造出來時的那種美好與純真的氛圍——毫無戒心，不沾羞恥，這是上帝之子，造物者。知識之樹能因我們運用知識的不同，結出各式各樣的豐饒果實；甜蜜的、有毒的、有益身心的。種樹就要滋養它的根部，難道不是這樣嗎？對於那些對自己感到不自在的人，寧願利用知識控制其他人或事，而非用來自我提升，知識會是多麼的危險啊。

　　過去 15 年來的瑜伽實踐讓我確信，我們對生活的基本態度，在我們的身體中大都有具體的對應。因此，比較與批評，必須從我們左右兩側的協調一致來做為開始，為達到某一程度下，即使再細微的調整也做得到；或者，意志力讓我們反抗地心引力，從腳到頭去伸展身體。動力和追求目標，也許始於隨意擺動肢體時產生的重量感和速度感，而非長時間的在單腳、雙腳或雙手上保持平衡。堅持，是透過各種瑜伽體位法於每次的數分鐘伸展而來，而平靜則來自安靜和諧的呼吸和肺部舒張。生生不息和宇宙意識出自這樣的了解：呼吸的永恆節奏是一收一放無可避免的更替，而每一次呼吸又組成了宇宙萬物中無數循環、波浪或振動中的一個。

什麼是選擇自由？那些脾氣乖戾、反覆無常的人責怪事物的秩序，跛腳的人批評身姿英挺的人，獨裁者因不切實際的期望而消沉，悲慘的人把自己的不平和挫折歸咎於他人。

　　瑜伽，正如艾揚格先生所實踐的那樣，是一個人把自己帶到祭壇前，做出最虔誠的奉獻，身心獨立而潔淨，意志專注，在樸實與純真中奉獻自己，這種奉獻不是壯烈的犧牲，而是發揮個人的最大潛能。

　　要預防身體與精神疾病，保護身體，發展出必然要有的自立和自信，瑜伽就是一個很理想的方式。從本質上而言，瑜伽與宇宙法則緊密相連：這就是珍愛生命、尊重真理和保持耐心。這些法則是修習者在心靈平靜和堅定意志下，做到平靜呼吸的要素。

　　瑜伽固有的美德也存於這些宇宙法則中。因此，瑜伽的修練需要全然地投入、塑造一個完整的人。瑜伽不是機械式地重複練習，也不是口頭上只說不練；就好像只會下定決心或只是做形式上禱告。從本質上來說，瑜伽是時時刻刻的生活實踐。

　　我希望艾揚格先生的《瑜伽之光》一書，能使更多的人以他為榜樣，成為瑜伽老師，這是人們迫切需要的。假如這本書能夠普及瑜伽這項偉大藝術，並保證這項藝術能夠以最高標準被實踐而出一份心力的話，那麼，我為自己曾經參與本書的出版而感恩。

耶胡迪・曼紐因
Yhudi Menuhin
倫敦 1964 年

前言

感謝我的摯友和學生們，是他們不斷地鼓勵，這本書才得以出版——如果只是我一己之力，不僅可能因為我不夠精通英語經常遇到障礙，而且沒有他們熱情而誠摯的支持與鼓勵，我也會喪失信心。

瑜伽是歷經數千年，把人類身、心、靈和道德的健康視為整體的實用科學。

第一部將瑜伽實踐系統化的著作，是西元前200年帕坦加利所著的《瑜伽經》。然而遺憾的是，當今出版眾多有關瑜伽的書籍，無論在主題還是說明上，價值性都不大，雖然很受歡迎卻顯得太膚淺，有時甚至會誤導人。我自己就曾經被那些書的讀者詢問是否能夠喝酸、嚼玻璃、踏火而過、隱身或其他戲法。許多宗教和哲學方面可信賴的學術著作，已經被譯成多種語言版本而問世，但是瑜伽這種實踐藝術，卻比純文學或哲學概念更難懂。

本書叫做《瑜伽之光》（梵文是Yoga Dipika），我希望能以我們這個時代的新觀點，盡可能簡明地描述各個體位法和呼吸調息法的相關知識及需求。因此，在書中的每個體位法和呼吸調息法的說明都極為詳盡，全都來自於27年來我在全世界很多地方的教學經驗。全書包括200個體位法的完整技巧並配有592張照片，幫助練習者掌握體位法。另外，這本書裡也介紹了鎖印法、淨化法，和另附5張照片的呼吸調息法。

西方讀者也許會對我在書中反覆提到宇宙靈性、神話，甚至哲學和道德戒律而感到驚訝。讀者不應該忘記，在古代，人類於知識、藝術和權勢上所取得的所有高成就，都是宗教的一部分，都應該屬於神以及祂在人世間的僕人。在西方，天主教教宗是象徵神聖知識和權力的最後化身。在過去，即使在西方世界，音樂、繪畫、建築、哲學、醫學及戰爭一直是為神服務的。一直到最近，在印度這些藝術和科學才開始從神的範圍中解脫出來，不過仍然保留著對神的敬意，對於有別於從神的意志中解放的人的意志來說，在印度我們繼續珍視目的純淨、紀律的謙卑、無私，這些是長期為神的奴僕的寶貴遺產。我認為這些內容既重要又有趣，讀者應該認識

這些體位法的起源，因此，我的書中也包括了從瑜伽行者和聖哲們那裡流傳下來的神話和傳說。

所有古老的瑜伽經典中，都強調修行時一定要有上師的親自指導。雖然我的經驗也證實這個充滿智慧的箴言，但我仍以謙卑態度努力在這本書中引導讀者——包括老師和學生——正確且安全地掌握這些體位法和呼吸調息法。

在附錄一，我為那些積極的練習者介紹了 300 週的課程，根據體位法的結構，按照階段來組合。

在附錄二，我則依體位法的不同治療益處分組。

在嘗試練習體位法和呼吸調息法前，請先仔細閱讀其提示和注意事項。

我誠摯地感謝我的朋友及學生；其中，受人尊敬的耶胡迪・曼紐因先生，特為本書作序，我要謝謝他給予我極大的支持。

我也要感謝我的學生 B.I. 塔拉伯利瓦拉（B.I.Taraporewala）先生，在籌備出版這本書時，所給予我的無私協力，我還要感謝為本書提供圖畫的伊蓮・皮爾西（Eliean Pearcey）。

我要向印度普那（Poona）的 G.G. 威靈（G.G.Welling）各位先生表達我最誠摯的感謝，他們親自指導並為我拍攝了大量的照片，還提供工作室的資源隨時供我使用。

在此我還要感謝為本書文字編輯和校對付出很多心血的傑拉德・約克先生（Gerald Yorke）。

我不知如何表達我對哈潑・柯林斯出版公司（Harper Collins Publishers）索森斯印刷所的感謝，他們以目前的形式再版了《瑜伽之光》這本書，以滿足瑜伽練習者和全球讀者的需要。

B.K.S. 艾揚格

新版前言
我的省思

現今，《瑜伽之光》這本書已經以 16 種語言出版、再版，為成千上萬熱情的學生和瑜伽練習者所閱讀。

從本書首次出版至今的 34 年間，全世界都目睹了瑜伽的風行。在許多城市、城鎮和鄉村，瑜伽成為家喻戶曉的名詞，不再是東方聖人和苦行僧的祕密。從學校孩子到政府公務員，從藝術家到工匠，從家庭主婦到嬉皮，瑜伽的好處影響了不同階層不同領域的人。現在對於修行者來說，瑜伽已經不再是件隨便的事情了。

你在本書中看到的圖片，是在我每天不間斷修行瑜伽 35 年後拍攝的，這種修行不是簡單隨便的訓練，通常是每天長達 10 個小時的練習。連同旅行和授課，我將一生完全投入到瑜伽這項偉大的藝術之中。也正是經由持續至今不斷的修行，我才能夠在這裡講述五大要素有節律的平衡、能量的新陳代謝，以及活躍在每個細胞中的自我。

我懷著喜悅的心情為《瑜伽之光》的新版重新寫前言。回想起當年這部書的誕生，沒有人知道我在寫這部重要著作時所遭遇的難關。朋友不贊成我寫書，崇拜者也相當憂慮，我的導師則完全否定我的計畫。

1958 年，一個印度出版商和我聯繫，希望我能夠寫一本瑜伽書，囊括所有我所知道的瑜伽體位法和調息法，並保證他會以高品質的藝術紙出版這本書。從 1934 年以來，我一直是瑜伽學生也同時是老師，我甚至連寫一篇瑜伽的文章也不曾想過，因此我感到一陣涼意掠過全身。我很猶豫，因為對於像我這樣一個從沒寫過書的人，寫一部瑜伽著作是非常艱鉅的任務。但是我心裡又有什麼在慫恿自己去接受這項任務。我試圖列出一個計畫，然而多次努力到頭來卻仍是一場空。靈感變成了絕望，達摩克利斯之劍（編注：the sword of Damocles，典出希臘神話，意指隨時會降臨的災禍）高懸在我的頭上。

但我並沒有灰心喪氣，我繼續努力，擬出了一個大綱。然後向我的學生 B.I. 塔

拉伯利瓦拉先生尋求幫助，他當時擔任《法律雜誌》的編輯，曾寫過有關祆教（Zoroastrian）方面的書。他答應和我合作，並不斷敦促我、讓我把自己所有隱藏在深處的經驗性資源都挖掘了出來。他記錄下我的解釋，不但釐清了他的困惑，也成為本書的基礎。

當書完成以後，我去拜訪出版商，他看了厚厚一疊書稿和所有的圖片後表示，他需要的是一本瑜伽手冊，而不是瑜伽版的《奧德賽》。雖然我因遭到拒絕而失望，但我並沒有灰心，反而更加堅定我要寫出一部瑜伽經典著作的決心。

從 1954 年開始，我的教學任務繁重。一年中我總會有六個星期到三個月不等的時間訪問英國、歐洲、美國和其他國家。同年，我開始在孟買教授週末課程。因為我在孟買的時間充裕，我要求進階班的學生週末課後留下來校對這本書。在休息時間，我們試著找到恰當的詞彙來描述我所經歷的體驗。在乘火車往返途中，我總是會反覆翻閱這本書，把那些需要進一步討論的部分做上標記。這本書花了長達 4年的時間才完成。

1962 年，在瑞士教耶胡迪‧曼紐因做瑜伽的時候，我和他說起了自己這本書，並尋求他的建議。他馬上聯繫了幾位出版商，並試圖說服他們這本書對於健康和快樂多麼重要。然而對於多數出版商來說，厚厚的書稿以及幾百張圖片看上去並不是一個能賺錢的好提案，於是書稿又被擱置了一段時間。

我後來一位名叫碧翠絲‧哈桑的學生，患有髖關節炎多年。我的瑜伽課程使她受益匪淺，1963 年她和安琪拉‧馬瑞斯（耶胡迪‧曼紐因的朋友）決定隨我一同到瑞士繼續練習瑜伽，正好可以參加耶胡迪‧曼紐因在格施塔德一年一度的音樂節。很巧的是，碧翠絲的一位好友傑拉德‧約克先生是艾倫昂溫（Allen & Unwin）以及其他多家出版社的審稿人，於是碧翠絲向我保證她會和約克先生聯繫，回家後把這本書稿拿給他看。由於書稿總是被拿來拿去已經弄髒了，而當時又實在

找不到英文打字機，所以碧翠絲就在安琪拉的協助下，用一部德文打字機親自把所有文稿重新謄過。

回到倫敦後，碧翠絲把自己練習瑜伽的經歷告訴約克先生，而他剛好在找一本可以替代由萊德出版社（Rider&Co.）出版、希奧斯·伯納德所著的《哈達瑜伽》的書。於是碧翠絲立刻從包裡拿出了我的書稿和照片。他看了書稿後說：「我等這樣一本書已經很久了。」然後，就請她將書稿和照片留在他那裡幾天。

約克先生被打動了，並回信說這本書在實作方面的內容非常棒又有原創性，但是介紹部分不夠直接，與實作不協調。他建議我去掉所有傳統瑜伽文章，使理論部分更直接，更有教育意義，也更靈性。正如他說的：「除非介紹部分有更原創的面貌，否則這本書不可能再版。」

他這些明智的建議，對於我來說無異重寫一部新書。儘管工作如此令人畏懼，但是我仍然修改了第一部分，並牢記他的建議。但是他還不滿意，希望我做更多的修改和刪減，讓相關部分保持完好。我遵循他的建議，重新修改後的書稿，他感到相當滿意。從這個意義上來說，他是我文學上的導師。當他終於接受我的書稿時，我簡直高興極了。我要感謝傑拉德·約克先生，是他的智慧使《瑜伽之光》這本書成為不朽的著作。同時，我也非常感激我們的介紹人碧翠絲·哈桑女士。

我請求約克先生給我一些時間，讓我把整份文稿再看一遍，好讓這本書的介紹文字與技巧和圖片協調。我隨即發現缺乏連接的部分，於是增加一些中級體位法，使書中的技巧和圖片更為均衡。在檢查文稿時，我發現因為拍攝光線不當造成的陰影，使許多體位法看來都變形了。為了使體位法更為清晰，我不得不重拍所有的體位法圖片。在此，我要感謝我的學生輪流擔任燈光師。

在此，我還想告訴你們一個有關本書的小插曲，是約克先生本人告訴我的。那

時他一面幫我出版這部瑜伽好書，一面則透過一些他信任的朋友打聽我，他這些朋友在印度尋找瑜伽上師與大師。此舉主要是確認我是否在自己的國家也是很受尊敬的瑜伽上師。他還說他的這些朋友曾經參加我的普通班一個月沒有付費。從某種意義上說，他這樣做是對的，他希望由一位在他自己的祖國也受到尊敬的瑜伽上師，而不是一個只在西方受歡迎的瑜伽大師來完成這部著作。

對我的背景完全滿意後，約克先生編輯了我的書，分文未取，並堅持由艾倫昂溫出版社出版。我請耶胡迪·曼紐因先生為本書寫序，他欣然同意，而且寫得非常出色，我認為，這是出自一位瑜伽學生和世紀藝術大師之手的偉大頌詞。

1966年本書出版時，約克先生寫信給我說：「假如一年裡能夠售出1000冊《瑜伽之光》的話，就把它視為是精神上的勝利。」他的預言成真了，《瑜伽之光》如今已成為瑜伽類別最主要的書籍。

對於曾努力不懈想把《瑜伽之光》做成一部好書更甚於一個好老師的我來說，看著瑜伽這個偉大的主題，現在為了引起注意而商業化並膚淺地實踐時，內心非常痛苦。目前，市場上到處充斥著這麼多種瑜伽產品——雜誌、裝備和服裝。隨著瑜伽之風越來越盛，一些瑜伽老師宣傳自己的教學如何獨特可信，然而他們所實踐的瑜伽方法卻很膚淺。

我們所有人都知道這句格言：「當學生準備好了，瑜伽大師自然會出現。」我確信把每個瑜伽體位法的完成姿勢以大尺寸照片印出來，將有助於練習者感受到皮膚的肌理、身體的物理、化學與能量新陳代謝的相互協調，身體內五大元素有節律的平衡，以及方向和地心引力的運用、體驗肢體與肌肉的空間改變，心靈和智力的優美、具象、結構、典雅、美、力量和縝密，並且將這種身心的覺知帶入自我的層次之中，就好像自我在每個細胞中拉鈴說：「我在這兒，我在這兒，我無處不在。」而這個聲音便是瑜伽上師——修行者引路燈的聲音。

沒有來自整體自我各個層面全心的練習和深入的學習，修行者就無法聽到他自身的上師——自我的純淨聲音。

我要感謝倫敦的哈潑‧柯林斯出版公司，他們使我珍視的夢想得以實現，為本書配上多姿多采的排版，增加了瑜伽令人欣喜的價值和精神上的熱忱。我確信《瑜伽之光》將幫助讀者把他們內在的經驗源泉引出，豐富修行者的人生，使他們的人生更有意義、有價值。

希望這部《瑜伽之光》的特別版，成為你練習和修行中的基礎，在不斷地思考和反省中感受到瑜伽的益處。只有通過瑜伽之鏡，人才能從中感受到自身。任何科學都無法為人類提供如此成熟的智慧。

B.K.S. 艾揚格

2000 年

| 目錄 |

第一章

緒　論

ॐ

什麼是瑜伽？

Yoga（瑜伽）是源於梵文字根 yui，意即綁住、結合、套上軛、將人的注意力導向專注、使用與應用。瑜伽亦指和諧或融合。瑜伽真實的連結了我們的意志與上帝的意志。由瑪罕迪瓦・德賽（Mahadev Desai）所譯的《聖雄甘地談薄伽梵歌》（Gita according to Gandhi）前言裡述及，「瑜伽的意思是將身心靈的所有能量與上帝連結；以瑜伽做為修練個人的智能、心智、情感、意志；靈魂的平衡，讓人能均衡地看待生命的各個面向。」

瑜伽為印度哲學「正統六派」之一。帕坦加利在其經典之作《瑜伽經》（Yoga Sutras）裡將瑜伽整理、校對、系統化，編撰成 185 條箴言。在印度思想中，至高無上的宇宙靈性（大我或上帝）遍及萬物，而人的個體靈魂（小我）只是其中一部分，稱瑜伽為系統是因為瑜伽教導小我可以與大我融合為一，並從而解脫（moksa）。

遵循瑜伽之道的人被稱為瑜伽行者，男為瑜伽士（Yogi），女為瑜伽女（Yogin）。

《薄伽梵歌》（Bhagavad Gita）第六章是瑜伽哲學最具權威性的重要論述，克里希那神向阿諸納解釋瑜伽能令人從苦厄中解脫得道：

「當他的心靈、智能、自我都在控制之下，從煩躁不安的欲望中自由，因而使其安棲於靈魂中，一個人就會成為相應（Yukta）——與神融合為一的人。無風之處的一盞燈，火焰不會搖曳；就好比瑜伽行者，他控制自己的心靈、智能、自我，全神貫注於他內在的靈性。當搖曳不定的心靈、智能、自我，透過瑜伽練習而靜止時，他就能於自身靈性的恩典裡得到滿足。在那境界裡，他明瞭永恆的喜悅是超越感官而無法比擬的，他流連在真諦中而不願離去。他獲得了無上珍寶，再也沒有什麼能與此相比。他同時也達到更高境地——不為更深更重的苦所哀慟。這就是瑜伽的真義，從苦厄中解脫。」

經過完美切割的鑽石，每一面閃耀著不同光芒；瑜伽這個詞也是如此，從各方面映照出不同深淺的意義，且顯露出人們致力於獲得內心平靜與快樂的不同層次。

《薄伽梵歌》為瑜伽做出其他解釋，並著重在

業瑜伽（Karma Yoga，以行動來實踐的瑜伽）：

「工作僅是你的殊榮，而不是果實。絕對不要讓行動的果實成為你的動機；絕不停止勞動。以上帝之名工作，放下自私的慾望。別讓成功或失敗影響你。這種均衡就是瑜伽。」

瑜伽也被描述為勞動的智慧，或是優游於生活中的活動、和諧與節制。

「瑜伽為的不是暴食，不是絕食，不是貪睡，不是不睡。藉由有節制的飲食與休息、規律的工作、控制睡眠與清醒的時間，瑜伽會消滅所有的痛苦。」

《加德奧義書》（Kathopanishad）描述瑜伽：「當所有感官活動靜止時，當心靈平靜時，當智能不受攪擾時——智者說：然後，就達到更高的境界。這種持續穩定地控制心智與感官的方式，就是瑜伽。達此境界者即可不惑。」

《瑜伽經》第一章第2節，帕坦加利描述瑜伽為「chitta vrtti nirodhah」。可以翻譯成：抑制心靈的變化；或者壓抑意識的波動。梵文 chitta 代表心在其所有或集體的感官裡是由三種層級組成：（1）心智（manas，心念，個體心靈擁有專注、選擇、拒絕的力量與能力；心靈搖擺不定無法決定的能力）；（2）智能或理智（buddhi，覺知，事物之間辨別取捨的明確狀態）；（3）自我

（ahamkara，我執，字義為我即創造者，「我知道」的確認狀態）。

梵文 vrtti 是源自字根 vrt，意指改變、轉動、流動；因此也可說是：行動的過程、行為、生存方式、情勢，或心性的狀態。瑜伽是一種方法，可讓起伏的心平靜下來，可將能量導引至有助益的通道。當面對巨流時，理應以水壩和渠道來疏濬，建造龐大的蓄水庫以預防飢荒並供給工業上豐沛的能源；心靈亦如是，經適當地控制，能產生平靜的總匯，並且帶來使人們向上提升的充沛能量。

控制心靈的問題就在於：那是件不好解決的事，正如《薄伽梵歌》第六章裡的一段話，阿諸納問克里希那神：

「克里希那，你曾告訴我瑜伽與梵天（宇宙靈性）融合為一的特質，但心靈煩躁不定，瑜伽又怎能有堅定的永恆？心靈是衝動、固執、強烈、倔強的，就像風一樣難以駕馭。」克里希那告訴他：「毫無疑問地，心靈是活躍且難以控制的。但這點是可以練習的，透過持續不間斷地練習，並且屏除欲望貪念。一個不懂得自我控制的人，是難以達到這神聖的連結；但是一個會自我控制的人，只要努力，以正確的方法引導自身的能量，他就可以達到那個境界。」

瑜伽的階段

正確的方法與達到目標兩者是一樣的重要。為了靈魂的追尋之旅，帕坦加利所列舉的八肢功法也可稱為瑜伽的八個階段。

（1）持戒（Yama，外在的道德戒律）；（2）精進（Niyama，以紀律來自我修行）；（3）體位法（Asana，姿勢）；（4）調息法（Pranayama，有節奏地控制呼吸）；（5）攝心（Pratyahara，心靈從感官和外在的事物上抽離與解放）；（6）專心（Dharana，心靈集中）；（7）入定（Dhyana，冥想靜坐）；（8）三摩地（Samadhi，由深沉的靜坐進入超越意識的境界，每個修行者於靜坐中與神合而為一）。

持戒和精進控制瑜伽行者的情感與情緒，並與眾人和諧相處。體位法保持身體健康、強壯，並與自然和諧共生。最後，瑜伽行者擺脫身體的意識。他征服身體，使身體成為個體靈魂合適的工具。前三階段是屬於外在的鍛鍊。

接下來的調息與攝心階段，教導瑜伽行者以規律的呼吸來控制心智，有助於從物質欲望的束縛裡解脫。這兩階段屬於內在的鍛鍊。

專心、入定及三摩地，能帶領瑜伽行者進入靈魂休息的最深處，他不會翹首望天尋找神，因為他知道「祂」就在自身──祂是內在的我。最後三階段讓他與造物主之間融洽和諧，這也就是所謂的靈魂追尋之旅。

透過深沉的靜坐，知者、所知、被知者都成為一體；觀者、所見、被觀者都不再分別存在。就好像一位偉大的音樂家，已經與他的樂器和音樂融為一體。瑜伽行者於自己的天性中領悟了真我（Atman）是至高靈性的一部分，真我就與自己同在。

通往造物主之旅，有許多道路可行。行動派的人經由業行之路（Karma Marga）悟道，在工作與義務裡領悟自己的神性。情感豐沛的人經由虔誠之路（Bhakti Marga）因奉獻與敬愛自己的神而悟道。知識分子經由智能之路（Jnana Marga）從知識裡悟道。冥想或沉思的人經由瑜伽之路（Yoga Marga）從控制心靈中領悟到自身的神性。

快樂是指人藉由辨別能力與智慧，知道如何區別不真實中的真相、從短暫中看見永恆、由喜悅中尋見美好。明白真愛並能愛神的所有創造物之人，擁有兩倍福報。充滿愛心並能為大眾謀福利而無私地工作的人，享有三倍福報。但若是一個人能結合自己的凡人智識、愛、無私奉獻的話，他就是聖潔的人，並且成為如同恆河、薩拉思瓦提河、亞穆那河交匯處的聖地般，受人朝聖膜拜。那些遇見他的朝聖者，會感受到一股平靜且得到淨化。

心靈是所有感官之王。能夠控制自身的心智、感官、情感、思想與理智的人，就是人中之王。王者就適合練勝王瑜伽（Raja Yoga）連結宇宙靈性，

他擁有內在之光。

勝王瑜伽行者能夠控制自己的心靈。梵文 raja 意思是王者，勝王瑜伽其義意謂著完全控制的自我。雖然帕坦加利在經文中解釋控制心靈的方法，卻不曾聲明這門學科就叫勝王瑜伽，只稱之為阿斯坦加瑜伽（Astanga Yoga）或八肢瑜伽。正如這門學科必須完全控制自我，因此也可稱這門學科為勝王瑜伽。

《哈達瑜伽經》（*Hatha Yoga Pradipika*）（哈達的意思是力量或堅定的努力）的作者斯瓦特瑪拉摩，則因為這門學科要求嚴格的紀律，故稱這條同樣的道路為哈達瑜伽。

一般認為，勝王瑜伽與哈達瑜伽兩者是完全截然不同且彼此對立的，之所以如此是在於帕坦加利《瑜伽經》論及精神上的紀律，而斯瓦特瑪拉摩《哈達瑜伽經》談論身體上的紀律。然而事實卻並非如此，修行者需要哈達瑜伽與勝王瑜伽兩者互相搭配，以架構出通往解脫的唯一路徑。舉例來說，登山者不但需要梯子、繩子、釘鞋，而且也要求身體的健康和訓練，以便攀登喜馬拉雅山的冰峰；同樣地，瑜伽行者需要斯瓦特瑪拉摩所講述哈達瑜伽的知識和紀律，以達到帕坦加利所謂勝王瑜伽中的最高境地。

這條瑜伽之路是另外三條路徑的根源，不僅帶來平靜與安寧，也為心靈做好準備以臣服於神——那裡是四條道路萬宗歸一之處。

心靈轉變（chittaVrtti，心靈變化的結果）

帕坦加利在《瑜伽經》列舉了五種會令人產生苦與樂的心靈變化：

1. 正知（pramana，標準或典範），是指人可藉由心智或已知等方式去衡量事物或價值：（1）難直接證據，例如覺知；（2）推論；（3）來自權威性經典教義的證言或文字，知識來源透過經典被認證是值得信賴的。

2. 謬誤（viparyaya，經學習後而得的不實認知）。一項源於錯誤假設的醫療誤診，或是如早期的天文學誤以為太陽會繞著地球轉動等例子。

3. 錯覺（vikalpa，幻想或想像，僅存在於文字的表述而沒有事實依據）。一個乞丐當他幻想自己正揮霍無度時，或許會感到快樂；相反地，一個富人若認為自己不夠有錢的話，可能就會開始節食了。

4. 睡覺（nidra），是指處於沒有意念和經驗的狀態下。當一個人正熟睡時，他會記不起自己的名字、家庭或地位、他的知識或智慧、甚至是身處何處。當他能從睡眠中忘記自己時，清醒後便會煥然一新。但若是在入睡時被雜念所擾，他就無法獲得適當的休息。

5. 記憶（smrti，對昔日經歷過的事物保有清

晰印象）。有人會活在過往經驗裡，即便過去早就不復記憶。他們的悲傷或快樂回憶將他們束縛在過去，無力掙開記憶的枷鎖。

帕坦加利也舉出心靈轉變之所以令人痛苦的五個原因：

（1）無明（avidya，無知或沒知識）；（2）自我中心（asmita，一種局限於個人或與團體作區隔的個體感，涉及身體、心智、智能或情緒的自我感）；（3）貪戀（raga，執著或情感）；（4）憎恨（dvesa，厭惡或嫌惡）；（5）貪生（abhinivesa，對生命有眷戀與渴求，本能地依附世間的生活與肉體的享樂，害怕死亡將奪走這一切）。就像極海中露出一角的冰山，這些引起痛苦的根源仍蟄伏於修行者的心中，只要沒有好好地控制或根絕它，就無法獲致平靜。瑜伽行者學著忘記過去，也不多想未來，只活在永恆的當下。

正如徐徐微風吹皺一池春水，攪亂了湖面映射的景象，心智轉變也會干擾心靈的平靜。靜止的湖水映射出湖邊的美麗景緻；靜止的心靈映照出內在的美好自我。瑜伽行者透過持續的鍛鍊與不執著欲望來靜止其心。瑜伽的八肢功法正是瑜伽行者的鍛鍊方法。

心靈紛亂（chitta viksepa，分心和障礙）

會導致瑜伽練習分心的障礙有九種：
1. 疾病（vyadhi），生病會干擾身體的平衡。
2. 昏沉（styana），對工作倦怠或缺乏興趣。
3. 懷疑（samsaya），疑慮或猶豫。
4. 放逸（pramada），冷淡或不在乎。
5. 怠惰（alasya），懶惰。
6. 不節制（avirati），滿足感官享受，官能物所激起的欲望占據了心靈。
7. 錯誤觀念（bhranti darsana），錯誤或沒價值的知識、幻覺。
8. 基礎不穩（alabdha bhumikatva），無法貫徹或集中精神，以至於無法看見真實。
9. 退步（anavasthitattva），在長久練習後萌生無法持續專心的現象。

此外，還有四種導致分心的狀況：(1)憂傷（duhkha），痛苦或不幸；(2)絕望（daurmansya），失望；(3)身體激動（angamejayatva），身體的顫抖；(4)呼吸不順（svasa-prasvasa），不順暢的呼吸。

想贏得戰爭勝利，將軍要先偵測地勢與敵軍，並計謀戰略。同樣地，瑜伽行者也要計畫去戰勝自我。

疾病：最先被注意到的是虛弱或生病的身體。

對瑜伽行者而言，身體是他達到目的的首要工具。如果旅行者的車子拋錨了，便無法走得更遠；如果身體狀況不佳，修行者是無法有更多的進步。健康的身體對心智發展是很重要的，因為透過神經系統心智才能健全運作。當身體病了或神經系統受感染，心智就會變得焦躁或遲鈍且毫無生氣，此時想要專心或靜坐是不可能辦到的。

昏沉：一個心生倦怠的人，是沒有目標、沒有道路可循、也沒有熱情的人。他的心智與智能都因很少活動而變得遲鈍，並使身體機能變得低下。不斷流動的山泉水會很純淨，倘若是停滯在陰溝的水，就不會孕生任何好東西來。無精打采的人就如一具活屍，因為他無法專注在任何事物上。

懷疑：不明智、不信賴、持懷疑的態度，這些都會摧毀人們，那樣的話又該如何去享受此生、來世，甚至任何幸福呢？追尋者需對自己與他的神有信心，他應該要對神有信心，神會守護他、為他驅走邪惡。當信心由心中泉湧而出時，欲望、是非、懶散、精神上的驕傲與懷疑都將為之枯竭，而心靈亦將從這些束縛中獲得自由，變得安詳且無疑。

放逸：一個縱逸的人，會顯得自我中心、缺乏謙卑、相信只有自己最聰明。毫無疑問地，他知道什麼是對或錯，但對正確的事卻反應冷淡而熱衷於最享樂的事。為了滿足一己私情以及個人光榮的夢想，他可以故意且肆無忌憚地犧牲自己人。他就像是看不見神之榮耀的瞎子，也是聽不到神之聖音的聾子。

怠惰：要移除懶惰這個障礙物，就需不屈不撓的熱忱（virya）。瑜伽行者的態度要像是戀人渴望見到愛人的心情，絕不心生失望而放棄。希望成了他的盾牌，勇氣化為他的寶劍，他可以超越怨恨與傷痛。帶著信念與熱忱，他可以克服身體與心靈上的惰性。

不節制：在有意識地放棄對感官物質的享受後，反而會生出對感官的飢渴感，這是很難去抑制的欲望。當切斷對感官物質的依戀後，瑜伽行者便可以享受於能自我控制感官下所帶來的快樂。透過攝心的鍛鍊，他不再依戀執著，並且掙脫欲望的束縛，變得既滿足又安詳。

錯誤觀念：一個人因錯誤知識而飽受幻想折磨，相信自己看到了真理之光。他擁有非凡的智能，卻缺乏謙卑，還十分愛現。藉由待在偉大的上師身旁並蒙其指引，方能讓自己立足於正確的道路上，並且克服自身的缺點。

基礎不穩：就像登山客因缺乏毅力而無法成功

攻頂，人若無法克服自己的不專心便無法看見真理。他或許曾驚鴻一瞥真理之光，但卻不曾看清楚過，就像一位音樂家在夢中聽見聖樂，卻無法在醒來後如夢演奏一番，自然也無法再重溫夢境。

退步：一個無法持之以恆的人，將吃苦看作眼前的真實，會為自身成就感到驕傲與高興，而疏於練習。瑜伽行者帶著純粹且強大的專注力，來到追尋真理的最後十字路口，即便在最後關頭仍不斷努力，並以無限的耐心與決心堅持不懈地繼續追求真理，因為懶怠會阻礙他通往認識神的道路。他必須等待，直到聖恩降臨。《加德奧義書》曾如是說：**「真我的證悟，不是藉由研習與教導、不是經由敏銳的智力，更不是透過大量的學習，而是因為他對神的渴望；這才是神所揀選的人。對這樣的人來說，真我才會真實的顯現在他身上。」**

為了克服以上這些障礙以獲得真正的快樂，帕坦加利提供了幾種方法，其中最好的糾正方法是四重法：慈悲心（maitri）、憐憫心（karuna）、歡喜心（mudita）、不動心（upeksa）。

慈悲心：慈悲不單單是指友善，也是一種對事物抱以感同身受（atmiyata）的感覺。做為母親對自己孩子的成功會感到極度高興，是因為有著孩兒本是心頭肉的切身感受。帕坦加利推薦慈悲，以得

到快樂（sukha，幸福或美德）。瑜伽行者把培養慈悲心與感同身受視為善行，並化敵為友，不對任何事物懷恨於心。

憐憫心：憐憫不僅僅是表現出同情、為他人不幸的苦難落下悲憐的眼淚而已，憐憫是要伴隨著行動奉獻去解救那些苦難者。瑜伽行者會用盡自身所有的資源——不論是身體的、經濟的、精神的或道德品行的——去減輕那些受難者的痛苦；他分享自己的力量給弱者，使弱者變得強壯；他分送自己的勇氣給膽小者，讓膽小者以他為榜樣而變得勇敢。他不相信「適者生存」這句格言，而是去幫助弱者變得強壯到足以生存。他成為所有人的避風港。

歡喜心：歡喜是指對於別人的善行而心生喜悅的感覺，即便那個人是他的勁敵。透過歡喜心，瑜伽行者會為了別人達到他所做不到的目標而高興，拯救自己陷於憤怒、怨恨、忌妒的內心煎熬。

不動心：這並不是說對犯下惡行（punya）的人或是對漠不關心、端出優越感的人，投以輕蔑或鄙棄的態度。它是一個自我檢視的探索，去發現當自己面對同樣的誘惑時，該怎麼做。它同時也是一種審視，對於那些已然墮落的不幸之人，去看看自己能負責到什麼地步，將對方引回正途。瑜伽行者會先從自身的覺察做起，來理解其他人的缺陷。這個自我學習教會他對所有的人事物要更寬容些。

一個不安定的心靈將無法了解四重法更深遠的

意義，我的經驗告訴我，世上各個角落裡的凡夫俗子，若要獲得心靈的平靜，必須要有決心練習帕坦加利八肢瑜伽中的體位法與調息法這兩部分。

心靈與呼吸這兩者的關聯十分緊密，任何一方的動或靜都能影響到另一方，因此帕坦加利建議以調息（規律的呼吸控制）來達到心智的均衡以及內心的平靜。

學生與上師（sisya and guru，弟子與大師）

《濕婆本集》（*Siva Samhita*）中將瑜伽人分為四種類型：（1）柔弱者（mrdu），（2）平庸者（madhyama），（3）優秀者（adhimatra），（4）最強者（adhimatratama）。只有後面那個最強者才有可能跨越世俗世界的海洋。

柔弱者是指那些缺乏熱誠、批評他們的導師、貪婪、傾向做壞事、貪吃、好色、不穩定、懦弱、虛弱、依賴、尖酸刻薄、品行不良且毫無活力的人。上師只能指導這類型學生通往頌念瑜伽（Mantra Yoga）之路。只要多下工夫，這類型學生可以在 12 年後達到開悟境地。（Mantra 這個字源於梵文字根 man，意思是去思考；因此整個字義是不斷地重複頌念一個神聖的意念或祈禱，直到明白其意義。也許要花上數年時間，才能讓頌念瑜伽在柔弱者的心底扎下根，而且要花更長的時間才能看到成果。）

平庸者是那些在任何環境下都帶有平穩的心、能夠忍受艱苦、要求工作完美、說話溫和、有所節制的人。上師了解這類人的特質，所以教導拉亞瑜伽（Laya Yoga）指引達到解脫的路徑。（梵文 Laya 意指奉獻、吸收、溶解。）

優秀者是指擁有堅定的心、適合練拉亞瑜伽、強壯、獨立、高貴、仁慈、寬容、坦誠、勇敢、有朝氣、尊重他人、景仰他的老師、熱衷於瑜伽練習的人。在 6 年的鍛鍊後，他就可以達到啟蒙之道。上師用哈達瑜伽（Hatha Yoga）指導這位強而有力的人。

最強者的特質是有著絕佳活力與熱情、外貌端正、英勇、研讀經典、勤奮好學、心智健全、不鬱鬱寡歡、保持年輕、規律飲食、能控制自我感官、不恐懼、清白的、熟練的、慷慨的、對每個人都有幫助的、堅定的、明智的、獨立的、寬容的、品行優良、對自己的上師說話溫和且崇敬。這樣的人適合練任何一種瑜伽，他可以在 3 年內達到開悟。

雖然《濕婆本集》與《哈達瑜伽經》都提到修練成功的時間，但是帕坦加利卻沒提到連結個體靈魂與神聖宇宙靈性所需花費的時間性問題。根據帕坦加利的說法，藉由內在修行（abhyasa，持續地不斷練習）和不執著（vairagya，不受欲望控制）能讓心靜止；他把內在修行定義為長時期的持續努力，沒有任何中斷，帶著投入的心去做，便能立下一個穩固的根基。

學習瑜伽並不同於為了獲得證書或大學學位而去學，也不同於那些為了在一定時間內達到預期成果的人。

那些在瑜伽修行之路上的障礙、試煉以及苦難，可以在上師的幫助下而一一排除。（梵文音節 gu 指黑暗、音節 ru 指光明，組成的 guru 一字意思是驅除黑暗帶來光明啟蒙之人。）上師的概念是很深遠且意義非凡；他不是一般普通的領導人，他是一位靈性導師，他指引一種生活方式而不僅僅是生存，他傳授關於靈性的智識，而那些蒙受其教導的人稱為學生或是弟子。

上師與學生的關係是非常特別的，超越了父母與子女、丈夫與妻子或朋友之間的關係。上師是個超越自我的人，他一心一意地帶領自己的學生朝向最終目標努力，而不受任何名利所誘。上師展現了神的道路，並看著學生的進步，引導學生走上神所揀選的這條路。上師透過愛激發了學生的自信、虔誠、自律、深悟以及啟發。上師對自己的學生有信心，竭盡所能使學生能吸收其教導，他鼓勵學生發問，並用詰問與分析來曉以真理。

身為學生應該具備的必要條件是，更高的悟性與成長，他必須要有自信、虔誠以及敬愛自己的上師。一段上師與學生關係的完美詮釋，就如同《加德奧義書》中的死神閻摩（Yama）與納奇開泰（Nachiketa）、《薄伽梵歌》中的克里希那神與阿諸納。納奇開泰和阿諸納都透過他們專一的心，

以及對靈性的渴求與詢問，進而達到開悟。身為學生應當渴望求知，並具有謙卑的精神，以及堅持不懈、不屈不撓的意志。學生不是出於好奇而去尋找上師。學生應該具備信心（sraddha，堅定的信念）；假如他無法在期限內達到自己預期的目標，也不應氣餒，因為心會被過去的無數經驗與行業（samskara，過去的思想與行為所累積的因果）所影響，因此需要極大的耐性才能靜止那不安的心。

光只是聽上師講道，並不足以讓學生完全吸收其教導，這從因陀羅（Indra）與毘羅叉那（Virochana）的故事便可說明。眾神之王因陀羅與惡魔之子毘羅叉那，一塊兒前往精神導師梵天（Brahma）那裡獲得至上大我的知識。這兩人都待在那裡聽著上師的講道，最後因陀羅得到開悟，但毘羅叉那卻沒有。由於因陀羅對授課主題的投入，以及對上師的愛與信念，讓因陀羅的記憶得以被開發，並且感受到自己與上師合而為一。這些就是因陀羅悟道成功的原因。反觀毘羅叉那，卻只是任由智力去發展記憶。無論對所學課題或是上師，毘羅叉那都無法專心投入，仍是原來那個自己，一個徒有智力的巨人。最後，毘羅叉那成為懷疑論者。因陀羅顯現智力上的謙卑，而毘羅叉那卻表現智力上的驕傲，毘羅叉那還認為自己要去梵天那裡已是十分屈尊的事。因陀羅的態度是虔誠投入，而毘羅叉那卻是現實的；毘羅叉那是被好奇心驅使，因深信唯有從上師那學到實用的知識，才能贏得權力。

學生應當不只是懷有珍愛、節制與謙遜。愛會生出勇氣，節制創造富裕，謙遜衍生力量。缺少愛的勇氣是粗暴，缺乏節制的富裕會走向過度沉溺與衰敗，少了謙遜的力量會生出傲慢與專橫。真正的學生是從上師那裡學得一種力量，即便當他返回到最原始的本我時，那個力量也不會從他身上離開。

練習法門（sadhana，通往自由之鑰）

所有重要的瑜伽經典都在強調練習法門與內在修行（持續地練習）的重要性。練習法門指的不是光研習瑜伽經文理論而已，而是一種精神上的努力修持。煉油的種子必須經過壓榨才能煉得出油。木頭必須經加熱才能點燃並引出內藏裡頭的火光。相同地，必須經由不斷地練習法門，才能點亮他自身的內在之光。

「不論是年輕人、老年人、人瑞，甚至病人與羸弱之人，只要持續地鍛鍊瑜伽，就能獲致成就。有鍛鍊的人就會有成就，不鍛鍊的人就不會有成就，僅僅靠著理論式的研讀經典是不可能在瑜伽上獲得成就。要獲得成就，不是靠穿著瑜伽服裝或是靠嘴上說說而已。唯有持續地鍛鍊，才是成功之鑰。這是真實無疑的。」（《哈達瑜伽經》第一章第 64 ～ 66 節）

「如同一個人學習字母，透過練習最終能通曉所有的科學；認真地透過身體鍛鍊，就能獲致真知（tattva jnana），那是人類靈魂的真本性，與遍及宇宙中的至高靈性是相同的。」（《格蘭達集》（Gheranda samhita）第一章第 5 節）

一個人透過身體、感官、心智、理智、自我的協調與專心努力，才能獲致內心平靜，並實現靈魂的追尋而遇見他的造物主。人生最大的冒險莫過於，回到造物主身邊的這段個人追尋之旅。為了達到目標，他需要妥善的發展以及身體、感官、心智、理智、自我的各方協調。如果這段努力過程並不協調，他的冒險將會失敗。在《加德奧義書》第一部第三章提到，死神閻摩以雙輪戰車為比喻向納奇開泰解釋瑜伽。

「要知道，真我就像戰車裡的主人，理智就像車伕，心智就像韁繩，感官就是那些馬，而欲望的目標就是牧場。當自我與感官、心智連結時，智者稱此為享受者（bhoktr）。沒有辨別力的人將永遠駕馭不了自己的心；他的感官就會像失控的野馬。有辨別力的人則始終控制著他的心；他的感官就像有紀律的馬兒。沒有辨別力的人會變得粗心大意，總是心離正道；他無法達到目標，只會不斷轉世為人。有辨別力的人就會留心一切，心靈純淨；他可以達到目標且不再輪迴。一個人擁有具分辨能力的車伕，就可駕馭他的心靈到達旅程終點 —— 永恆靈魂的至上安息地。」

「感官比欲望的對象更強大，心智又比感官

強大，理智高於心智，而祂則超越了理智。用自我來律己，摧毀你那披著欲望外衣的虛偽敵人。」（《薄伽梵歌》第三章第42～43節）

要實現這個目標，不只需要持續的練習，同時也需要脫離。一談到脫離，有個問題就來了，到底要脫離什麼？瑜伽行者不會與這個世界脫離，因為那意味著要與造物主脫離關係。瑜伽行者要脫離的是那些會讓他遠離「祂」的東西。他脫離自己的欲望，他知道所有的激勵與正確的行為都來自於「祂」。他脫離那些與「祂」背道而馳的人、脫離那些散布邪惡思想的人、脫離那些不身體力行而光是滿口仁義道德的人。

瑜伽行者不會放棄行動。他透過將行動的果實獻給神或人類，而斬去那些牽制自己行動的羈絆。他相信盡一己義務是他的特權，而他是沒有權利去享受行動的結果。

當眾人皆睡而責任前來召喚時，只有那些嚷著要求享受權利的人會醒來；但瑜伽行者則對自己的責任始終清醒，卻在該要求自己的權利時睡著。因此據說，在所有生靈的黑夜裡，自律且平靜的人會清醒到天明。

阿斯坦加瑜伽──八肢瑜伽

帕坦加利的《瑜伽經》分為四個章節。第一章介紹三摩地，第二章講述達到瑜伽的練習方法，第三章列舉了瑜伽行者在個人追尋之旅上所應該要具備的力量（vibhuti），第四章是關於解脫（kaivalya）。

【持戒】

八肢瑜伽的修行會在第二章介紹。第一肢是持戒（道德戒律）──超越了教義、國家、年紀、時間的最大戒律。持戒是：不暴力（ahimsa）、真實（satya）、不盜取（asteya）、節制（brahmacharya）、不貪圖（aparigraha）。這些戒律是社會與個人的道德規範，如果不遵守規範，就會導致混亂、暴力、欺騙、偷竊、放縱和貪婪。這些罪惡的根源，來自那可輕可重的貪心、欲望以及迷戀，它們只會帶來痛苦和無知。帕坦加利透過改變一個人對這五項持戒原則的思維，從根本去打擊罪惡。

●不暴力

梵文 ahimsa 由字首 a 的意思是不，與名詞 himsa 的意思為殺害或暴力所組成；這個字不是只狹義解釋為不殺生，更包含廣義解釋為愛。愛涵蓋了萬物眾生，因為我們都是同一個天父的孩子。瑜伽行者相信，殺戮或摧毀事物就是對造物主的不敬行為。人們會為了食物而殺生，或為了從危境脫身而殺戮。然而，一個茹素者並不代表他的性格就不

暴力，也不表示他奉行瑜伽；但對瑜伽行者來說，吃素卻是鍛鍊瑜伽的必要方式。殺人如麻的暴君也有可能是位茹素者，因此暴力所指的是一種心境狀態，而非飲食條件。暴力存在人的心中，而非人握在手中的工具。他手中的刀可以用來切水果，也可能刺向敵人。錯不在這把刀上，而在於使用的人。

人們訴諸武力，是為了保護自身利益——身體、愛人、財產或尊嚴。然而，一個人不能只依賴自己去保護自己或他人，會相信自己能做到的人其想法是錯誤的。神是一切力量的來源，人必須依靠上天，這樣他才能無懼於邪惡。

暴力滋生於恐懼、懦弱、無知或不安之中。想遏止暴力，最重要的就是從恐懼中解脫。要獲得解脫，首要的是改變生活樣貌，並讓心靈再教育。當人們學習將信念立基於真實和研究上，更勝根植於無知和假想上時，暴力就會受到抑制。

瑜伽行者相信，世間萬物都和他一樣擁有生存權利。他深信自己來到世上是為了幫助他人，並帶著關愛的眼神看待所有生命。他知道自己的生命與眾生息息相關，如果能幫助他人得到快樂，他也會感到喜樂。他將眾人的快樂排在自己的幸福前面，讓每個遇見他的人都能感受那股快樂的泉源。如同父母鼓勵小嬰兒跨出第一步，他鼓勵著那些比他不幸的人，並幫助他們適應生存。

人們要求審判他人所犯的過錯，一旦他們自己犯錯時，卻要求得到寬恕與原諒。反觀瑜伽行者，自認若是自己犯錯就應該受正義審判，而別人犯錯則應當被原諒。瑜伽行者懂得如何去生活，也教導別人跟著去做，他努力讓自己臻至完美，並展現予別人自己的愛與同情，讓對方也能藉此精進自我。

瑜伽行者反對的是存在犯罪者內心的邪惡，而非犯罪者本身。他為做錯事的人開了苦修懺悔的藥方，而不是要求處罰。他不贊成做錯事的人可以講罪與愛並存的道理。例如一個酒鬼的妻子既愛著丈夫卻又不滿他嗜酒如命；既愛這個犯錯的人卻又袒護他身上的罪惡，這是愚蠢的，而且會導致不幸；缺乏愛的反對，會導致暴力。瑜伽行者知道，愛一個人也要同時與他身上的罪惡對戰，這才是正確的道路。這場戰爭會贏是因為他以愛與之對抗。就算是一位慈母，有時為了糾正孩子的壞習慣，她也會出手懲罰孩子；同樣地，一個真正的非暴力主義者，也會愛他的敵手。

與不暴力有關的還有無懼（abhaya）與制怒（akrodha）。無懼只會來自那些過著純淨生活的人。瑜伽行者藉由自我的探索而變得純淨，所以他無懼於任何人，也沒有人需要怕他。恐懼會抓住一個人並使人麻痺，他害怕未來、未知、未名的事情，他害怕失去生活、財富、名譽的意義，但他最大的恐懼是面對死亡。瑜伽行者知道自己與身體的差異，身體只是他靈魂的暫時居所。他無所畏懼是因為在自我中照見眾生，從眾生裡觀見自我。雖然身體是肌膚、年紀、衰敗與死亡的主體，靈魂卻能

不受其影響。對瑜伽行者而言，死亡是增添人生風味的調味料。他將自己的心智、理性，以及此生，全部奉獻給神。當他把自己的整個存在與神做連結時，他又有何好畏懼的呢？

憤怒（krodha）有兩種，一種會貶低心智，一種使心靈成長。第一種憤怒的根源是驕傲，當受到輕視時就會發怒。發怒會讓人的心智無法看得更遠，而判斷力也會出現瑕疵。瑜伽行者則不然，他只會在當自己的心智遲鈍時生氣，或是當所有的練習與經驗法則都無法使他不愚蠢時生氣。他嚴厲地面對自己的缺點，卻能溫和地接受別人的缺陷。心靈溫和是瑜伽行者的特質，他的心於所有的受苦受難中融化了。他待人溫和與律己以嚴的特質是相伴而來的，而且所有的敵意都會在其眼前泯滅。

●真實

真實或真理是道德的最高準則。聖雄甘地說：「真理是上帝，上帝是真理。」猶如烈火鍛燒並淬鍊出黃金，真理之火能淨化瑜伽行者，並燃燒他體內的廢棄殘渣。

如果心智透過真理去思考，如果舌頭透過真理去言語，以及如果全部的生命是立基於真理之上的話，那麼人就適合與永恆連結。真實的基本性質是愛與真理，以及透過兩者所做出的表現。瑜伽行者的生活必須嚴格地遵照真實的這兩個本質，這也是為什麼要禁止暴力，不暴力本來就是奠基於愛。真

實，是在思想、文字、行為上建立完美的信實為前提。任何形式的不信實，都會令修行者違背與真理和諧的基本法則。

真理不是光靠說而已。說話有四種罪過：出言不遜和猥褻、謬誤、誹謗或撒謊、奚落別人所珍視的事物。說謊的人比一條毒蛇還毒。控制說話能杜絕惡意，當心智對任何人事物都不帶惡意時，便會充滿了善意。一個人要是已經學會管好自己所說的話，就能夠達到極高程度的自我控制，而當這樣的人開口說時，將會備受尊敬與注目。他的話將因為既真且善而被傳誦千古。

當一個人本著真實而帶著純潔的心做禱告，那麼他真正所需要的東西將會在最被需要的時刻來臨：他無須在其後追著索討。一個人若堅定地本著真實，無須刻意去做些什麼，就能得到他行動所獲致的成果。神——所有真理之源，供給他的所需並照應他的來世。

●不盜取

想占有並享受別人擁有物的欲望，會驅使一個人犯下惡行。這股欲望很快就產生偷竊的衝動、貪圖的渴望。梵文 asteya（a 是不的意思，steya 是偷的意思）或稱不盜取，是指不僅包括未經許可而拿走他人物品，也包括意圖以其他目的來使用某物，或是超過限定時間仍持有某物，因此也包含侵吞、違反信任、管理不當、誤用。瑜伽行者會減低他的

物質需求到最小，相信如果自己積蓄了並不是真正所需要的東西，那他就是小偷。當其他人迫切渴求財富、權力、名聲或享樂時，瑜伽行者只有一項渴求——對神的熱愛。無欲無求，能使人遠離誘惑。貪念會使平靜的溪流變得渾濁泥濘，使人變得卑鄙可恥並成為廢物。遵守「不可盜取」戒律的人，會成為一個值得信賴的人，他會是一座藏寶庫。

●節制

根據字典解釋梵文 brahmacharya 的意思是：獨身生活、宗教研究以及自我克制。人們認為流失精液會導致死亡，守住精液則保有生命。瑜伽行者透過保留精液，身體會自然散發一種甜味。只要留住精液，就不用畏懼死亡。因此戒律指出，藉由集中心念的努力，精液得以留存。節制的概念不是一種否定、強迫禁慾和禁令。根據商羯羅（Sankaracharya）的說法，一位節制欲望者（服膺不縱慾的人）是個能一心研讀吠陀學識的人，他安居於梵天裡，並了解眾生都存於梵天中。換言之，一個能從萬物中照見神的人就是一位節制欲望者。然而，帕坦加利則強調對身體、言語與心智的自制力。但瑜伽哲學並不是說只針對獨身主義者。一個人是單身或結婚，還是過著居家生活，都跟不縱慾沒什麼關係，而是必須將不縱慾的更高層面意義落實在日常生活中。因此，沒有必要為了個人救贖而選擇不婚或居無定所。從另一方面來看，所有的格律（smrtis，法律條令）都推崇婚姻。一個人沒有經歷過世間的愛與幸福，是無法理解神的大愛。印度古代幾乎所有的瑜伽行者與聖賢，都是有家室的已婚男子，他們不逃避社會或道德的責任。婚姻和家庭並不會成為認識神的愛、得到快樂，以及與至高靈性結合的障礙。

針對那些在家修行的人，《濕婆本集》提到：「讓他遠離人群在一處僻靜之地練習。就外在因素，他應該繼續留在社會上，但卻心不在那。他是不該拋棄自己的職業責任、世襲階級或社會地位，但要讓他將此視為神的工具，而不去考慮任何的成果。毫無疑問地，他明智的遵循瑜伽方法就會獲致成功。繼續待在家庭中，盡著一家之主該負起的責任，他不受限於好或不好的價值觀裡並能克制自己的感官，於焉得到救贖。在家修行者練習瑜伽，不為善或惡所影響；如果為了保護人類而犯下任何罪行，他也不受此污名。」（第五章第234～238節）

當一個人確立於節制時，便會發展出豐富的生命力與元氣、勇敢的心靈以及絕佳的智慧，於是乎足以對抗所有的不公義。節制欲望者會運用這些讓他越來越明智的力量：他會利用身體的力量為神工作，應用心智的力量傳遞文化，使用智慧的力量提升精神生活。節制，是點亮智慧之光的電池。

●不貪圖

梵文 parigraha 意思是貯藏或積蓄。梵文

aparigraha 意思就是不去囤積，因此換言之，亦指不盜取。正如同一個人不該拿取不是自己真正需要的東西，所以也不該貯藏或積蓄那些並非急需之物。一個人也不該不勞而獲或從中牟利，因為這表示精神上的貧瘠。瑜伽行者認為，積蓄或貯藏的行為顯示出對神以及對自己缺乏信心，所以才事先為自己的未來做準備。他以月亮在他眼前的影像來保持信念。在大半個月的黑夜裡，當大多數人沉睡月亮才高掛空中，所以無法去欣賞月兒的美麗。月缺時光輝雖微弱消逝，但月亮卻並沒有偏離了軌道，而且也不在意少了人們的讚美。月亮有著信心，當它再度面對太陽時，會再度月圓，而人們也將渴望看見它綻放美麗的光彩。

瑜伽行者遵守不貪圖的戒律，讓自己的生活盡可能簡樸，並且訓練自己不受得失心所影響。那麼，他真正所需之物，將在適當的時機自行來到。一個普通人的生活充斥著無止盡的煩擾與挫折，以及對這些狀況的反應，因此要保持心靈的平靜是幾乎不可能的事。不論任何事發生，修行者要養成自己有心懷滿足的能力；於是，他獲得了平靜，平靜會帶他遠離充斥於世間的幻象與不幸。修行者想起《薄伽梵歌》第九章克里希那神給阿諸納的承諾：「對於那些全心全意只侍奉我的人，在每個時刻都與我和諧一致的人，我賜給他們完全的安全感。我將要供給他們一切所需，並且將要永遠保護他們。」

【精進】

精進是適用於個人規範，持戒則是通用於所有範圍。帕坦加利列舉了五項精進原則：純淨（saucha）、知足（santosa）、刻苦修行（tapas，狂熱或苦行）、自我教育（svadhyaya，研習自我）、奉獻（isvara pranidhana，對神的奉愛）。

● 純淨

身體的潔淨對安康來說是必要的條件。就像洗澡這個好習慣，從外在清潔了身體；而體位法與調息法，則從內在潔淨了身體。練習體位法可以調整全身，並幫忙排除因生性耽溺而產生的體內毒素與雜質。調息法可以清潔且暢通肺部、促進血液循環、淨化神經系統。但比起清潔身體更重要的是：洗滌心靈，因為心會受到憎恨、激情、憤怒、情慾、貪婪、妄想、驕傲的情緒干擾。還有至關重要的是，清潔參雜不潔思想的智能。心靈的不潔可被奉獻之水淨滌，智能或理智的不潔可被自習之火淨化。這種內在的清潔給予了光輝和喜悅，帶來仁慈（saumanasya）並且驅除心中痛苦、沮喪、悲痛和絕望（daurmanasya）。當一個人懷有仁慈之心時，他會看見別人的優點而非缺點。而對別人的優點所表現出的尊敬，讓他也會自我尊重並幫助自己對抗自身的苦厄。當心智清明時，心就容易變得專一。心靈集中時，人就能統御感官（indriya-jaya）。然後，他就準備好進入自己身體的殿堂，在心的明鏡

中看見自己的真實自我。

除了潔淨身體、思想和語言之外，純淨的食物也是必需的。在準備食物時，不只注意清潔，也需要在取得食物的來源上遵守乾淨原則。

食物，是至今所有生命的物質消耗補給，被視為是梵天的一部分。進食時應該帶著這樣的心情：從吃下的每一口食物中獲得服侍神的力量。那麼，食物就變得純淨了。要不要茹素純粹是個人的問題，因為每一個人會受到自己出生和養育環境的傳統與習慣所影響。但是，在練習瑜伽的這段時期，必須選擇素食，以便達到專一與精神的提升。

要攝取能夠增進健康、力氣、能量與生命的食物。食物需具備有簡單、營養、多汁與舒緩人心的特性。要避免酸的、苦的、鹹的、辣的、刺激的、腐壞的、無味的、難消化的和不潔淨的食物。

我們所吃的食物類型與飲食方式，塑造了我們的性格。人類是唯一不飢餓也在吃東西的生物，甚至更多人是為了吃而活不是為了活而吃。如果我們吃東西是為了舌頭味蕾，就會吃得過量，而且弄得消化不良使身體系統失常。瑜伽行者相信和諧，所以他只為了維持生命而吃，他不會吃過多也不會吃太少，他視身體為靈性的休憩所，控制自己不會過度飲食。

除了食物之外，地點對於精神上的修練也很重要。在遙遠的國度（離家甚遠處）、森林、擁擠的城市或是吵雜之處，都是很難修行的地方。應該選擇容易取得食物的地方、沒有蚊蟲的地方、受自然環境保護的地方，以及擁有宜人環境的地方。湖邊、河邊或海邊是很理想的地點。儘管現今很難找到如此安靜理想的環境，但是至少可以在自己的房間創造出適合練習的一方天地，並且保持乾淨、通風、乾爽和無蟲害。

● 知足

知足是需要去培養的。心若無法被滿足就不能專心。瑜伽行者覺得自己什麼都不缺，自然知足。知足為瑜伽行者帶來凌駕一切的至福。一個知足的人是圓滿的，因為他明白神的愛，並且克盡己責。他是個得到祝福的人，因為他懂得真實與喜悅。

知足與寧靜都是心靈的狀態，會由於種族、主義、財富與學問的不同而因人而異。差異造成了不協調，導致有意識或無意識的衝突發生，而衝突會使人煩惱與複雜化。當心靈的火焰沒有在欲望風中搖曳時，就會擁有滿足與寧靜。修行者不是在尋找死然的寂靜，而是將理智穩立於神之根基的平靜。

● 刻苦修行

梵文 tapas 源於字根 tap，意思是烈焰、燃燒、發光、遭受苦難或被熱毀滅。因此 tapas 為刻苦修行，意指在種種情況下，為了達到生命中的特定目標，而付出如火般強烈的努力。刻苦修行也包含淨化、自律和苦行的意思。人格建立這門學問，可以

被視為是一種刻苦修行的鍛鍊。刻苦修行是指有意識的努力，去達到與神祇的最終連結，並燒盡所有站在這目標道路上的欲望。一個有價值的目標可以使生命閃耀光芒、純淨且聖潔；沒有這樣的目標，行動與祈禱都會失去其價值。人生若少了刻苦修行，就像一顆心沒有了愛。沒有刻苦修行，心靈無法上達於神。

刻苦修行有三種方式；與身體（kayika）、說話（vachika）或心智（manasika）相關。節制與不暴力是身體上的苦修。用字遣詞不冒犯人、頌讚神的恩典、說真話而不在乎會遭遇什麼後果，以及不說別人的壞話，都是言語上的苦修。人要發展一種心理的態度，藉此在愉悅和悲痛中仍維持寧靜與平衡，並且保持自我控制，這就是心智上的苦修。當一個人不帶任何自私目的或冀望報酬而工作，而是帶著不可動搖的信念去工作時，此信念若非有神的意願是八風吹不動的，這就是刻苦修行。藉由刻苦修行，瑜伽行者強健了身體、心智和人格。於此，獲得勇氣與智慧、正直、勇往直前，以及單純。

● 自我教育

梵文 sva 意思是自我，adhyaya 意思是學習或教育。教育，可以帶出人最好的一面。因此梵文 svadhyaya 就是指由教、學所得關於自我的智識。自我教育不同於僅是單純的講授，不像有種講堂的授課者會對台下那些無知聽眾炫耀起自己的學問。

當人們相聚一堂為了自我教育時，講述者與聽講者都是齊於一心的，並且懷有共同的愛與尊敬。沒有說教，而是心與心的對話。高貴的思想是由自我教育而生；也就是說，高貴的思想注入了人的血液裡，才成為人的生命與存在的一部分。

練習自我教育的人，是在閱讀自己的生命之書，同時也在書寫與修訂這本書。他的生命樣貌起了變化，知曉所有的創造是為了崇敬而非享樂，明白萬物皆有神性，而他體內就具有神性，並明瞭驅使他運作的能量也同樣在運轉整個宇宙。

根據尊者韋諾巴·巴維（Vinoba Bhave，印度捐地運動的領導人）的說法，自我教育是在學習一門學科，那是所有其他科目與行動的基本功；其他科目都仰賴它，但是它卻不依靠其他事物。

為了使生活健康、快樂和平靜，需要有規律地在一處淨地學習神的文獻。閱讀世間上的聖典，能夠使修行者集中心念，並且解決人生上的困境。於此，將終結無知而帶來智慧。無知是沒有起點，但卻有終點；智慧是有起頭處，卻不見終止處。透過自我教育，修行者了解自身靈魂的本質，並且得到與神的交流。

世上的聖書是讓所有人來閱讀，而非只限定給某個特定信仰的成員來念。就好像蜜蜂在花叢間品嚐花蜜，修行者從各式信仰中吸收所需，進而更加體悟自身的信仰。

語言學不是一種語言，而是一門語言學科，學

生研習語言學能使他將自己的語言修得更好；相同地，瑜伽本身不是宗教，而是一門宗教學科，修行者鍛鍊瑜伽能使他更加覺察自身的信仰。

● 奉獻

奉獻就是將一個人的行動與意志都獻給神。他對神擁有信仰，所以不會絕望，而獲得啟蒙。他知道萬物皆屬於神，所以不會驕傲自大或利慾薰心。他不會為了私人企圖而卑躬屈膝；他只會在敬神時才低頭膜拜。

當崇敬之水流經心智的渦輪，其結果是產生精神力量與靈性啟蒙。沒有崇敬而僅是身體的力量，就會致命；僅是崇敬而無性格的力量，就像是鴉片劑。耽溺於享樂，會同時催毀力量與榮耀。當人們追逐享樂時，在感官的滿足中，會為了要再次享受而心生癡迷以及貪婪。如果感官無法被滿足，那麼就會出現哀愁。他們必須靠知識與忍耐力來加以抑制，但要控制心智卻是最困難的。當一個人竭盡所能仍無法成功時，就會轉向祈求神的幫助，因為神是所有力量的泉源，而這個階段正是對神崇敬的開始。

在崇敬中，心靈、理智和意志都臣服於神，修行者禱告：「我不知道什麼對我是好的，願祢旨意行。」而其他人只會禱告讓他們的欲望能被滿足或實現。在崇敬或真愛裡，是沒有「我」和「我的」存在。當「我」和「我的」的感覺消失時，個體靈魂就能獲得完全的成長。

當心靈淨空個人的欲望時，就該裝滿神的思想。心靈若充斥著滿足個人的思想就有危險，感官會拉著心智去追逐物質欲望。沒有先淨空心中的欲望就試圖要練習崇敬，就像用溼柴點火一樣，會製造出很多煙，燻得點火人與周遭的人都眼淚直流。當遇到知識之火時，有欲望的心靈就無法被點燃並生火，也無法發光並取暖。

神的名字就像太陽一樣，驅散所有黑暗。月亮要面對太陽時才會月圓。個體靈魂要面對神時才能經驗圓滿（purnata）。如果地球的陰影出現在月圓與太陽之間，就會有日蝕或月蝕。如果「我」和「我的」感覺所投射出的陰影映在圓滿的經驗上時，修行者要獲得平靜的所有努力都將白費。

一個人的行動比他的言語更能反映出他的性格。瑜伽行者學習奉獻的藝術，將自己的行為奉獻給神，所以他們能從自己的內在反映出神性。

【體位法】

瑜伽的第三肢是體位法或稱姿勢。體位法帶來穩定、健康以及身手敏捷。一個安穩且舒適的姿勢會帶來心靈的平靜，並且杜絕心智的浮躁。體位法絕非僅是體操運動，而是姿勢。要演練這些姿勢，需要一處空氣流通的地方、一張鋪墊以及決心；而其他的體能鍛鍊則需要更大的練習場所和昂貴的器材。一個人可以獨自去完成體位法，是由於人的四

肢提供了必要的重力與抗衡的重量。藉由體位法的練習，人可以鍛鍊出敏捷、平衡、耐力以及活力。

體位法已經歷好幾個世紀的演進，以便運動到身體的每一根肌肉、神經和腺體。體位法鍛鍊出很好的體格，使身體強壯有彈性而不會肌肉僵硬，並保持身體不受欲望束縛。體位法能降低疲勞且舒緩神經。但是，體位法真正的重要處在於，藉以來鍛鍊並修練心智。

許多演員、特技演員、運動選手、舞者、音樂家以及愛好運動的人，都擁有很棒的體格，對身體也能控制自如，但是他們卻無法控制心智、智能與自我。因此，他們無法與自己的內在獲得和諧，也很少有人有著均衡的個性。他們將身體看得比一切都重要。儘管瑜伽行者並沒有看輕身體，他只是不單著重於身體的完美，而是也同時重視感官、心智、智能與靈魂。

瑜伽行者用體位法的鍛鍊來征服身體，並使身體成為靈魂的適合工具。他深諳身體是個必需的工具，一個靈魂若沒有了身體就如同一隻鳥被剝奪了飛行權利。

瑜伽行者不怕死亡，因為時間會向所有的肉體索取過路費。他了解身體不斷在改變，身體會受童年、年輕與年老所影響。生與死是自然現象，但靈魂卻不是生與死的對象。就如同一個人丟掉破衣再換穿新衣，身體的居住者會丟棄舊的身體改換住進新的身體。

瑜伽行者相信身體是神所賜予，身體不是只用來享樂，而是在他人生的每個清醒時刻去為人類服務。他不將身體視為自己的財產，他知道神給了他這副身體，有一天神也會收回去。

透過鍛鍊體位法，修行者首先會得到健康，而不只是生存。健康不是一個日用品，不是用錢就可以買到。健康是項資產，得非常努力才能獲得。健康是身心靈均衡的一種狀態。健康是忘卻生理、心理的意識。瑜伽行者靠鍛鍊體位法從身體的束縛與心靈的干擾中自由，他將服務於世間的行動與成果都獻給了神。

瑜伽行者明瞭自己的生命和所有的活動，都是神性自然活動的一部分，只不過以人的形式顯現並運作。在脈搏的跳動中、在呼吸的韻律裡，他認識了季節更迭以及宇宙生命的悸動。他的身體是神的廟堂。他認為忽視或否認身體的需要並視身體是不潔之物的話，就等於忽視或否認身體也是宇宙生命的一部分。身體的需要正是住在體內神聖靈性的需要。瑜伽行者不會從外在去尋找神，因為他知道神就在心中——即內在自我（antaratma）。他感受到裡裡外外都是神的國度，而天堂就置於心底。

何處是身體的結束而心靈的開始？何處是心靈的結束而靈魂的開始？它們都無法被切分開來，因為它們彼此相連卻又分屬不同面向的神聖意識。

瑜伽行者絕不輕忽或用苦行來對待身體與心智，反而是極為珍惜這兩者。對他來說，身體並不

是他心靈解脫的阻礙，也不是墮落的原因，而是達到目的的工具。他尋求一個如同雷電般強壯、健康，並且擺脫痛苦的身體，以便能獻身去為神服務。《穆達科奧義書》（Mundakopanisad）指出，一個沒有力量也不在意或缺乏目標的人，無法達到自我。就好像一個未經烘焙的陶罐會溶於水中，身體會馬上衰弱，因此用瑜伽的紀律之火好好地烘焙身體，是為了強壯並淨化身體。

瑜伽體位法的名稱皆有其意義，並刻劃出演進原則。有的以植物為名，像〔樹式〕和〔蓮花座〕；有的以昆蟲命名，像〔蝗蟲式〕和〔蠍子式〕；有的以水生和兩棲動物取名，像〔魚式〕、〔烏龜式〕、〔青蛙式〕或〔鱷魚式〕。還有用鳥類來命名，像〔公雞式〕、〔鷺式〕、〔孔雀式〕和〔天鵝式〕；也有用四足動物來命名，像〔犬式〕、〔馬式〕、〔駱駝式〕和〔獅子式〕。別忘了還有爬蟲類，像是〔眼鏡蛇式〕；也別漏掉了人類胚胎階段的〔子宮胎兒式〕。體位法還有以神話英雄維拉巴陀羅以及風之子哈奴曼來命名，也有以聖哲巴拉瓦伽、迦比拉、瓦希斯塔和毗斯瓦蜜多羅其名來緬懷先哲。有些體位法也用所謂印度教諸神來命名，用神的化身（avataras）或其轉世來取名。當瑜伽行者練習瑜伽時，會將身體模仿成許多生命體的樣子，他的心智經過訓練因而不會輕視任何生命，他知道遍布於眾生萬物中，從低等的昆蟲到完美的聖哲，都呼吸著同樣的宇宙靈性，這個靈性正以各種形式呈現。他了解到最高的形式就是無形。他在普遍性中找到統一性。修行者能在體位法中感受到梵天思想毫不費力且不斷地暢流於心靈，這就是真正的體位法。

透過熟練瑜伽體位法，不再受到如得與失、勝與敗、榮與辱、身與心、心與靈的二元性干擾，然後修行者便可進入瑜伽的第四階段調息。調息可以鍛鍊鼻孔、鼻道，以及薄膜、氣管、肺部和橫隔膜，這些是積極參與呼吸練習的身體部位，它們能感受到氣（prana，生命能）的衝擊力。因此，不用急於要勤練調息法，否則是拿性命在開玩笑。不正確的呼吸練習會使呼吸系統出毛病，並損害神經系統。正確的呼吸練習，可消除各種疾病。千萬不要自己一個人練調息法，必須要有導師在身邊做個人指導，因為導師會知道學生體能的極限在哪裡。

【調息】

瑜伽的字義很廣泛，梵文 prana（氣）這個字也是如此。氣指的是氣息、呼吸、生命、生命力、風、能量或力量。氣也意味著是相對於身體的靈魂。氣通常會以複數名詞來表示生命的氣息。梵文 ayama 意思是長度、延伸、伸展或控制。因此，調息的梵文 pranayama 是指延伸呼吸和控制。這裡的控制是關於所有的呼吸功能：（1）入息或吸氣（puraka）；（2）吐息或吐氣（rechaka）；（3）

停息或停氣（kumbhaka），停留在既不吸氣也不吐氣的狀態。在哈達瑜伽文獻中，停息也泛指吸氣、呼氣和停氣這三種呼吸過程。

梵文 kumbha 是一只水罐、水壺、廣口瓶或聖餐杯。水壺可以是排光空氣裝滿水，也可以是倒光水盛滿空氣。同樣地，調息時也有兩種狀態：（1）吸滿氣後停住（肺部充滿著給予生命的空氣）；（2）吐完氣後停住（肺部排淨所有的廢氣）。第一種狀態，吸滿氣後停住但還沒開始吐氣前，是所謂內部（antara，意思是內在或內部）停息。第二種狀態，吐完氣後停住但還沒開始吸氣前，是所謂外部（bahya，意思是外在或外部）停息。因此，停息是指完全吸氣與內停息間的停頓，或是完全吐氣與外停息間的停頓，這兩者狀態都是暫停和抑制呼吸的類型。

調息可以說是一門呼吸的科學。調息就是轉動生命之輪的車轂。《哈達瑜伽經》做出這樣警告：「就像獅子、大象和老虎的馴服是漸進且小心謹慎的，同樣地，氣的鍛鍊也要漸進式的慢慢來，衡量個人的能力與身體極限。否則會導致練習者受傷。」（第二章第16節）

瑜伽行者的生命不是以他活多少天來算，而是以他呼吸多少次來看。因此，他依循適當的規律模式，做深長的慢呼吸。這些規律模式強化呼吸系統、舒緩神經系統，並且減少渴望。當欲望和渴望減少時，心靈就會自由並成為專注力的適合工具。不正確的呼吸練習會導致練習者把打嗝、脹氣、氣喘、咳嗽、黏膜炎、頭痛、眼痛、耳痛和神經痛等現象帶進體內。練習者要花上很長的時間，才能學會慢、深、穩、恰當的吸氣與吐氣，等到熟練吐納之後才去嘗試鍛鍊停息。

就像風吹散火堆上的灰燼而使火燒得更旺盛一樣，當欲望之塵被調息鍛鍊給淨化時，身體內的神性之火就會照耀全身。

商羯羅說：「淨空心靈全部的幻象就是真正的吐氣。認知『我即真我（靈魂）』就是真正的吸氣。在此平穩地維持心靈的信念就是真正的停息。這樣才算真正的調息。」

每個生命體在無意識的呼吸時，隨著每一口吸氣也吸進祝禱「娑邸」（Soham，梵文 Sah 是「他」，Aham 是「我」，整句意思是：祂是不朽的靈魂，祂即是我）。同樣地，在每一次吐氣時，每個生命體祈禱著「邸娑」（Hamsah，我即是祂）。這就是反覆誦咒（Ajapa-mantra，無意識地反覆祈禱），終其一生都在每個生命體內進行著。瑜伽行者完全了解反覆誦咒的意義，所以能夠從羈絆他靈魂的所有枷鎖中解脫。他把自己存在的每一口氣息都當成供品奉獻給神，將從神那裡得到生命的氣息當做祝福。

個體自性（jivatma）體內的氣，是至上大我（paramatma）之氣的一部分。透過調息法鍛鍊，試圖去協調個體自性的氣息與至上大我的氣息。

一位十七世紀的神祕主義者卡里巴・愛肯（Kariba Ekken）曾說過：「如果你想培養一個平靜的靈魂，首先要規律你的呼吸；當呼吸受控制時，心就會得到平靜；但呼吸不順暢時，就會感到煩惱。因此，在嘗試做任何事之前，先調整好你的呼吸，能讓你的脾氣變好、心情平靜下來。」

心靈（心智、理性與自我）就像是輛雙輪戰車，由一組強健的馬隊來拉；一匹馬是呼吸，另一匹馬是渴望；其中由最有力的馬來掌控戰車的移動方向。如果是呼吸占上風的話，渴望得以控制，感官受到抑止，心靈就會靜止。如果是渴望獲勝的話，呼吸就會混亂，心靈變得激動不已。因此，瑜伽行者熟練呼吸這門科學，他藉著規律的控制呼吸來控制心靈，並停息心靈的不斷運作。在調息練習中，眼睛要保持閉著以免心智在漫遊。「**當呼吸與心靈能真正融合時，將經驗到狂喜。**」（《哈達瑜伽經》第四章第3節）

情緒的興奮會影響呼吸速度；相同地，謹慎規律的呼吸能制止情緒激動。瑜伽的目的就是控制且停息心靈活動，瑜伽行者首先要學習調息來熟練呼吸法，如此便能控制感官，以到達攝心的階段。唯有如此，心靈才會準備好進到入定階段。

心靈有兩面，純潔與不淨。當心靈自欲望中解脫時，它是純潔的；當心靈和欲望合一時，它是不淨的。讓心靈靜止並且不受怠惰和分心的影響，就達到無心（amanaska）境界，無心是三摩地的至高境界。無心境界不是指精神失常或白癡行徑，而是心智超脫於思想和欲望的意識狀態。一個瘋子或白癡，與瑜伽行者達到無心境界，這兩者當中是有很大區別的；前者是不經心，後者是試圖不掛心。當呼吸與心靈結合為一，也和感官結合為一，並放棄已然存在的情況和思想，這就是瑜伽。

●生命之氣（prana vayu）

能量最精微的形式之一就是空氣。而這重要的能量也遍布人體內，哈達瑜伽文獻將此能量依其各自的功能表現分為五大類。這些被稱為風（vayu），有五大風息：生命氣（這是 prana 最常被用來當做特定的說法），在心臟部位流動，控制呼吸；下行氣（apana），在下腹腔流動，控制尿液與糞便的排泄功能；平行氣（samana），燃燒胃火以助消化；上行氣（udana），位於胸腔，控制空氣與食物的入口；遍行氣（vyana），遍布全身，輸送由食物和呼吸中得來的能量。

另外，尚有五種次要的氣運：那伽（naga），用打嗝來舒緩腹部壓力；庫馬（kurma），控制眼瞼活動，以防外物或強光入侵眼睛；科卡拉（krkara），以打噴嚏或咳嗽來阻止外物從鼻腔進到喉嚨去；提瓦達多（devadatta），用打呵欠來使疲倦的身體補充更多氧氣；達南加亞（dhananmjaya），死後仍留在體內的氣，有時會形成屍脹。

【攝心】

如果一個人的理智屈服於感官，那麼他就會迷失。反之，如果能規律的控制呼吸，感官從追求外物的欲望轉向心靈內求，那麼他就可以自由了。瑜伽的第五肢是攝心，指對感官的控制。

當修行者到達這個境界時，會經歷自我檢討的階段。要克服感官物質其致命誘惑的魔力，就需要有崇敬神這個隔緣體來喚醒他的心智，因為正是心智創造出他所欲求的對象。他也同時需要有知識之光，那是屬於他的神聖傳承物。事實上，心智對人類而言是束縛的起因和解脫；如果心智被欲望之物所捆綁，心就有了束縛；如果心智從欲望中自由，心就得到解脫。一旦心因某些東西而感到渴望、悲傷或不快樂時，就是種束縛。當所有的欲望和恐懼都煙消雲散時，心會變得澄淨。當美好和享樂都來到人的跟前，刺激人們去行動時，瑜伽行者喜歡美好勝過享樂；其餘受自身欲望驅使的人則寧願選擇享樂，而錯失了生命的真正目的。瑜伽行者在自己的樣貌中感到喜悅，他知道如何喊停，所以活得很快樂。剛開始，瑜伽行者寧願親嚐如毒藥般的苦，但卻會不屈不撓的修持自我，因為他很清楚最後就會嚐到甘露般的甜美。其他人則追求感官和欲望的合一，喜歡一開始似乎看來甜如甘露，但卻不曉得到頭來會變成像毒藥一樣苦。

瑜伽行者知道感官欲望的滿足之路非常寬廣，但卻是通往毀滅，而且有很多人正走在這條路上。

瑜伽之路就好像剃刀鋒利的邊緣，狹窄又難走，而且只有少數人能找得到路。瑜伽行者了然於，要走上毀滅之路或是救贖之路，端賴自己。

根據印度哲學的說法，意識以三種不同特質呈現。對人類來說，他的生命、他的意識、連同全宇宙，都是源出於一物且分屬同個造化勢能（prakrti，宇宙的物質或物原）。這個源出會因其屬性的優越而有不同命名，這些屬性（gunas，特質）有：

1. 悅性（sattva，明亮、純淨或美好的特質），帶來澄淨與心靈的寧靜。
2. 變性（rajas，易變或活躍的特質），能讓一個人有活力、有能量，以及緊張和頑固。
3. 惰性（tamas，黑暗和抑制的特質），會阻礙並抵消掉變性功用與悅性顯現的傾向。

惰性的特質是，幻象、晦澀、遲鈍和愚昧。被惰性所支配的人，會變得毫無生氣而且懶散。悅性的特質是向著神性，惰性則向著邪惡，而變性就處於兩者之間。

每一個人會因主宰自己屬性的不同，對於所持的信念、所吃的食物、所做的犧牲、所經歷的苦難、所給予的天賦等，而有差異。

那些生而傾向神聖的人，是無懼且純潔的。他為人慷慨並有自制力。他追求自我學習。他不暴

力、誠實且不發怒。他不拿取自己勞動的成果，只為工作而工作。因為心無所求，所以他的心靈平靜，對任何人都沒敵意且仁慈博愛。他是溫和、謙遜且沉著的人。他是耀眼、寬厚且剛毅的人，不會背信忘義也不會驕傲自滿。

那些由變性所支配的人，有著內在渴望與深切情感。因為他激情與貪婪，所以會傷害到其他人。當充斥著貪欲和怨恨、忌妒和欺騙時，他就會欲求不滿。他不僅為人不沉穩、浮躁、易分心，而且還野心勃勃並貪得無厭。他尋求朋友的相挺與家族的榮耀。他遇到不愉快的事就退縮，依戀愉快的事物。他的言語尖酸且胃口貪婪。

那些生而傾向邪惡的人，是虛假、傲慢且自負的。他是易怒、殘忍且愚昧的人。在這種人身上，既不見純潔也沒有良好品行，更無真誠可言。他們滿足自己的激情。這些感官享樂成癮的人會被眾多欲望所困，陷於幻象之網中，墜入地獄。

在看待「不可貪他人財物」這條戒律時，人們的心智運作會因其不同的主宰屬性而刻劃出不同的方法。惰性屬性的人可能做此解釋：「無論我是怎麼取得財物，其他人都不可覬覦我的財物。如果他們肖想我的財物，我就要摧毀他們。」變性屬性的人是個會盤算自我利益的人，就會做出這番解釋：「我不會貪別人的財物，免得別人要來圖我的東西。」他會策略性的遵從法律文字，而非原則性的遵守法律精神。悅性屬性的人會同時遵守戒律的文字和精神，這麼做是出於原則性而非策略性，是出於永恆的價值而做；他會因為公正而正直，絕不是因為法律的責罰才誠實。

瑜伽行者也是人，也會受到這三種屬性所影響。透過他對自我與感官追求對象的持續且自律地學習，他了解到哪些思想、語言和行為是出自惰性，而哪些又是出於變性。隨著鍥而不捨的努力，他能夠除去且根絕受到惰性刺激的思想，他為達到心情悅性而努力。唯有當悅性存留時，人類靈魂也就朝著終極目標往前進展了大段路程。

屬性的牽引就像地心引力作用一樣。就好像經驗神奇的太空無重力現象，要有透徹的研究與縝密的訓練；同樣地，自我審視的研究和瑜伽所提供的訓練，也是修行者為了經驗與宇宙造物主合一所該具備的條件，當他不受任何屬性牽引時，就可與神合而為一。

一旦修行者經驗到造物主或創造物的全然性，他對感官物的渴求（trsna）就會消逝，並且此後看待它們就會不執著（vairagya）。無論是熱或冷、苦或樂、誠實或欺瞞、美德或罪行，他都經驗到不用焦慮。他用鎮定來對待勝利與失敗這兩個冒充者。他不再受二元性干擾。他超越了屬性的牽引，成為超越三形態的人（gunatita）。他自此由生與死、痛苦與哀傷中解脫，而成為永恆不朽。當他經驗宇宙靈魂的圓滿時，他便沒有自我認同的存在。

這樣的人不會蔑視任何事物，而是引領萬物走上達到完美的道路。

【專心】

當體位法鍛鍊了身體、調息之火淬鍊心智、攝心又控制好感官的時候，修行者就達到瑜伽的第六階段——專心。在這階段他是全神貫注地完全集中意志在一點或一項工作上。為了達此完全專注的境界，心靈必須靜止。

心靈是一個工具，將對外在世界的印象加以分類、評斷並整合，而這一切心靈的活動都發生於人的內在。

心靈是思想的產物，思想極微妙且善變因此很難去箝制它。經妥善控制的心靈管好思想的話，就會帶來快樂。要從心靈這個工具中得到好處，就必須先了解心靈是如何運作。心靈是思考的工具，因此有必要來看心智是如何產生作用。

心智的狀態可分成五大類。第一種狀態是紊亂（ksipta），心智的力量是分散、分心且處於疏忽的狀態。第二種狀態是渙散（viksipta），心靈受到煽動且分散注意力，雖有能力去享受努力所獲得的成果，但卻沒辦法控制好欲望。第三種狀態是愚昧（mudha），心智是愚蠢、駑鈍和愚笨的，而且不知所措也不知道到底要的是什麼，主要受惰性屬性的影響。第四種狀態是專一（ekagra，梵文 eke 是一的意思；agra 是首要的意思），心靈非常集中，

聚精會神地專注於某物或某一點，主要受悅性屬性的影響。能夠專一的人擁有超凡的智力，知道自己要的是什麼，所以他盡全力去達成目標。有時候，對其他人不計任何代價硬是要追求物質欲望的話，可能導致不幸，然而即便達到了物質欲望，也不免會感到一絲苦澀。

印度史詩《摩訶婆羅多》中最強健的弓箭手阿諸納，為我們提供了所謂專注的榜樣。有回，皇族王子的老師多羅那舉辦一場射箭大賽來考學生的程度。老師指著目標一一叫他們上前來形容。標靶是一隻樹巢鳥。有的王子描述目標是樹叢，其他的則說成是棵特定的樹或是有鳥巢的那根大樹枝。輪到阿諸納時，起先他描述那隻鳥，然後又說他只看到鳥頭，最後他說自己只能夠看見鳥閃亮的眼睛，而這正是多羅那所選定的靶心。

然而，專注一心的人變成無比的自我中心者時，就會很危險。感官開始不受限制地漫遊時，心靈也會跟著遊蕩。感官蒙蔽了人的判斷力，就像乘於波濤洶湧海上的那葉扁舟，任其漂流。船需要壓艙物使船身平穩，舵手需要星辰來掌舵方向。專注一心的人需要奉獻（對神的崇敬），並且專心於神性，讓他保有心靈上的寧靜，才能夠走在正確的方向上。直到他對「我」和「我的」感官消逝後，才能感受到快樂。

第五種狀態是滅絕，心智、智能和自我都受到控制，且將其所能皆奉獻給了神，供祂所用、為祂

服務。感覺不到「我」和「我的」存在。就像強光投射於鏡片上會愈加閃亮，看似所有的光線是源自鏡片而難以辨別；同樣地，修行者將心智、智能和自我都交給神，並且達到天人合一，這是因為修行者除了祂以外別無他念——祂就是思想的創造者。

一個人心靈無法集中或不專注，就無法成就任何事。神塑造並掌控這宇宙，一個無法專注於神性的人，就不能解放他內在的神性，或者無法成為一個宇宙人。要達到專心的地步，最建議做單諦修行，或是學習普遍存在中的單一元素，也就是要學習萬物最內在的自我，因為萬物會將祂的單一形式轉變成許多面貌。因此，修行者專心持誦祂的符號「AUM」，以達到心靈集中。

●唵（Aum）

根據尊者韋諾巴·巴維（Sri Vinoba Bhave）的解釋，拉丁文 Omne 和梵文 Aum 都是源於同一個字根，意思是全部，而且這兩個字也表達有全知、全在、全能的概念。另一個代表「唵」的梵文是 pranava，源於字根 nu 讚頌的意思，並在字首加上 pra 代表至高無上的意思。因此，「唵」這個字意指最好的讚頌或最好的祈禱。

「唵」是由三個音節組成，即字母 A、U、M，書寫時在上頭有個點和彎月符號。「唵」的意義有很多，底下就從一些例子來了解：

字母 A 象徵意識或清醒階段（jagrata-avastha，意識層次）；字母 U 是做夢階段（svapna-avastha，夢眠層次）；字母 M 是無夢的睡眠階段（susupti-avastha，深睡層次），皆指心與靈的狀態。整個符號連同點和彎月，則代表第四階段，連結了所有階段並超越之上。這就是三摩地境界。

字母 A、U、M 各自代表說話、心智、生命之氣；整個符號象徵自性，是源於神性的一部分。

這三個字母代表長度、寬度、深度的尺寸；整個符號則象徵神，神的外形與形式是無法測量的。

字母 A、U、M 象徵無欲、無懼、無怒；整個符號代表一個完美之人（sthita-prajna），他的智慧源於神性。

這些字母代表三種性別，男性、女性、中性；整個符號代表世間萬物與造物主。

這些字母代表三種屬性，悅性、變性、惰性；整個符號代表一個超越三形態的人，他已經超越這些屬性並且不受其所牽引。

這三個字母與三個時態呼應，過去、現在、未來；整個符號代表造物主，祂超越時間的限制。這三個字母代表三種教學，分別由母親、父親、上師所傳授；整個符號代表大梵知識，也就是自性的知識，其教義是不朽的。

字母 A、U、M 描述出瑜伽的三個階段訓練，體位法、調息法、攝心；整個符號則代表三摩地境界，是這三個階段訓練的目標。

這三個字母代表三位一體神，造物主大梵神、

管理者毗濕奴、宇宙毀滅者濕婆。整個符號據說象徵梵天，創生出宇宙，有其成長與成就，至終一切都融合梵天中。許多事物會改變與流逝，只有祂不會生長或改變，梵天是唯一永恆不變的。

字母 A、U、M 也象徵「汝即彼」（Tat Twam Asi）這句梵咒，了悟人的神性就在自身中。整個符號代表開悟，使人類靈魂從身體、心靈、智能、我執的界限裡解脫。

在認識了「唵」的重要性之後，瑜伽行者將專注焦點放在他所喜愛的神，並於神的名字前加上「唵」。「唵」這個字義太廣泛也過於抽象，透過聚焦在神的名字上並加上「唵」這個字，他連合自己的感官、意志、智能和理性，帶著奉獻，以經驗梵咒的感受與意義。

瑜伽行者聯想起《穆達科奧義書》幾節話：「我的朋友啊！就拿《奧義書》中最強大的武器『弓』來說，一個人應當放上由冥想所磨利的箭，用思想來拉弓，指向『那』的精髓，射穿『不朽』的標靶。這箭就是真我。梵天就是標靶。一個不分心的人，就能射穿『祂』。人應當要來到梵之中，因為箭就射在靶心上。」

【入定】

水會形塑成容器的樣子，當心智思量某個對象時，心就轉變成那個對象。心裡想著普遍所敬拜的

神時，經過長時間的奉獻後，最終就能變成所喜愛的那個神。

把油從某個器皿倒入另一個器皿時，可以觀察到油穩定且持續的流動性。當專注之流不受干擾時，就是入定（冥想）狀態了。就好像當規律且持續的供電時，電燈泡裡的鎢絲會發光並供應照明一樣，瑜伽行者的心靈會經由入定而發光發熱。他的身體、呼吸、感官、心智、理性、自我，都會與他所冥想的對象成為一體，那個對象便是宇宙靈性。他不受限的繼續留在意識狀態裡，除了經驗「至上喜悅」之外，他沒有其他感覺。瑜伽行者看見閃耀於地球和宇宙之外的「光」——他看見那道很像閃電的光，從自己的心中閃耀光芒。他成為自己和別人的光。

健康是瑜伽進步的象徵，是一種身體輕盈、穩定、氣色清明的感覺，並且聲音美妙、身體氣味香甜，以及無欲無求。他會擁有一個平衡、安詳和平靜的心靈。他是謙遜的真正象徵。他將所有的行動都奉獻給神，並以神做為庇護所，讓自己自業行的束縛中解脫，成為一個自由靈魂（Jivana Mukta）。

「他努力卻不能完成瑜伽，他有信仰但思想卻從瑜伽中游移離開，那他會變成什麼？」關於阿諸納的提問，克里希那神這麼回答：

「邪惡不會降臨於行善之人。做好事的人會

上善人天堂，他在善人天堂居住很多年之後，又會出生在純潔的吉祥人家。他甚至可能出生在智慧的瑜伽行者家中，但能有這樣幸運的出世，在這世上實屬難得。他將重獲前生的智慧，並再次努力去臻致完美。因為前生的研習、修練與奮鬥，驅使他不斷往前，瑜伽行者努力滌盡罪惡，經過累世輪迴而獲得成功，並且達到至高目標。瑜伽行者更勝於那些只遵從苦行者、智者或奉獻者。因此，阿諸納你就成為瑜伽行者吧。所有的瑜伽行者中，那個懷著信仰崇拜我、誠心歸順我的人，他最優秀。」（《薄伽梵歌》第六章第38～47節）

【三摩地】

修行者的最終追尋是三摩地。入定達到極致時，他便進入了三摩地境界。他的身體和感官如同睡著了般在休息，他的心智機能和理智卻如同清醒著般警醒，他已經超越了意識。進入三摩地境界的人，是完全的覺察與覺醒。

所有的生命體皆是梵。修行者是平靜的且敬拜著梵，因為他是由梵而來，從梵呼吸，將融合於梵。存於他心中的靈性，比一粒小種子還渺小，比一片天空還袤廣，且涵蓋所有的工作和一切欲望。於此，修行者進入三摩地境界。當身體、心靈和智能的運作都已經停止時，那裡沒有「我」或「我的」感官，就像進入深沉睡眠中。修行者已經達到真正的瑜伽；在那兒只經驗得到覺察、真實和無法言語的喜悅，有著跨越所有領悟的平靜。心靈無法找到適合的詞來形容這個境界，亦難以言喻。若拿三摩地的經驗與其他的來相比，聖賢會說：「不是這！不是這！」（Neti! Neti!）此境界只能以深沉寧靜來表述。瑜伽行者已脫離物質世界，融入永恆中。已沒有知者與被知者的二元性存在，因為他們就像樟木和火焰般都融合在一起。

瑜伽行者的心中自然湧現商羯羅所吟唱的「靈魂之歌」。

靈魂之歌

　　我不是自我也不是理智，
　　我不是心智也不是思想，
聽不見我也無法形容我，聞不到我也無法看到我：
我的蹤影在光與風中找不到，也無法在大地和天空中尋獲——
　　覺察和喜悅的化身，極樂中的至樂就是我。

　　我沒有名字，沒有生命，不用呼吸，
　　我不由元素生成，也不需棲於身體中：
　　我沒有語言，沒有手腳，不會進化——
　　　　覺察和喜悅是我，至樂在溶解。

　　我放下仇恨和激情，我征服幻相和貪欲；
　　沒有傲慢可以觸及我，所以從不滋生忌妒：
　超越所有信仰，越過財富，越過自由，越過慾望，
　　　覺察和喜悅是我，至樂是我裝扮。

　　我與生俱有的不是善與惡，或愉悅及痛苦，
　　不是聖典，不是供奉，不是祈禱，不是朝聖：
　　　　我不是食物，也不用飲食，
　　覺察和喜悅的化身，極樂中的至樂就是我。

我不害怕死亡，沒有種族隔閡分離我，
沒有父母會喚我作孩子，誕生的束縛不曾綁住我：
我不是弟子也不是大師，我沒有家族，沒有朋友——
　覺察和喜悅是我，融於至樂中是我的終點。

我既不可知，又非智識，亦非知者，無形即是我形，
　我居住在感官中，但那兒不是我的家：
始終是寧靜地平衡，我既不自由也沒被束縛——
　覺察和喜悅是我，我現身於至樂中。

在每個體位法的名稱之後，都有一個加星號的數字。
這些帶星號的數字代表體位法不同的強度；
數字愈小，體位法愈容易，數字愈大，體位法愈難。
例如，最容易的體位法是★1，最難的體位法則是★60。

第二章

瑜伽體位法
鎖印法
淨化法

體位法注意事項

練習瑜伽體位法的建議和提示

必要條件

01 房屋沒有牢固的地基就無法聳立。如果沒有練習持戒和精進原則，為塑造性格建立堅實基礎，完整的人格就無法形成。若沒有持戒和精進的基礎，那麼體位法與雜技動作沒有什麼兩樣。

02 對追求進修的瑜伽行者來說，需要的品性包括紀律、信念、堅韌，以及堅持不懈、不間斷地定期練習瑜伽的決心。

潔淨和食物

03 開始練習體位法前，應該先將膀胱排空、腸道清空。倒立的姿勢有助於腸道蠕動。假如練習者有便祕問題，或無法在練體位法前先通便，那麼就從〔頭倒立式〕、〔肩立式〕及其系列的變化式開始練習。務必先通便後再嘗試練習其他體位法，腸道沒有清空前不要練習進階的體位法。

沐浴

04 沐浴後再練習可使動作做來容易些。練完後則因身體出汗發黏，最好在 15 分鐘後沐浴一次。在練習前後沐浴或淋浴，都可神清氣爽。

食物

05 體位法最好在空腹時練習。假如很難做到，那麼就在練習前喝一杯茶或咖啡、可可或牛奶。也可以吃些輕食後 1 小時再練習體位法，才不會感到不適。如果吃得很飽，那至少要等 4 小時後才能開始練習體位法。練習完大約半小時後才可以用餐。

時間

06 練習體位法的最佳時間是清晨或晚上。清晨練習體位法會困難些，因為身體還有些僵硬。早晨精神雖很清爽，只是隨著時間越晚，精神的警醒和決心會逐漸減弱。經由規律的練習可以減輕身體的僵硬感，而且也能把體位法練好。身體在晚上比清晨更為靈活自如，練起來會更為容易。在清晨練可以令人一天的工作有更好的開始。在晚上練則可以掃除一天的疲勞和緊張，使人恢復活力、寧靜平和。因此較難的體位法應該在一個人

的意志和決心較強的清晨練習，而較刺激的動作如〔頭倒立式〕、〔肩立式〕和其變化式，以及〔西方伸展式〕則應該在晚上練習。

太陽

07 置身在陽光下一段時間後，最好不要馬上做體位法的練習。

地點

08 應該選擇在乾淨、空氣流通，無蟲害且無噪音的地方練習體位法。

09 不要在沒有鋪任何東西的地面上，或不平的地方練習體位法，而是要在平坦的地面鋪上折疊的毯子練習。

注意事項

10 在練習時，臉部肌肉、耳朵和眼睛或呼吸，都要放輕鬆不應該感到過度緊繃。

閉目

11 剛開始練習時眼睛要睜開，這樣你才了解自己正在做什麼，哪些地方做錯了。假如閉上眼睛，你就無法了解身體的動作，也不清楚自己所練習的體位法方向。只有等你完全熟練一個特定的體位法後，才可以閉上眼睛練習，因為只有到那個時候，你才能在即使眼睛閉上的情況下，也能調整身體的動作，並感受到什麼才是正確的伸展。

鏡子

12 假如你要面對鏡子練習體位法，就把鏡子與地面垂直放在地上，不然鏡子的角度會讓姿勢看起來有些傾斜。除非鏡子是放地上，否則你無法在做頭或肩倒立姿勢時，觀察到身體動作。

大腦

13 練體位法時，只有身體保持活動，而大腦則處在被動、注意和警覺的狀態。如果大腦也跟著在做體位法，你就無法發現自己的錯誤。

呼吸

14 做任何體位法時，都要用鼻孔呼吸，不要以嘴巴呼吸。

15 在練習體位法的過程或停留動作的時候，不要憋氣。按照本書後面針對不同體位法所提出有關呼吸的建議進行練習。

攤屍式

16 在完成體位法的練習後，都要躺下進行〔攤屍式〕10～15分鐘，可以消除疲勞。

體位法和調息法

17 在嘗試練習調息法（參見本書第三章）前，請仔細閱讀有關調息法的建議和注意事項。調息可以在清晨體位法練習前進行，或是在傍晚完成體位法練習後進行。假如是在清晨，可以先進行調息 15～30 分鐘，然後以〔攤屍式〕休息幾分鐘，過一段時間就可進行一些日常活動，之後再練習體位法。假如是在傍晚，那麼在練完體位法至少休息半小時後，再開始練習調息。

對於患有眩暈或血壓症者的特別注意事項

18 假如你患有眩暈或高血壓，那麼就不要從〔頭倒立式〕和〔肩立式〕開始練習。在嘗試練習像〔頭倒立式〕和〔肩立式〕這樣的倒立姿勢前，可以先練習〔西方伸展式〕〔站姿直腿前彎式〕和〔下犬式〕，並且在練完倒立姿勢後，再依順序重複練習〔西方伸展式〕〔下犬式〕〔站姿直腿前彎式〕。

19 所有前彎的動作，對那些患有高血壓或低血壓的人都很有益處。

對於耳朵感染化膿或視網膜脫落患者的特別警告

20 耳朵感染化膿或視網膜脫落的患者，不要嘗試練習倒立姿勢的體位法。

對於女性練習者的特別注意事項

21 月經期：女性在此時應避免練習體位法。但如果月經流量超出正常範圍，可以練習〔坐姿分腿前彎式〕〔束角式〕〔勇士式〕〔坐姿單腳前彎式〕〔西方伸展式〕和〔站姿直腿前彎式〕將會有所幫助。在經期不要做倒立的體位法。

懷孕

22 在懷孕期的前三個月，所有的瑜伽體位法都可以練習。所有的站姿和前彎體位法的動作幅度可以稍稍溫和些，因為在懷孕的這個時候脊椎需要更為強健且有彈性，但是腹部則不應該感受到任何壓力。整個懷孕的任何期間都可以練習〔束角式〕和〔坐姿分腿前彎式〕（即使是在飯後也能練習，但剛用完餐後不要練習前彎體位法），因為這兩個體位法可以強健骨盆肌肉和背部，也可以減少生產時的疼痛。在孕期練習調息時，不要做停息（kumbhaka），有規律的深呼吸對於生產過程很有助益。

產後

23 在產後的第一個月不要練習體位法。之後可以練習較溫和的體位法，然後參照「附錄一」的建議來逐步增加練習量。生產完三個月後，所有體位法都可以很舒適地進行練習。

體位法練習的功效

24 不正確的練習體位法，會在幾天之內就引發身體不適，這就足以顯示自己練習的方式有錯。假如無法發現自己的錯誤，那麼最好向有經驗的練習者請教。

25 正確的練習體位法，可以使身心都感到輕鬆和愉悅，並帶來身心靈合一的感受。

26 持續的練習體位法，將改變練習者看待事物的觀點，在飲食、性、潔淨和性格各方面都會更自律，感到煥然一新。

27 當練習者已經熟練一種體位法時，會感到很輕鬆適意，沒有任何不適的感覺。身體的動作會變得非常優美。在練習這些體位法時，練習者的身體模仿著萬物創造之始的各種生命形式——從最低等的昆蟲到至尊的聖賢，他領會到所有的生命體都呼吸著同樣的至上靈魂——神的靈性。他以一種臣服在神的腳下的態度練習這些不同的體位法時，會看到自己的內心，並感知到神的所在。

| 體位法的步驟、技巧與功效 |

梵文 Tada 意思是山；Sama 是直立、直線、不動的意思；Sthiti 就是站立不動、穩定。
也就是說，這個體位法要像山一樣屹立不動。這是基本的站立姿勢。

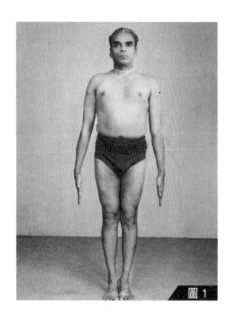

圖 1

● 步驟與技巧

1. 雙腳併攏站立，腳跟碰腳跟，腳大拇趾碰大拇趾。前腳掌放地上，所有的腳趾頭伸直放地上。
2. 膝蓋靠緊，膝蓋骨向上提，縮臀，大腿後側肌肉拉緊。
3. 收腹，挺胸，脊椎向上伸展，頸部拉直。
4. 不要把身體的重量只單放在腳跟或腳趾頭，而是要平均分布。
5. 〔山式〕的理想姿勢是雙臂往上伸展過頭頂。不

過為了方便，也可以把雙臂放在身體兩側。

下面敘述的站姿體位法，都可以從將雙臂放在身體兩側的〔山式〕開始。

● 功效

大家並不關注站姿的正確方法。有的人在站立時，把身體重量完全放在一條腿上，或一條腿完全往外轉；還有人把全身重量放在腳跟上，或放在腳的內緣或外緣。這都可以從穿過的鞋子其鞋底或鞋跟的磨損程度看出來。由於我們站的方式不對，沒有把身體的重量平均地分布在雙腳上，導致姿勢不良，影響脊椎的彈性。即使雙腳張開的時候，也最好是腳跟和腳趾於中央成平行線，不要有角度。藉由這種方法，能縮臀、收腹、挺胸，就會感覺身體輕盈，精神靈敏。假如在站立時，身體重量都集中在腳跟，就會感到重心的變化；臀部下垂、腹部突出、身體後傾、脊椎很緊，結果是讓人立刻感覺很累，大腦也變得遲鈍。因此，掌握正確的站姿非常重要。

梵文 Vrksa 意思是樹。

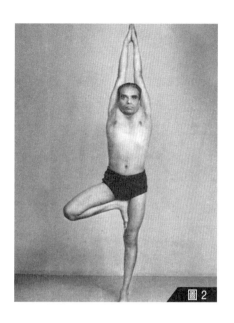

圖 2

● **步驟與技巧**

1. 從〔山式〕站姿開始（圖 1）。

2. 右腿彎曲，把右腳跟放在左大腿近根部，右腳掌置於左大腿上，腳趾朝下。

3. 以左腿保持平衡，雙手合掌，手臂伸直高舉過頭（圖 2）。

4. 停留在這個姿勢幾秒鐘，做深呼吸。然後放下手臂，手掌分開，右腿伸直。回到〔山式〕。

5. 重複體位法，換右腿站立，把左腳跟放在右大腿近根部。兩邊停留的時間要相同，然後回到〔山式〕（圖 1），放鬆。

● **功效**

強化腿部肌肉，增加平衡與穩定。

梵文 Utthita 意思是伸展、伸長；Trikona 是三角（梵文 tri 意思是三，而 kona 則是角度）。這個站立體位法是伸展的三角式。

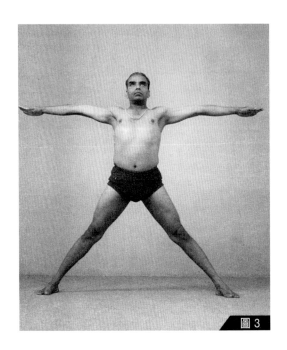

圖 3

● **步驟與技巧**

1. 從〔山式〕站姿開始（圖 1）。

2. 深吸氣，雙腿跳開距離約 90 ～ 105 公分。手臂往兩側平舉與肩齊，掌心朝下。手臂與地面保持平行（圖 3）。

3. 右腳向右轉 90 度。左腳稍微向右轉，左腿內側伸直，將腿部肌肉拉緊把膝蓋上提。

4. 吐氣，身體向右彎，右手掌貼近右腳踝。如果做得到，就將右手掌完全貼在地上（圖 4、圖 5）。

5. 左臂向上伸展（如圖示）與右肩成一條直線，並延展身體。腿後側、後背以及臀部需成一條直線。兩眼注視向外伸展的左手拇指。右膝蓋骨上提保持右膝伸直，並且右膝要對著腳趾頭。

6. 維持此姿勢停半分鐘到 1 分鐘，平穩深長地呼吸。

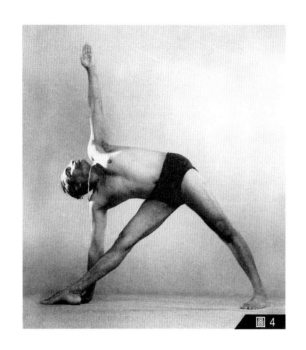

圖 4

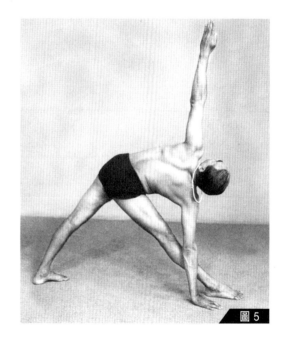

圖 5

然後右掌離開地面。吸氣，回到步驟 2。

7. 現在換左腳向左轉 90 度，右腳也稍微向左轉，
   兩膝伸直，繼續重複步驟 2 到 6 的反向動作。再
   吸氣，回到步驟 2。左側停留時間與右側相同。

8. 吐氣，跳回到〔山式〕（圖 1）。

● 功效

這個體位法能強化腿部肌肉，去除腿部和臀部的僵硬，
矯正腿部輕微的不正，使雙腿能均勻地發展。同時還
能舒緩背痛及頸部扭傷，強化腳踝，擴展胸腔。

梵文 Parivrtta 意思是旋轉、扭轉或翻轉；Trikona 是三角。

這是一個翻轉的三角姿勢，是〔三角伸展式〕的反向體位法。

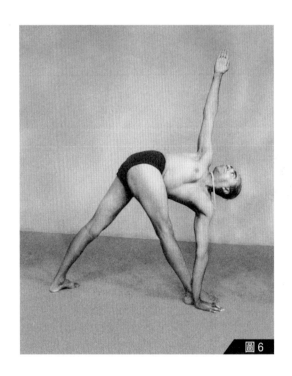

圖 6

● **步驟與技巧**

1. 從〔山式〕站姿開始（圖 1）。深吸氣，雙腿跳開距離約 90～105 公分。手臂往兩側平舉與肩齊，掌心朝下。手臂與地面保持平行（圖 3）。

2. 右腳向右轉 90 度，左腳向右轉 60 度。保持左腿向外轉並伸直拉緊，膝蓋上提。

3. 吐氣，身體與左腿一起反向右轉，左手掌貼在右腳外側的地上。

4. 右臂向上伸直，與左臂成一直線。眼睛注視右手拇指（圖 6、圖 7）。

5. 保持膝蓋伸直。右腳的腳趾不要離開地面。記住左腳外緣也要貼在地上。

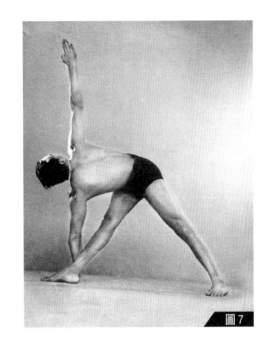

圖 7

6. 伸展肩部和肩胛骨。

7. 停留在這個姿勢半分鐘,正常地呼吸。

8. 吸氣,左手離地,身體回到起始位置回步驟 1。

9. 吐氣,換左側重複動作,左腳向左轉 90 度,右腳向左轉 60 度,把右手掌貼在左腳外側的地上。

10. 兩側停留同樣的時間,可以經由呼吸來調整,例如在每一側都保持三到四個深呼吸。

11. 停留一定時間後,吸氣,起身回到起始位置,腳趾朝前,手臂回到步驟 1 的位置。

12. 吐氣,跳回到〔山式〕(圖 1)完成這個體位法。

● 功效

強化大腿、小腿的肌肉以及腿筋。增加下背脊椎的血液循環,使脊椎和背部肌肉可以正常活動。這個動作可使胸部完全擴展,並且舒緩背部疼痛,增進腹部器官功能,強化臀部肌肉。

梵文 Parsva 意思是側面；Kona 是角度。這是一個伸展側邊的三角姿勢。

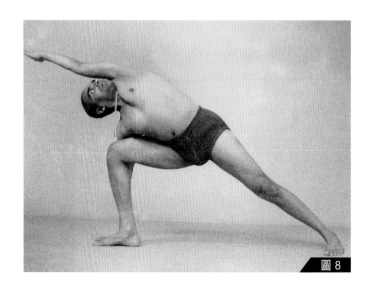

圖 8

●**步驟與技巧**

1. 從〔山式〕站姿開始（圖 1）。深吸氣，雙腿跳開距離約 120 ～ 135 公分。手臂往兩側平舉與肩齊，掌心朝下（圖 3）。

2. 緩慢吐氣的同時，把右腳向右轉 90 度，左腳也稍微向右轉。保持左腿向外伸直，左膝上提。右腿膝蓋彎曲，大腿和小腿成直角，右大腿與地面平行。

3. 右手掌於右腳外側貼地，右腋包覆並貼緊右膝外側。將左臂帶過左耳上方伸展。頭部向上抬起（圖 8、圖 9）。

4. 腰部收緊，腿筋拉緊。將胸部往上往後提，讓胸部、臀部和腿部成一條直線。伸展身體的每一個部位，注意力集中在整個身體的後面，尤其是脊椎。伸展脊椎，直到每一節脊椎和肋骨都完全伸展，甚至感到全身肌膚都被伸展和拉過。

5. 停留在這個姿勢半分鐘到 1 分鐘，平穩深長地呼吸。吸氣，右手掌離開地面。

6. 吸氣，把右腿伸直，手臂抬起，回到步驟 1 的位置。

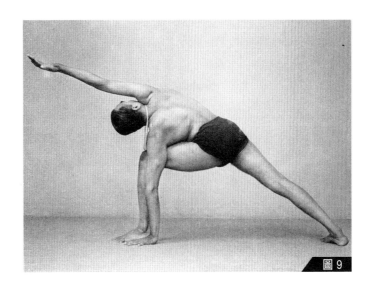

圖9

7. 吐氣，繼續於左側重複步驟 2 到 5 的動作。

8. 吐氣，跳回到〔山式〕（圖 1）。

● **功效**

這個體位法能強化腳踝、膝蓋和大腿。修正小腿和大腿的線條缺陷。強健胸部，並減少腰部和臀部的脂肪，舒緩坐骨神經痛以及關節的疼痛。同時也能增加腸胃蠕動，促進排泄功能。

梵文 Parivrtta 意思是旋轉、扭轉或翻轉；Parsva 是側面；Kona 是角度。
這是一個扭轉的側三角姿勢。

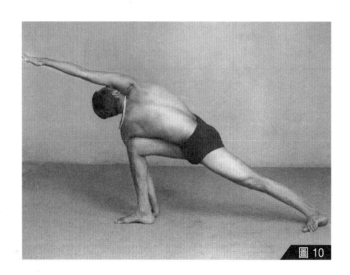

圖 10

● **步驟與技巧**

1. 從〔山式〕站姿開始（圖 1）。

2. 深吸氣，雙腿跳開約 120 ～ 135 公分。手臂往兩側平舉與肩齊，掌心朝下（圖 3）。

3. 右腳向右轉 90 度，左腳向右轉 60 度，保持左腿向外伸直並拉緊，左膝上提。右腿膝蓋彎曲，大腿和小腿成直角，右大腿與地面平行。

4. 吐氣，扭轉身體和左腿，將左臂繞過右膝。左側腋下抵住右膝外側，左手掌於右腳外側貼地（圖 10、圖 11）。

5. 讓脊椎向右側扭轉、身體扭轉，將右臂帶過右耳上方（如圖所示）。眼睛注視伸展的右臂。左膝始終保持伸直。

6. 停留在這個姿勢半分鐘到 1 分鐘，平穩深長地呼吸。吸氣，左手掌帶離地面。起身，右腿伸直，抬起手臂回到步驟 2。

7. 吐氣，繼續於左側重複步驟 3 到 5 的動作。

8. 無論是先做完哪一邊的動作，另一邊所花的時間也要相同；這個通則也適用於此體位法。

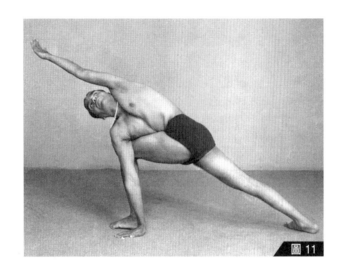

圖 11

● **功效**

這個體位法比〔扭轉三角式〕（圖6）強度更高，效
果也更大。不過腿筋的伸展並沒有像〔扭轉三角式〕
那麼多。由於腹部器官被收得更緊，因此可以幫助消
化。還能促進腹部和脊椎的血液循環，使這些部位更
有活力。這個體位法能幫助你輕鬆地排除腸內廢物。

達剎（Daksa）曾經舉行過一次盛大的祭典，但卻沒有邀請女兒莎蒂（Sati）和她的丈夫——眾神之首濕婆。儘管如此，莎蒂還是參加了這次祭典，可是卻遭受莫大的侮辱，於是受辱的莎蒂投身火海自焚而死。濕婆聽聞這一切後勃然大怒，便從盤髮中拔下一根頭髮扔在地上，頭髮變成英武勇猛的戰士維拉巴陀羅（Virabhadra）。

維拉巴陀羅受命率領大軍攻擊達剎，破壞祭典。維拉巴陀羅率領大軍如一陣旋風般出現在達剎的祭典上，搗毀祭典，轟走眾神和祭司，砍下了達剎的首級。濕婆懷著喪妻之痛到岡仁波齊（Kailas）隱居，進入冥想中。後來莎蒂以烏瑪（Uma）之名在喜瑪拉雅家中重生。她再次力求濕婆的愛，終於贏得濕婆的心。這個故事記載於迦梨陀娑（Kalidasa）偉大的史詩《戰神之誕生》（*Kumara sambhava*）中。英雄第一式主要是獻給由濕婆頭髮生成的強壯英雄。

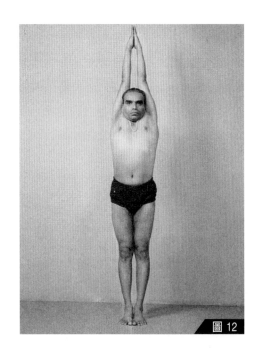

圖 12

● **步驟與技巧**

1. 從〔山式〕站姿開始（圖 1）。

2. 雙臂高舉過頭向上伸直，掌心相合（圖 12）。

3. 深吸氣，雙腿跳開距離約 120 ～ 135 公分。

4. 吐氣，身體轉向右側。右腳同時向右轉 90 度，左腳也稍微向右轉（圖 13）。右膝彎曲，直到右大腿與地面平行，右脛骨與地面垂直，右大腿和右小腿成直角。彎曲的膝蓋不要超過腳踝，但應與腳跟成一直線。

5. 左腿向外伸直並拉緊，膝蓋上提。

6. 臉、胸部和右膝，應該與右腳朝同一方向（如圖所示）。頭部向上拉，從尾骨開始伸展脊椎，眼睛注視合十的雙掌（圖 14）。

7. 停留在這個姿勢 20 ～ 30 秒，正常地呼吸。

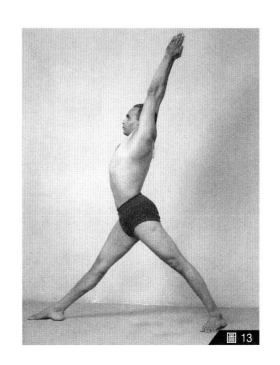

圖13

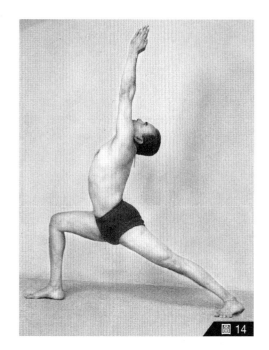

圖14

8. 換邊，在左邊重複步驟 4 到 6 的動作。

9. 吐氣，跳回〔山式〕（圖 1）。

●提醒

所有站立的體位法都很費力，尤其是〔英雄式 1〕。
心臟較弱的人不要做這個體位法。即使身體較為強健
的人，也不該在這個體位法上停留過久。

●功效

能使胸部得到完全的擴展，對深呼吸很有助益。還可
以舒緩肩部和背部的僵硬，強健腳踝以及膝蓋，對頸
部僵硬也有治療的效果，而且還能減少臀部的脂肪。

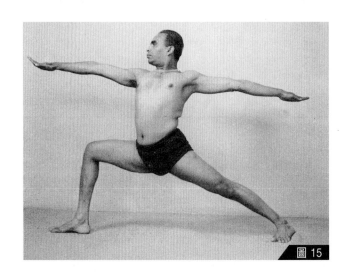

圖 15

● **步驟與技巧**

1. 從〔山式〕站姿開始（圖 1）。

2. 深吸氣，雙腿跳開距離約 120 ～ 135 公分。手臂往兩側平舉與肩齊，掌心朝下（圖 3）。

3. 右腳向右轉 90 度，左腳也稍微往右轉。保持左腿向外伸直並拉緊，膝蓋上提。伸展左腿的腿筋肌肉。

4. 吐氣，右膝彎曲直到右大腿與地面平行，右脛骨與地面垂直，右大腿和右小腿成直角。彎曲的膝蓋不要超過腳踝，與腳跟成一直線（圖 15）。

5. 雙手向兩側伸直，感覺好像有兩個人從反方向把你往兩邊拉。

6. 臉轉向右側，眼睛注視右掌。完全伸展左腿後側的肌肉。腿後側、背後及臀部要在一條直線上。

7. 停留在這個姿勢 20 ～ 30 秒，保持深呼吸。吸氣，回到步驟 2。

8. 然後換左腳向左轉 90 度，右腳也稍向左轉。左膝彎曲，繼續於左側重複步驟 3 到 6 的動作。

9. 吸氣，再回到步驟 2。吐氣，跳回〔山式〕（圖 1）。

● **功效**

經由練習這個體位法，可以使腿部肌肉更勻稱、強健，也能舒緩小腿和大腿肌肉抽筋的不適，增強腿部和背部肌肉的彈性，同時活化腹部器官。熟練站姿體位法後，對於學習進階的前彎體位法就會更加輕鬆。

這個體位法是〔英雄式1〕（圖14）的延伸加強版姿勢。

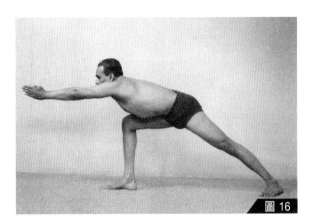

圖 16

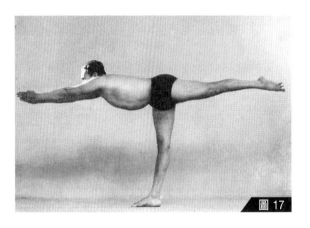

圖 17

● **步驟與技巧**

1. 從〔山式〕站姿開始（圖1）。

2. 深吸氣，雙腿跳開距離約120～135公分（圖3）。

3. 從右側做〔英雄式1〕的最後一個步驟（圖14）。

4. 吐氣，身體向前彎，胸部靠在右大腿上。保持手臂伸直，雙手合掌（圖16）。停留在這個姿勢做兩個呼吸。

5. 然後吐氣，同時身體稍微向前擺，抬起左腿，並將右腿伸直得像棍子一樣硬。左腿向內轉，使左腳背與地面平行（圖17）。

6. 停留在這個姿勢20～30秒，平穩深長地呼吸。

7. 保持平衡的同時，整個身體要與地面平行（除了右腿以外）。右腿應完全伸展並拉直，要與地面保持垂直。盡量延展右大腿後側，並伸直雙臂和

左腿，感覺彷彿有兩個人從兩端拉著你。

8. 吐氣，回到〔英雄式1〕（圖14）。

9. 換邊，重複體位法。

● **功效**

如圖所示（圖17），練習這個體位法會傳達出一種和諧、平衡、穩定與力量。能幫助收縮和活化腹部器官，使腿部肌肉更為勻稱強健。而且也能讓身體更有活力、更靈活，因此推薦給跑步者練習。〔英雄式3〕的每個動作都可以改善體態。當我們以錯誤的方式站立，把重心放在腳跟時，會阻礙身體均衡的生長以及脊椎的彈性；站立時重心放在腳跟，還會導致胃凸、降低身體和精神的靈活度。這個體位法可以幫助我們以腳底穩固地站立，保持腹肌收緊，使全身和大腦都保持靈活。

第二章　瑜伽體位法、鎖印法、淨化法

071

梵文 Ardha 意思是半；Chandra 是月亮。這個體位法因形似半月而得名。

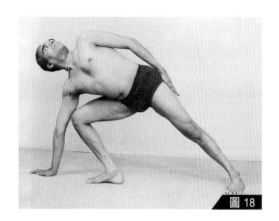

圖 18

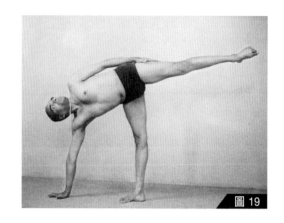

圖 19

● **步驟與技巧**

1. 從〔山式〕站姿開始（圖 1）。然後如前所述的技巧做〔三角伸展式〕（圖 4）。
2. 做右側的三角式後，吐氣，右膝彎曲，把右手掌放在離右腳 30 公分處，同時左腳收近右腳（圖 18）。
3. 停留在這個姿勢做兩個呼吸。然後吐氣，從地面抬起左腿，腳趾朝上。右手和右腿伸直。
4. 左手掌放在左臀上並伸展，保持肩膀打開。胸部向左側轉，保持平衡（圖 19）。
5. 身體重量放在右腳和右臀上。右手只是保持身體平衡的支撐。
6. 停留在這個姿勢 20 ～ 30 秒，平穩深長地呼吸。然後放下左腿，回到三角式（圖 4）。

7. 換邊，在左側重複體位法。

● **功效**

這個體位法對於那些腿部受過傷或感染過的人非常有益，能強化脊椎骨下部與腿部肌肉相連的神經，並使膝蓋變強壯。與其他站立體位法一起練習，可治療胃病。

● **注意**

那些感到身體虛弱、對練習站姿感到筋疲力盡的人，只要練習〔三角伸展式〕（圖 4）和〔側三角伸展式〕（圖 8）即可，這兩個體位法有助於強健身體。等練習者經由練習使身體強健起來並有足夠的柔軟度後，才能繼續練習其他的站立體位法。

梵文 Utthita 意思是伸展；Hasta 是手；Padangustha 是腳的大拇趾。這個體位法是以單腳站立，另一條腿向前伸展，用手抓住伸展腿的拇趾，然後把頭靠在腿上。

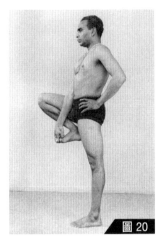

圖 20

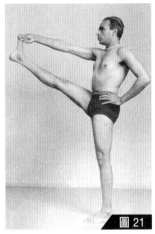

圖 21

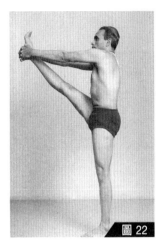

圖 22

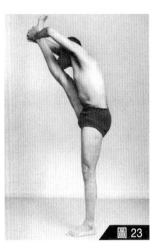

圖 23

● 步驟與技巧

1. 從〔山式〕站姿開始（圖 1）。

2. 吐氣，右膝彎曲，抬右腿，以右手的拇指、食指及中指勾住右腳拇趾。

3. 左手放在左臀上，保持平衡（圖 20）。停留兩個呼吸。

4. 吐氣，拉右腿向前伸直（圖 21）。停留兩個呼吸。

5. 當你在這個姿勢站穩後，用兩手握住右腳，將腳拉得更高（圖 22）。停留兩個呼吸。

6. 現在，在吐氣的同時，依次將頭、鼻子、下巴貼近右膝（圖 23）。停留在這個姿勢做幾個深長的呼吸。

7. 吐氣，鬆開雙手，放下右腿，回〔山式〕（圖 1）。

8. 換邊重複體位法，保持右腿放在地面上，抬左腿。

9. 在步驟 5 和 6 保持平衡並不容易，要先掌握步驟 4 後才做得到。

● 功效

這個體位法使腿部肌肉更有力量、更平衡，讓人可以更為穩定和平衡。

梵文 Parsva 意思是側邊或側面；Uttana（ut ＝極度的，tan ＝延伸、拉直、延長）意思是一個深度的伸展。這個體位法能夠讓胸側得到非常強度的伸展。

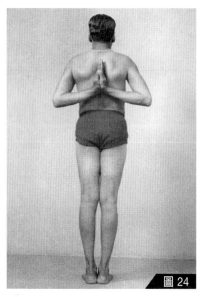

圖24

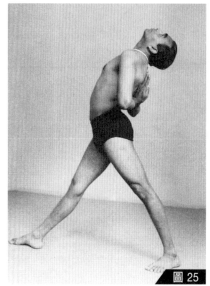

圖25

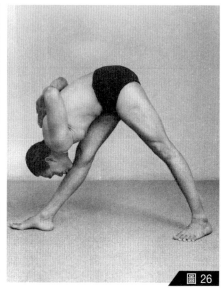

圖26

● 步驟與技巧

1. 從〔山式〕站姿開始（圖1）。深吸氣，身體向前伸展。

2. 雙手掌在背後合十，肩膀和手肘向後拉。

3. 吐氣，轉動手腕，將手掌往上帶到近胸後的中間，手指在肩胛骨的位置。你正將雙手放在背後行合十禮（namaste）（印度人以雙手合十表示尊敬之意）（圖24）。

4. 吸氣，雙腿跳開約 90 ～ 105 公分。停留在這個姿勢，並吐氣。

5. 吸氣，身體轉向右側。右腳向右轉 90 度，使腳趾和腳跟與身體成一直線；左腳向右轉 75 ～ 80 度，保持左腿向外伸直並拉緊，膝蓋上提。頭部盡量往後仰（圖25）。

6. 吐氣，身體向前彎，把頭靠在右膝上。伸展背部，慢慢拉長頸部，直到鼻子、嘴唇、下巴碰觸並靠在右膝上（圖26）。膝蓋骨往上提，讓雙腿伸直。

7. 停留在這個姿勢約 20 ～ 30 秒，正常呼吸。然後

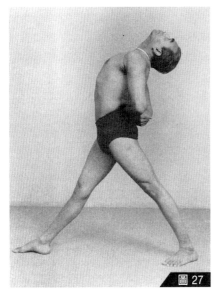

圖27

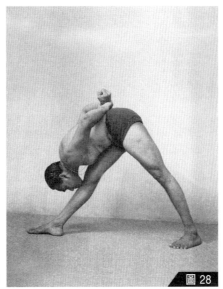

圖28

轉動臀部側移身體，緩慢地將頭部和身體帶向左膝，同時把左腳向左轉90度，右腳也左轉75～80度。現在將上半身和頭部盡量向後仰，右腿不要彎曲。整個動作要在一個吸氣內完成。

8. 吐氣，身體向前彎，把頭部靠在左膝上，然後參照步驟6，慢慢伸長頸部將下巴靠在左膝上。

9. 停留在這此姿勢20～30秒，正常地呼吸。然後吸氣，頭轉回到中間，腳回到原來的位置，腳趾朝前，然後抬起身體。

10. 吐氣，跳回到〔山式〕（圖1），手從背後鬆開。

11. 假如你的雙手不能在背後合十，可以手腕互握來做上面的體位法（圖27、圖28）。

● 功效

這個體位法能夠舒緩腿部和臀部肌肉的僵硬，使髖關節和脊椎骨更有彈性。頭部靠在膝蓋上時，能幫助收縮並強化腹部器官。手腕會變得靈活，且任何的手部僵硬感都會消失。此外，還可以矯正肩膀下垂。在正確的體位法中，肩膀向後打開，會更容易做到深度呼吸。

梵文 Prasarita 意思是擴張、伸展和延伸；Pada 是腳。這個體位法能讓雙腿得到充分的伸展。

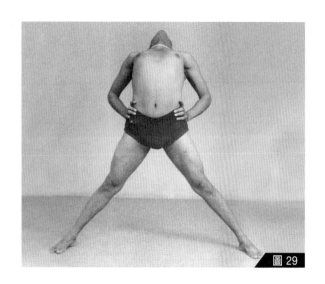

圖 29

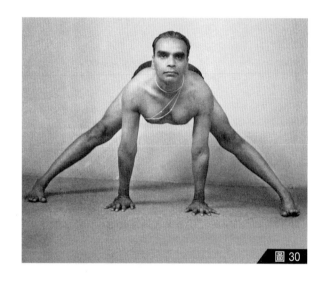

圖 30

● 步驟與技巧

1. 從〔山式〕站姿開始（圖 1）。

2. 吸氣，雙手放在腰上，雙腿打開約 135 ～ 150 公分（圖 29）。

3. 膝蓋骨上提，雙腿拉緊伸直。吐氣，手掌距離與肩同寬放在兩腿之間的地上（正面：圖 30）。

4. 吸氣，頭抬起來，保持背部下凹（側面：圖 31、圖 32）。

5. 吐氣，手肘彎曲，頭頂碰地，保持身體重量放在兩腿上（圖 33、圖 34）不要放在頭上。雙腳和

雙手掌以及頭部要在一條直線上。

6. 停留在這個姿勢半分鐘，平穩深長地呼吸。

7. 吸氣，將頭從地面抬起，手臂伸直。保持頭部上抬，同時背部如步驟 4 下凹（圖 30）。

8. 吐氣，回到步驟 2（圖 29）。

9. 跳回到〔山式〕站姿（圖 1）。

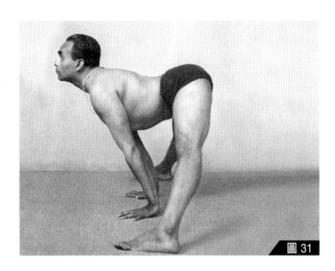

圖 31

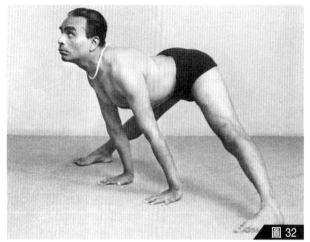

圖 32

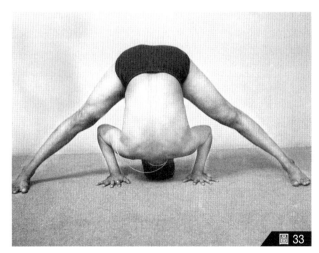

圖 33

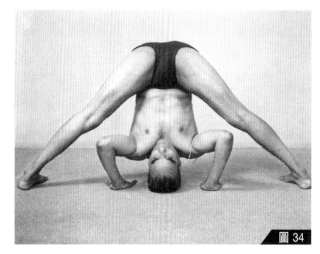

圖 34

第二章　瑜伽體位法、鎖印法、淨化法

077

這個體位法是前面體位法的進階版。這個姿勢要把手放在腰上（圖35）而不是地面上，或者如〔深度側邊延展式〕（圖26）將雙手在背後合掌，就像在背後行合十禮（圖36）。這個動作加強了腿部伸展。

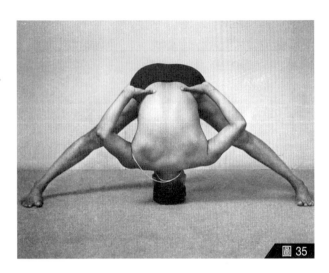

圖 35

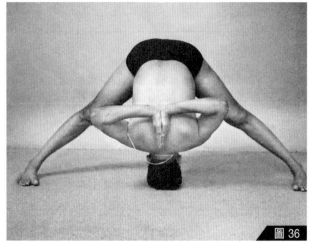

圖 36

● 功效

這個體位法能使腿筋和外展肌得到完全的伸展，同時也讓血液流經身體和頭部。無法做〔頭倒立式1〕（圖184）的人可以從這個體位法中受益，增強消化功能。以上提到的所有站立體位法，對於初學者都非常必要。隨著練習者有所進步，身體更有彈性時，那麼站立體位法可以省略不做，但是我仍然建議每個星期最好練習一次。所有這些站立體位法對減重都有幫助。

梵文 Parigha 意思是用於鎖門的橫梁或者橫木。這個體位法的身體姿勢彷彿是用於鎖門的交叉橫梁，因此得名。

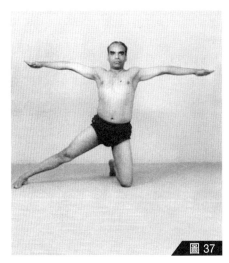
圖 37

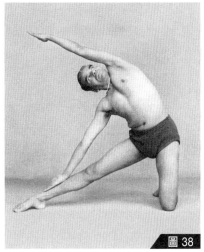
圖 38

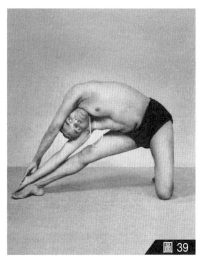
圖 39

● 步驟與技巧

1. 跪在地上，雙腳踝併攏。

2. 右腿向右側伸展，伸出的右腿與身體和左膝保持在一直線。右腳朝右轉，右膝上提保持右腿伸直。

3. 吸氣的同時，手臂往兩側平舉與肩齊（圖 37）。停留兩個呼吸。

4. 吐氣，身體和右臂朝伸出的右腿移動（圖 38）。右下臂和手腕分別靠在右腿脛骨和腳踝處，右手掌心朝上。右耳靠在右上臂上。左手臂舉過頭與右手掌相觸。左耳碰觸左上臂（圖 39）。

5. 停留在這個姿勢 30 ～ 60 秒，正常地呼吸。

6. 吸氣，將身體和手臂帶回到步驟 3，右腿彎曲膝蓋跪地，保持雙腳踝靠攏。

7. 換邊，重複體位法。停留的時間左右邊要相同。

● 功效

這個體位法可以伸展到骨盆部位，當腹部一側伸展的同時，另一側則側彎，可以使腹部肌肉和器官保持良好狀態，腹部皮膚則保持狀態良好不會鬆垮。側彎脊椎的動作對那些背部僵硬的人也很有幫助。

梵文 Ustra 意思是駱駝。

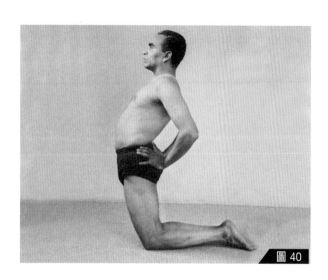

圖 40

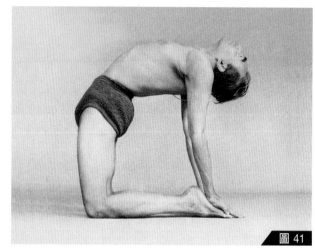

圖 41

● **步驟與技巧**

1. 跪在地上，大腿和雙腳靠攏，腳趾朝後放在地上。

2. 雙手掌放在臀上。伸展大腿，脊椎後彎，延展肋骨（圖 40）。

3. 吐氣，右手掌放在右腳跟上，左手掌放在左腳跟上。如果做得到，試著把手掌貼在腳底上。

4. 用手掌壓腳，把頭向後仰，將脊椎往大腿方向推，同時大腿與地面保持垂直。

5. 夾臀，進一步伸展背部脊椎和尾骨，保持頸部向後伸展（圖 41）。

6. 停留在這個姿勢半分鐘，正常地呼吸。

7. 一次放開一隻手，將手放回臀部（圖 40）。然後坐在地上，放鬆。

● **功效**

這個體位法對那些肩膀下垂以及有些駝背的人很有助益。這個姿勢可以使整個脊椎都充分向後伸展、加強，即使對於那些年長者，甚至脊椎受過傷的人都相當合適。

梵文 Utkata 意思是強大的、猛烈的和不平坦的。這個體位法如同坐在一張假想的椅子上。

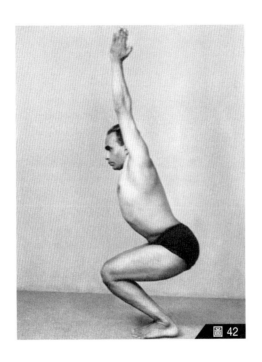

圖 42

● 步驟與技巧

1. 從〔山式〕站姿開始（圖 1）。手臂伸直高舉過頭，雙手合掌（圖 12）。

2. 吐氣，膝蓋彎曲，身體向下蹲，直到大腿與地面平行（圖 42）。

3. 身體不要向前彎，保持胸部向後挺，正常地呼吸。

4. 停留在這個姿勢數秒鐘，30 秒就足夠了。這個姿勢很難保持平衡。

5. 吸氣，雙腿伸直（圖 12），將手臂放下，再回到〔山式〕（圖 1），放鬆。

● 功效

這個體位法能舒緩肩部僵硬，修正腿部的輕度缺陷，並使腳踝更強壯，腿部肌肉也得到均衡的發展。還能提升橫膈膜，輕柔地按摩心臟，強化腹部器官和背部，徹底擴展胸部。這個姿勢對於那些經常騎馬的人很有益處。

梵文 Pada 意思是腳；Angustha 是腳的大拇趾。

這個體位法是以站姿抓住腳拇趾。

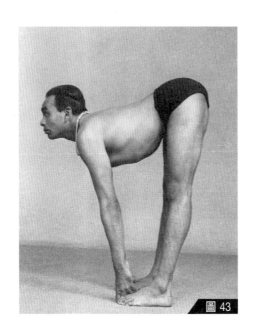

圖 43

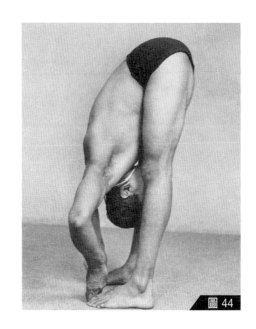

圖 44

● **步驟與技巧**

1. 從〔山式〕開始（圖 1）。兩腿張開約 30 公分寬。

2. 吐氣，身體前彎，以雙手大拇指及食指和中指勾緊雙腳拇趾，掌心相對（圖 43）。

3. 保持頭抬起，橫膈膜往胸部提，背部盡量下壓。背部下壓是從骨盆區開始彎曲，而不是從肩部向下，這樣才能從尾骨到背部有個自然的曲線。

4. 保持雙腿伸直，不要放鬆膝蓋和腳拇趾的抓力。

同時伸展肩胛骨。在這個姿勢停留一到兩個呼吸。

5. 吐氣，大腿拉緊，膝蓋上提，伸展腳趾但是不要離地，頭放在兩膝之間（圖 44）。停留在這個姿勢約 20 秒，正常地呼吸。

6. 吸氣，回到步驟 2（圖 43）。雙手鬆開腳趾起身。回到〔山式〕（圖 1）。

梵文 Pada 意思是腳；Hasta 是手。這個體位法要將身體前彎，腳站在手心上。

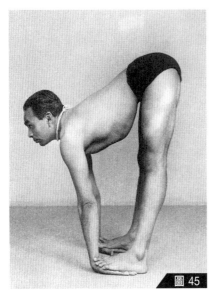

圖 45

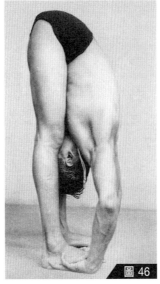

圖 46

● 步驟與技巧

1. 從〔山式〕站姿開始（圖 1）。兩腿張開約 30 公分。

2. 吐氣，身體前彎，不要彎曲膝蓋和腿部，將手放在腳底下，使手掌貼腳底（圖 45）。

3. 保持頭抬起，背部盡量下凹。不要放鬆膝蓋，在這個姿勢停留幾秒鐘。

4. 吐氣，兩手肘彎曲，將頭放在兩膝之間，向上提拉腳掌（圖 46）。在這個姿勢停留 20 秒，正常地呼吸。

5. 吸氣，抬頭，回到步驟 2（圖 45），頭部保持抬起。停留兩個呼吸。

6. 吸氣，起身，回到〔山式〕（圖 1）。

● 〔手拉腳拇趾站立前彎式〕和〔腳壓手掌站立前彎式〕的功效

兩種體位法的功效相同，但後者比前者能伸展得更多。強化腹部器官，增加消化液分泌，同時活化肝臟、脾臟。那些經常感到腹部脹氣或者胃部有疾患的人，練習這兩個體位法都會有所改善。

要做到如圖 43 和圖 45 所示的背部下凹體位，才能調整椎間盤突出。如果你有椎間盤移位，不要把頭放在兩膝之間。我曾經針對那些患有椎間盤突出的人做過實驗，背部下凹體位對他們非常有益。因為背部下凹體位可能無法立刻做到，所以練習時必須要有老師指導。練習者必須先熟練其他次要的姿勢，再來練習背部下凹體位法。

梵文 Ut 是代表強烈之意的字首；動詞 Tan 的意思是拉直、延伸、延長。

在這個體位法中，脊椎得到謹慎且深度的伸展。

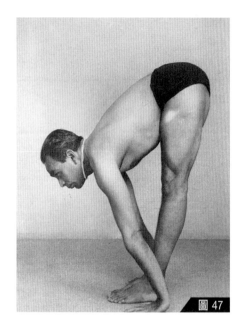

圖 47

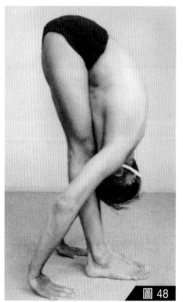

圖 48

6. 膝蓋不要放鬆，將膝蓋骨上提。在這個姿勢停留 1 分鐘，平穩深長地呼吸。

7. 吸氣，頭從膝蓋上抬起，手掌仍在地上（圖 47）。

8. 做兩個呼吸後深吸氣，雙手離地回〔山式〕（圖 1）。

● 功效

可以舒緩胃痛，強健肝臟、脾臟和腎臟。同時也能夠舒緩月經期間的腹部疼痛。減緩心跳速，使脊椎神經恢復活力。如果做這個動作時能停留兩分鐘或更久，能掃除任何抑鬱的情緒。

這個體位法對於那些易於激動的人是個福音，因為它能夠舒緩腦細胞。做完這個體位法後，會感到平靜鎮定，眼睛開始發亮，心中寧靜安詳。在練習〔頭倒立式 1〕（圖 184）時，那些感到頭部沉重、臉部充血或其他不適的人，應該先練習〔站姿直腿前彎式〕，這樣才能輕鬆自在地練習〔頭倒立式〕。

● 步驟與技巧

1. 從〔山式〕站姿開始（圖 1）。保持膝蓋上提。

2. 吐氣，身體前彎，手指放在地上。然後將手掌置於腳側，放在腳跟後。膝蓋不要彎曲（圖 47）。

3. 試著將頭抬起，伸展脊椎。臀部稍向前推，讓腿部與地面垂直。

4. 在這個姿勢停留兩個深長的呼吸。

5. 吐氣，身體靠近雙腿，頭靠在膝蓋上（圖 48）。

梵文 Urdhva 是向上、在上方和高的意思；Prasarita 是延伸、伸展；Eka 是一個；Pada 是腳。

這個體位法以單腿站立，身體前彎，抬高另一條腿。

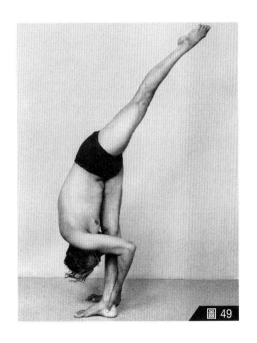

圖 49

● **步驟與技巧**

1. 從〔山式〕站姿開始（圖 1）。

2. 吐氣，身體前彎。左手由後面抓住右腳踝。右手放在右腳外側地面上，頭部或下巴靠在右膝上。

3. 左腿盡量抬高，雙腿肌肉拉緊，膝蓋上提。左腳腳趾朝上。雙腿都要伸直，這樣腳趾才會直指向上，不會偏向一側（圖 49）。

4. 在這個姿勢停留 20 秒，平穩地呼吸。吸氣，放

下左腿，回到〔山式〕（圖 1）。

5. 換邊，重複體位法，這次將左腿放在地上，抬高右腿。兩側停留的時間相同。

● **功效**

這個體位法可以加強腿部肌肉，減少臀部脂肪。

梵文 Ardha 意思是半；Baddha 是束縛、克制、控制、抑制；Padma 是蓮花；Uttana
是深度伸展。

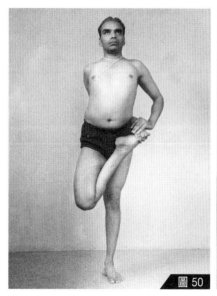
圖 50

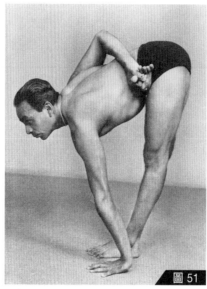
圖 51

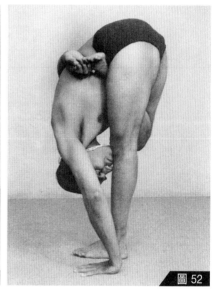
圖 52

● **步驟與技巧**

1. 從〔山式〕站姿開始（圖 1）。

2. 吸氣，抬起右腿，右膝彎曲，右腳底放在左大腿上。

3. 左手抓住右腳，右臂從身體背後繞過，以右手大拇指、食指和中指抓住右腳拇趾（圖 50）。

4. 鬆開左手。吐氣，身體前彎，左手放在左腳外側地面上（圖 51），保持頭部抬起。背部盡量下壓。停留數個呼吸。

5. 吐氣，頭部和下巴靠在左膝上（圖 52）。

6. 假如左手掌無法完全貼在地上，就先從指尖開始，然後慢慢讓手指往下貼，最後是整個手掌貼地。頭部的姿勢也一樣，先將前額貼近左膝，然後伸展頸部，鼻尖貼近左膝，然後是嘴唇，最後是下巴。從頭部到下巴的過程也顯示身體越來越有彈性。

7. 在幾個深長的呼吸後，吸氣，起身回到步驟 4（圖 51），停留兩個呼吸。

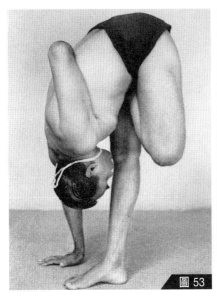

圖 53

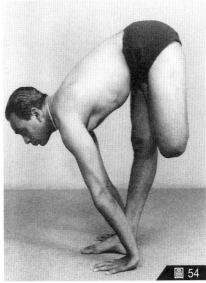

圖 54

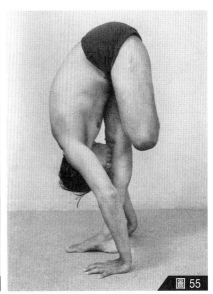

圖 55

8. 吸氣，左手掌離地，回到步驟 3（圖 50）。

9. 右手鬆開緊抓的左腳，回到〔山式〕（圖 1）。

10. 換邊，重複體位法，右腿放在地上，彎曲左腿，左腳底放在右大腿處，左手從背後抓住左腳拇趾，身體前彎，右手掌放在地上（圖 53）。

11. 如果你無法從背後用手抓住腳拇趾，那就把雙手掌都放在地上，然後練習上面的體位法（圖 54、圖 55）。

● **功效**

這個體位法可以治療膝部僵硬。由於腹部器官得到收縮，可以增強消化功能，增加蠕動，幫助身體排除毒素。這個體位法有助於肩膀向後伸展，還能擴展胸部，讓呼吸更為自由深長。

★ 1

梵文 Garuda 意思是鷹，也是鳥中之王格魯達的名字；Garuda 是毗濕奴的坐騎，白臉、長喙，有紅色的翅膀和金色的身體。

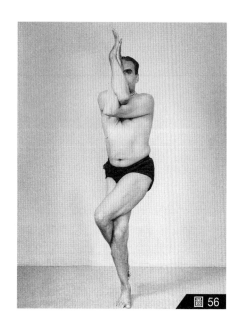

圖 56

● 步驟與技巧

1. 從〔山式〕站姿開始（圖 1）。右膝彎曲。

2. 左腿繞過右膝，疊放在右大腿上。將左大腿的後側靠在右大腿的前側上。

3. 然後左腳放在右小腿後側，使左腿脛骨緊貼右小腿，左腳拇趾剛好勾住右腳踝內側。左腿現在便完全盤繞在右腿上。

4. 你全部的平衡都在右腿上，這是需要時間多練習

才能做到。

5. 手肘彎曲，手臂抬起與胸同高，右肘靠在左上臂的前側，接近肘關節處。然後將右手向右移回，左手向左移回，雙手合掌。現在你的左臂完全纏繞在右臂上（圖 56）。

6. 在此姿勢停留幾秒鐘，例如 15 ～ 20 秒，同時深長地呼吸。然後鬆開手臂和腿，回到〔山式〕（圖 1）。

7. 換邊，重複體位法，左腿站立，右腿盤繞在左腿上，右臂盤繞在左臂上。兩邊停留的時間要相同。

● 功效

這個體位法可以強健腳踝，消除肩部僵硬，還能預防小腿肌肉抽筋。舒緩腿部抽筋以及消除疼痛的姿勢有〔老鷹式〕、〔勇士式〕（圖 89）和〔蛙式〕；也叫做〔青蛙式〕（圖 100），會在隨後的章節中詳細講述。

梵文 Vatayana 意思是馬。這個體位法因為看來像馬的臉而得名。

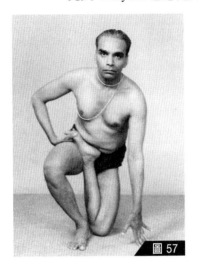

圖 57

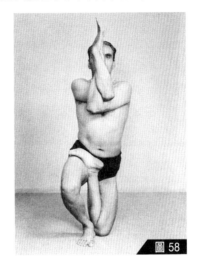

圖 58

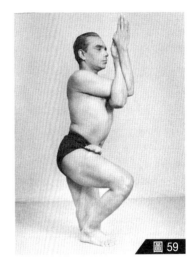

圖 59

● **步驟與技巧**

1. 坐在地上，左腳放在右大腿近根部，成〔蓮花座〕。

2. 雙手放在臀部兩側地上。吐氣，將身體從地面抬起，左膝靠在地上，右腳放在彎曲的左膝旁，右大腿與地面平行（圖 57）。

3. 骨盆往前推，使左大腿與地面垂直，抬起雙手，挺直背部，保持身體平衡。注意在維持平衡的時候身體不要前傾，要保持背部挺直。

4. 手肘彎曲，抬起手臂與胸同高，右上臂後側貼近左上臂前側，讓雙臂相互纏繞，掌心相觸。在這個姿勢停留 30 秒，正常地呼吸（正面：圖 58；側面：圖 59）。

5. 鬆開雙臂，坐回到地上，雙腿伸直。

6. 換邊，重複體位法。這次右腳放在左大腿近根部，左腳放在彎曲的右膝旁，在胸前纏繞雙臂，在肘關節附近使左臂放在右臂上。保持平衡，左大腿與地面平行。注意在兩側停留的時間相同。然後放鬆姿勢，在地上休息。

7. 一開始要保持平衡很困難，膝蓋會感覺疼痛。多加練習後，疼痛會消失，也能抓到平衡感。

● **功效**

這個體位法能使髖關節獲得充分的血液循環，也能修正臀部和大腿的輕微缺陷，對於舒緩骶骨附近的僵硬也很有幫助。

梵文 Salabha 意思是蝗蟲。這個體位法就像一隻趴在地上的蝗蟲，因此得名。

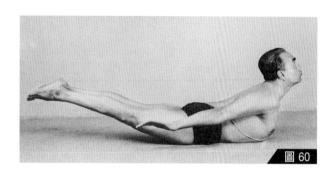

圖 60

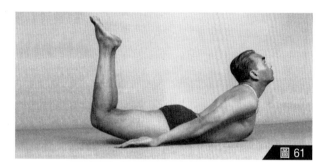

圖 61

●步驟與技巧

1. 臉朝下俯臥，胃部貼地。手臂向後伸展。

2. 吐氣，頭、胸和腿部同時離地，盡量抬高。手和肋骨不要碰地，只有腹部著地，承受整個身體的重量（圖 60）。

3. 縮臀，伸展大腿肌肉。雙腿要直並徹底伸展，大腿、膝蓋、腳踝輕觸在一起。

4. 不要把身體的重量放在手上，而是要把手臂盡量向後伸展，鍛鍊上背部的肌肉。

5. 在這個姿勢能停留多久就停留多久，正常地呼吸。

6. 起初，抬起胸部和腿部會有困難，但是隨著腹部肌肉日益強壯，這個體位法會越來越容易做到。

●功效

可以幫助消化，並舒緩胃部疾患和腸胃脹氣。由於脊椎充分向後伸展，因此有助於增強脊椎的彈性。此外，還可以消除薦骨和腰部疼痛。以我的經驗，那些患有椎間盤突出的人，經常練習這個體位法很有益處，可以不必被強迫休息或進行手術治療。膀胱和前列腺也能經由練習這個體位法獲益，保持健康。

此外，這個體位法的變化式，對消除下背部疼痛很有幫助。屈膝，大腿分開，脛骨與地面垂直。然後吐氣，大腿抬起離地，膝蓋慢慢靠近相碰，脛骨仍然保持與地面垂直（圖 61）。

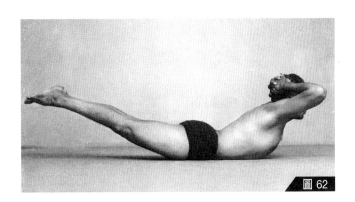

圖 62

在《格蘭達集》的第二章第 40 節對〔蝗蟲式變化〕的
描述，如下：

「臉朝下俯臥，胸部著地，雙腿向外伸展，雙手抱頭。
這是鱷魚式，可以增加身體熱量。」此即蝗蟲式的變
化動作。

★ 4

梵文 Dhanu 意思是弓。在這個體位法中，手臂就像弓弦，向上拉起頭部、身體和雙腿，整個姿勢就像一張拉開的弓。

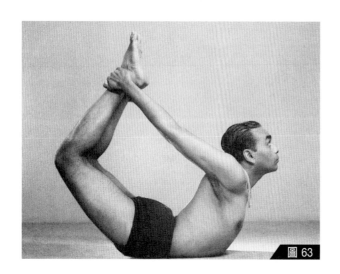

圖 63

● 步驟與技巧

1. 臉朝下俯臥，腹部貼地。

2. 吐氣，膝蓋彎曲。雙臂向後伸展，左手抓左腳踝，右手抓右腳踝。停留兩個呼吸。

3. 把氣吐完，膝蓋離地，將雙腿帶起，同時將胸部抬起離地。手臂和手的動作就猶如一根弓弦拉緊身體成弓形（圖 63）。

4. 抬頭，盡可能向後仰，不要將肋骨或骨盆靠在地上，只用腹部支撐身體的全部重量。

5. 抬腿的同時雙膝不要併攏，否則雙腿就無法抬到足夠的高度。當腿部已經完全向上伸展後，再把左右大腿、膝蓋和腳踝併攏。

6. 由於伸展腹部，呼吸會加快，但是不要擔心。在這個姿勢盡你所能停留 20 ～ 60 秒。

7. 然後，吐氣，鬆開腳踝，雙腿伸直，頭部和雙腿重新回到地上，然後放鬆。

● 功效

這個體位法使脊椎向後伸展。上了年紀的人通常很少會向後伸展做這個體位法，因此他們的脊椎很僵硬。這個動作可以使脊椎重新恢復彈性，並強化腹部器官。以我的經驗來看，那些患有椎間盤突出的人，經常練習〔弓式〕和〔蝗蟲式〕（圖 60）可以舒緩不適，不必被強迫休息或者以手術治療。

梵文 Parsva 意思是側面。在這個〔弓式〕的變化式中，是以側臥的方式來做。

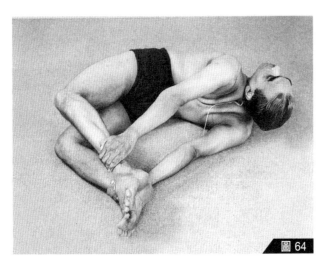

圖 64

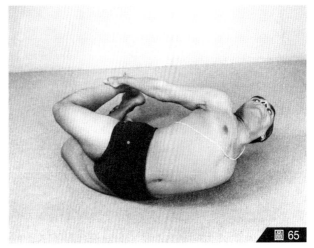

圖 65

● **步驟與技巧**

1. 練習〔弓式〕（圖 63）。

2. 吐氣，身體滾向右側，伸展腿部和胸部（圖 64）。

3. 吸氣，回到步驟 1。然後吐氣，身體滾向左側（圖 65）。

4. 依照自己的能力在兩側停留的時間相同，保持正常地呼吸。吸氣，回到〔弓式〕，放開雙腿，放鬆。

5. 由於這個姿勢比前面的〔弓式〕伸展得更強烈，腳踝很容易從手中鬆脫，因此要牢牢抓住腳踝。

● **功效**

這個體位法需將身體往兩側翻滾，使腹部器官往地面擠壓，可以按摩腹部器官。

梵文 Chatur 的意思是四；Anga 是肢或肢的一部分；Danda 是棒子。臉朝下平躺，身體重量放在手掌和腳趾上，吐氣，保持身體與地面平行，並如一根棍子般挺直。由手和腳四肢來支撐身體。這個體位法與西方的體操很相似。

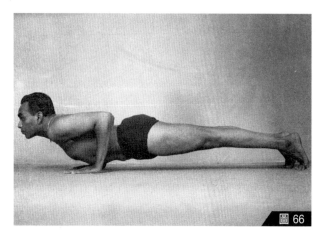

圖 66

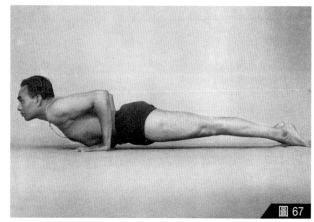

圖 67

● **步驟與技巧**

1. 臉朝下俯臥。

2. 手肘彎曲，手掌放在胸部的兩側，雙腳分開約 30 公分。

3. 吐氣，身體抬離地面幾公分，利用手和腳趾保持身體的平衡（圖 66）。保持身體像棍子一樣挺直，從頭到腳跟都與地面平行，膝蓋上提。在這個姿勢停留一段時間，正常地呼吸。

4. 然後緩緩向前伸展整個身體，將雙腳的重心放在著地的腳趾及腳背（圖 67）。

5. 在這個姿勢停留大約 30 秒，正常地呼吸。這個體位法可以重複做幾次。然後在地上放鬆。

● **功效**

這個體位法能夠加強手臂，讓手腕更靈活有力，同時也收縮、強化腹部器官。

梵文 Nakra 意思是鱷魚。這個體位法包括幾個很有活力的動作，就像鱷魚在圍捕獵物時的姿態，因而得名。

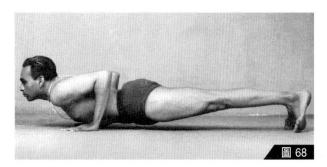

圖 68

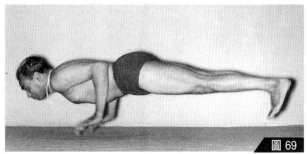

圖 69

● 步驟與技巧

1. 臉朝下俯臥。

2. 手肘彎曲，手掌放在腰的兩側。

3. 雙腳分開約 30 公分寬。吐氣，身體抬離地面幾公分，以手掌和腳趾保持平衡。使身體像一根棍子般緊繃。身體保持與地面平行（圖 68）。

4. 停留幾個呼吸，然後吐氣，將身體向前急推 30 公分，手腳同時離地（圖 69、圖 70、圖 71）。急推約 30 公分後，停留幾個呼吸。然後吐氣，再向前急推。

5. 重複向前急推 4 ～ 5 次。在 每一次向前急推之後，身體的動作回到步驟 3。向前急推的動作就像一

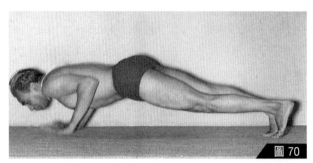

圖 70

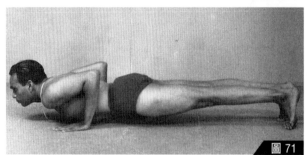

圖 71

條鱷魚在圍捕其獵物時的動作；每次向前急推的
動作結束後，要休息幾秒鐘，做深呼吸。

6. 接著做反向動作，吐氣時，每次向後急推 30 公
分，直到回到這個體位法的起始位置。

7. 身體在地上休息，放鬆。

● **功效**

可以強化手腕，消除身體和大腦疲勞，使身體恢復活
力，讓人感到充滿生氣、精力充沛。由於這個動作會
使手腕承受很大壓力，因此建議要循序漸進地練習，
否則手腕容易扭傷。

梵文 Bhujanga 意思是一條大蛇。這個體位法需要臉朝下平躺在地面上，抬起上半身，頭部盡量向後，就像正準備進攻的蛇。

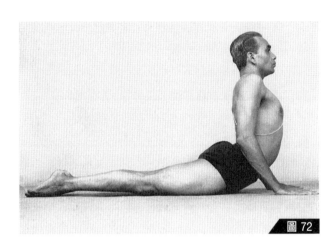

圖 72

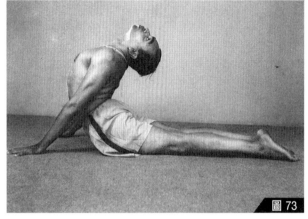

圖 73

● **步驟與技巧**

1. 臉朝下俯臥在地上。雙腿伸直，雙腳併攏，膝蓋要直，腳尖朝後。
2. 手掌放在骨盆兩側。
3. 吸氣，雙手緊緊往下壓，抬起上半身（圖 72）。停留兩個呼吸。
4. 吸氣，身體再往上抬，讓恥骨接觸地面，在這個姿勢停留，身體重量放在腿和手掌上（圖 73）。
5. 縮肛並且縮臀，大腿也收緊。
6. 在這個姿勢停留 20 秒，正常地呼吸。
7. 吐氣，手肘彎曲，上半身回到地面上。重複這個

動作 2 ～ 3 次，然後放鬆。

● **功效**

這個體位法對於那些脊椎曾受過傷的人幾乎是萬靈丹。另外，有椎間盤輕微移位的人，練習這個動作可以讓椎間盤逐步恢復到原來的位置。這個動作能夠強化脊椎，徹底擴展胸部。

梵文 Urdhva Mukha 意思是將嘴朝上；Svana 是狗。這個體位法就像一隻狗將頭抬高伸展，因此得名。

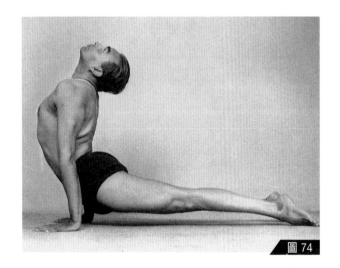

圖 74

向前推，徹底伸展頸部，頭部盡量後仰。同時感覺手臂後側也在伸展。

6. 在這個姿勢停留半分鐘到 1 分鐘，深長地呼吸。

7. 手肘彎曲，放鬆身體，回到地上休息。

● **功效**

這個體位法能讓脊椎恢復活力，尤其推薦給那些為背部僵直所苦的人。對於腰部疼痛、坐骨神經痛及椎間盤突出或脫出的人，練習這個姿勢有很好的效果。這個動作能增強脊椎，治療背痛。由於胸部的擴張可增加肺部的彈性，而且骨盆區的血液循環良好，更能保持健康。

● **步驟與技巧**

1. 臉朝下俯臥，腹部著地。

2. 雙腳打開約 30 公分。腳趾向後伸直，手掌放在腰的兩側，手指朝前。

3. 吸氣，將頭部和身體抬起，徹底伸展手臂，頭和身體盡量向後仰，膝蓋不要碰地。

4. 雙腿伸直，膝蓋伸直，但膝蓋不要靠在地上。身體的重量由腳趾和手掌支撐（圖 74）。

5. 脊椎、大腿和小腿完全地伸展，臀部緊縮。胸部

梵文 Adho Mukha 意思是臉朝下；Svana 是狗。這個體位法就像一隻狗伸展身體時，將頭部和前腿朝下、後腿向上，因而得名。

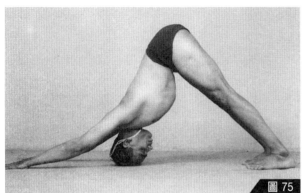

圖 75

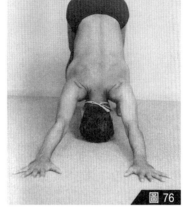

圖 76

● 步驟與技巧

1. 臉朝下俯臥，腹部貼地。雙腳分開約 30 公分。

2. 手掌放在胸部兩側，手指伸直並指向頭部的方向。

3. 吐氣，身體從地面抬起。手臂伸直，頭向下往腳的方向移動，頭頂著地。手肘伸直，伸展背部（側面：圖 75；正面：圖 76）。

4. 腿部伸直，膝蓋不要彎。腳跟下壓，腳跟和腳底完全放在地上，雙腳平行，腳趾朝前。

5. 在這個姿勢停留 1 分鐘，深長地呼吸。然後吐氣，同時頭部離地，身體向前伸，將身體輕輕地帶回到地上，放鬆。

● 功效

當人感到筋疲力竭時，在這個體位法停留多一些時間，可以消除疲勞，恢復精力。這個體位法對於那些剛剛跑完一場比賽而感到疲倦的跑步者尤其有好處，賽跑選手會感到腿部輕盈，提升速度。這個體位法還可以舒緩腳跟的僵硬和疼痛，軟化腳跟的跟骨刺，強化腳踝，使腿部更勻稱。練習這個體位法有助於消除肩胛骨的僵硬，也能舒緩肩關節發炎症狀。腹部肌肉也因往脊椎方向拉而增強。橫膈膜往上提到胸腔，因此心跳速度減緩。這是一個令人感到愉快的體位法。

不敢做〔頭倒立式 1〕（圖 184）的人，很合適練習這個體位法。在這個姿勢中，因為將身體放得很低，所以能獲得完全的伸展，並使健康的血液輸送到這個區域，對心臟不會造成壓力，可以經由這個體位法減輕疲勞，恢復腦細胞和腦部的活力。有高血壓的人也可以練習。

梵文 Paripurna 意思是整體或完全的。這個體位法看來就像一艘帶槳的船，因而得名。

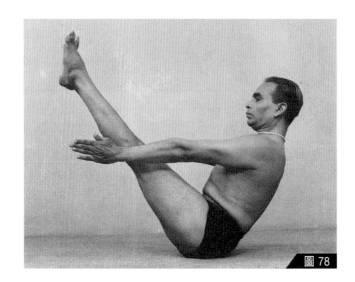

圖 78

● **步驟與技巧**

1. 坐在地上，雙腿向前伸直。手掌放在臀部兩側，
   手指指向腳的方向。手伸直，背部挺直。這個體
   位法叫做〔杖式〕（圖 77）。

Danda ＝一根棍子或手杖

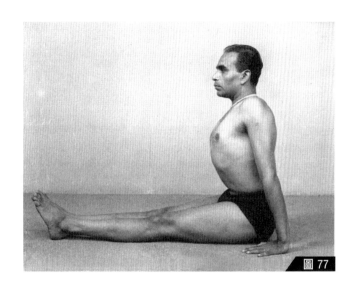

圖 77

2. 吐氣，身體稍微向後靠，同時從地上抬起雙腿，保持膝蓋骨上提，讓雙腿如棍子般筆直，腳趾朝前。身體靠臀部保持平衡，脊椎的任何一部分都不能碰到地面，腿部與地面保持 60 ～ 65 度角。雙腳抬起的高度要超過頭部，不要像在〔半船式〕裡的與頭保持水平（圖 79）。

3. 雙手離地，手臂向前伸展並與地面平行，靠近大腿。肩膀和手掌要同高，掌心相對（圖 78）。

4. 在這個姿勢停留半分鐘，正常地呼吸。停留的時間可以逐步增加到 1 分鐘。只需 20 秒，練習者就可以感受到這個練習的效果。

5. 然後吐氣，放下手臂，雙腿回到地面，躺下，放鬆。

● 功效

這個體位法可以舒緩腹部脹氣，也能減輕胃部不適，對消除腰部脂肪、強化腎臟功能也有幫助。

梵文 Ardha 意思是半；Nava 是船或艇。這個體位法看來就像一艘船的形狀，因而得名。

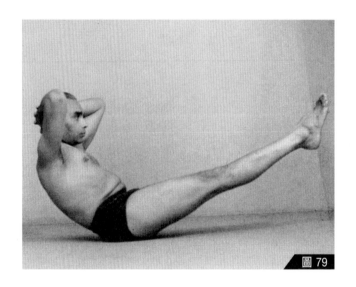

圖 79

● **步驟與技巧**

1. 坐在地上，雙腿向前伸直（圖 77）。

2. 十指交置放於腦後，剛好位於頸部上方。

3. 吐氣，身體向後仰，同時抬腿保持膝蓋骨上提，腳趾伸直。身體由臀部保持平衡，脊椎的任何部位都不能碰到地面（圖 79）。練習者能感覺到腹部和下背部肌肉緊繃。

4. 雙腿與地面保持 30 ～ 35 度角，頭頂與腳趾要在一直線上。

5. 在這個姿勢停留 20 ～ 30 秒，正常地呼吸。如果可以停留 1 分鐘，表示腹部肌肉強健有力。

6. 練習這個體位法時，不要試圖屏息，儘管有時我們總是習慣於在做這個動作時吸氣之後憋氣。如果屏息，那麼體位法起作用的是腹部肌肉而不是腹部器官。練習這個體位法時，深呼吸會放鬆腹部肌肉的緊繃感。為了保留腹部的這種緊繃感，在練習過程要不斷重複著吸氣、吐氣，持續這種呼吸，但千萬不要深呼吸。這種方式不僅鍛鍊腹

部肌肉,連腹部器官也都能練到。

7. 注意〔半船式〕和〔船式〕這兩種體位法的區別:後者雙腿抬得更高,而且腿部與腹部的距離更近。

● **功效**

由於〔半船式〕和〔船式〕(圖78)這兩種體位法中腿部的位置不同,因此功效也不同。〔船式〕練習的功效主要在腸部,而〔半船式〕功效則主要在肝臟、膽囊和脾臟。起初,會因為背部無力,無法承受這個體位法所帶來的張力。當練習者能夠在這個體位法停留時,就表示背部力量增強了。背部無力在很多方面都會造成不便,尤其對於女性更是如此,在懷孕時背部必須要很有力。這兩個體位法與後面的脊椎扭轉體位法一起練習,對強化背部很有幫助。

觀察一下那些上了年紀的人,他們坐下、站起和走路時,若是有意或無意地用手撐著背,就表示背部無力,無法承受壓力。可想而知,下背部強健有多麼的重要。人只要感到背部有力,不需要任何支撐,即使年事已高,也會感覺很年輕。這兩個體位法都會為背部帶來活力,可以讓我們優雅自在地變老。

梵文 Go 意思是牛；Mukha 是臉；Gomukha 是長著酷似牛臉的人。同時它也是一種形似牛臉的樂器名稱，這種樂器一頭窄一頭較寬，像牛臉一樣。

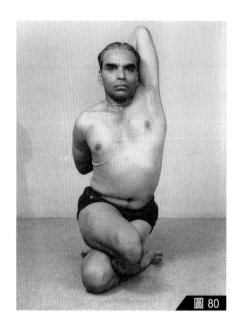

圖 80

● **步驟與技巧**

1. 坐在地上，雙腿向前伸直（圖 77）。

2. 手掌放在地上，抬起臀部。

3. 左膝向後彎曲，坐在左腳上。手掌離開地面，抬起右腿，將右大腿放在左大腿上。抬起臀部，在雙手的幫助下，把雙腳的腳踝和腳跟靠在一起。

4. 放鬆腳踝，保持腳趾向後。

5. 左臂抬起過頭，左手肘彎曲，將左手掌放在頸以下、兩肩之間的位置。右臂放下，彎曲右肘，右下臂在背後向上抬起，讓右手與兩肩胛骨平。雙手在背後、兩肩之間緊扣（正面：圖 80；背面：圖 81）。

6. 在這個姿勢停留 30 ～ 60 秒，正常地呼吸。保持頸部和頭部挺直，眼睛直視正前方。

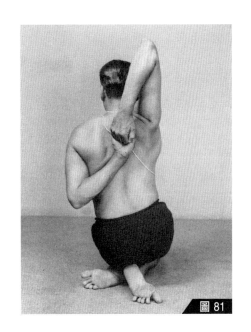

圖 81

7. 鬆開雙手，伸直雙腿，換邊再重複體位法，左右
邊停留的時間要相同。然後鬆開雙手，伸直雙腿，
放鬆。

● **功效**

這個體位法可以治療腿部抽筋，使腿部肌肉保持彈性，
並使胸部得到很好的擴展，背部也更為挺直，而且讓
肩關節活動更為自如，背闊肌獲得完全的伸展。

梵文Lola意思是顫動、前後擺動或像耳環一樣搖擺。在這個體位法中，腿和腳的姿勢同〔牛面式〕（圖80）。手放在臀兩側的地上，將身體抬起，只靠手和手腕來支撐身體。練習者保持平衡地將身體前後輕微搖擺，動作看來就像搖晃的耳環。

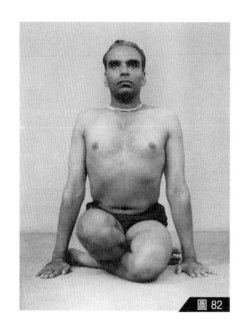

圖 82

● **步驟與技巧**

1. 坐在地上，雙腿往前伸直（圖77）。

2. 手掌放在臀兩側的地上。

3. 抬起臀部，右膝向後彎，右腳底放在左臀下，身體坐在右腳上。

4. 左膝向後彎曲，再次抬起臀部，左腳底放在右臀下，身體坐在左腳上面。

5. 雙腳交叉，讓右脛骨放在左小腿上。保持腳趾朝後（圖82）。

6. 停留幾個呼吸。吐氣，抬起身體，雙腿離開地面，用手保持身體平衡，手臂伸直（圖83）。柔和輕緩地前後搖擺身體和腿部。正常地呼吸。

7. 身體回到地面，分開交叉的雙腿。

8. 左右腿交換再次交叉雙腿，用手保持平衡。

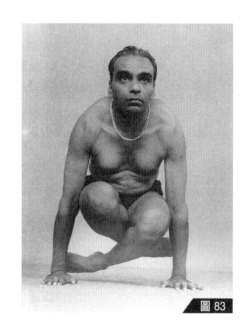

圖83

9. 平衡能保持多久就多久。

● **功效**

可以增強手腕和手部力量，強化背部肌肉和腹部器官，
使腿部肌肉更有彈性，手臂的肌群也能得到鍛鍊並強
化力量。

梵文 Siddha 意思是半人半神，他擁有至高無上的純淨和神聖，擁有超自然能力。Siddha 也指有成就威望的聖人、先知、先哲。

「聖人悉達曾經說過，在精進中最重要的是不要去傷害任何人，而在持戒中最重要的是適度的飲食，在體位法中最重要的則是〔聖人式〕。」

「在 84 個瑜伽體位法中，應該經常練習〔聖人式〕，可以純淨 72,000 個能量通道（Nadis，人體內神經能量運行的通道）。」

「瑜伽行者進行真我冥想，遵守適度的飲食，假如能夠練習〔聖人式〕12 年，就能修得瑜伽神通。」（Atman 的意思是真我和至上靈魂。Siddhis 是超自然的能力）

「當熟練〔聖人式〕後，自然就能毫不費力地到達給予喜悅的溫曼尼（Unmani）圓滿狀態（三摩地）。」

靈魂有三種狀態（avasthas），分別是清醒、夢境、熟睡，以及也可以稱為第四種的空靈狀態（Turiya）。「第一種狀態是清醒，此時自我能夠意識到平凡世界中的事物，並享受這些事物的快樂。這個階段對身體的依賴相當明顯。第二種狀態是夢境，此時自我享受著細微的事物，把清醒狀態中的事物塑造出一個新形式的世界，心智脫離了身體的樊籠，自由地漫遊。第三種狀態是熟睡，此時我們既沒有做夢也沒有欲望，就叫做 susupti。在這狀態下，據說靈魂暫時與梵天合而為一，享受至福。在熟睡狀態裡，我們超越了所有欲望……，而儘管靈魂受到肉體的束縛，但其根源是神聖的。據說在熟睡中，靈魂擺脫肉體的束縛並重拾本性……，但是這種永恆的無夢之眠很容易與單純的無意識給互相混淆，最高的境界並非這種無夢之眠，而是第四種狀態：純粹的直覺意識狀態，無論內在還是外在對事物都毫無認識。在沉睡中，靈魂棲身之處遠離多變的感官生活，而與梵天產生絕對的結合。空靈狀態從熟睡狀態的消極面中帶出了積極面。」——拉達克里希難（Radhakrishnan）的《奧義書的哲學》（Philosophy of the Upanishads）。這第四種狀態在《曼都卡奧義書》（Mandukya Upanishad）中是這樣描述的：「智者說，第四種狀態不是主觀也不是客觀的經驗，更不是介於兩者之間的經驗，也不是介於有意識與無意識之間的消極狀態。它不是感官知識，不是相關知識，不是相對知識。它超越感官、

理解和所有的表達方式，這就是第四種狀態。它是純粹的整體意識，此時對世界的所有覺察和多樣性都完全消失了。這就是至善，只有你自己知道。它是獨一無二的。它就是你。」

「勝王瑜伽、三摩地、溫曼尼、末那摩尼（Manomani）、不朽、專注、空非空（Sunyasunya）、至上境地（ParamaPada）、無心、非二元性（Advaita）、無支持（Niralamba）、純淨（Niranjana）、解脫（Jivanmukti）、自然狀態（Sahajavastha）以及空靈（梵文 Turiya 的字意是第四），這些全部都是同義字。就像一粒鹽灑入水中與水溶合，心靈與自性的相互融合時，就是三摩地。當生命之氣與心靈皆滅盡，和諧就誕生了，這就叫做三摩地。」——《哈達瑜伽經》第四章第 3 ～ 6 節。

沒有任何體位法能與〔聖人式〕媲美，沒有停息能與自發性停息（Kevala）媲美，沒有身印法能與逆舌身印（Khechari）媲美，也沒有心靈融合（laya）能與內音（Nada）媲美。

（逆舌身印，字義是漫遊虛空中，在《格蘭達集》第三章第 25 ～ 28 節中是這樣描述：「割開舌筋，讓舌頭持續活動；用新鮮的奶油塗抹在舌頭之上，用一個鐵製工具把舌頭拉出（拉長）。經常這樣練習，舌頭就會變長，當舌頭能夠碰到眉心時，就做到逆舌身印法了。然後練習把拉長的舌頭向上向後活動去碰觸上顎，直到能碰到鼻咽通往口腔的後鼻孔處。用舌頭堵住這些通道口（也因而停住吸氣），眼睛凝視眉心，這就叫做自發性停息。透過這個練習，就不會感到虛弱、飢餓、口渴或懶惰，而且身體也不會生病、衰弱或死亡。身體會變得神聖。」）

（內音，是指內在的神祕聲音。第四章第 79 ～ 101 節，以各式的明喻法詳細描述了這種聲音。瑜伽被定義為控制心靈的紛擾。為了掌控心靈，首先必須專注於某個事物，然後慢慢地從中抽離而出，轉而專注於自身的自我。這就是瑜伽行者被要求專注於自我的內在祕音。「心智就像一條蛇，經由傾聽內音，忘記心智的所有波動，心智也不會四處亂跑。」漸漸地，內音變得沉潛，心靈也一同蟄伏。「火，點燃木頭，燃燒殆盡後也跟著木頭一同消失；心靈也是一樣，與內音一起作用，一起沉潛。」）

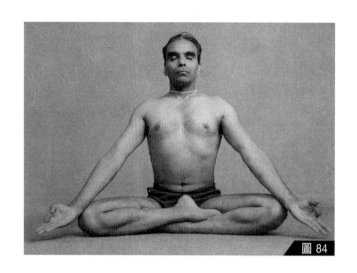

圖 84

● **步驟與技巧**

1. 坐在地上，雙腿向前伸直（圖 77）。

2. 左膝彎曲。用手把左腳跟貼近會陰，左腳底抵著右大腿。

3. 右腿彎曲，把右腳放在左腳踝上，右腳跟抵著恥骨。

4. 右腳底放在左腿大腿和小腿之間。

5. 不要把身體重心靠在腳跟上。

6. 雙臂向前伸，手背放在兩膝上，手心朝上。大拇指和食指併攏，其餘手指伸直。（圖 84）

7. 盡可能在這個體位法停久一點，保持背部、頸部和頭部挺直，視線向內收彷彿在注視著鼻尖。

8. 雙腳鬆開，放鬆一會兒。然後腳換邊重複體位法，停留同樣的時間。這次先把右腳跟貼近會陰，再把左腳放在右腳踝上。

● **功效**

這個體位法能讓恥骨部位保持健康。如〔蓮花座〕（圖104）一樣，這是個最放鬆的體位法。處於坐姿的身體得到了休息，而雙腿交叉、背部挺直使大腦保持警醒。練習調息和冥想時，也推薦以這個體位法來做。

單純從身體的角度來看，這個體位法對於治療膝蓋和踝關節僵硬很有助益。在這個體位法中，血液在腰部和腹部循環得更好，強化脊椎下半部和腹部器官。

梵文 Vira 意思是英雄、戰士和冠軍。這個坐姿需將雙膝靠攏，雙腳向外展開，臀部坐在腳上。
用這個姿勢來練習冥想和調息都很好。

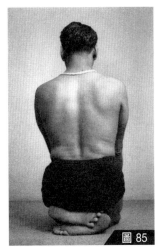
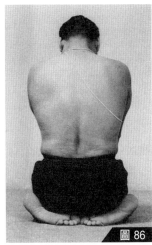
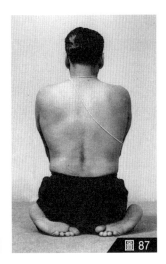
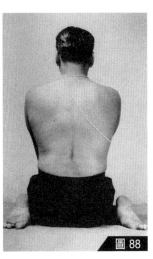

圖 85　　圖 86　　圖 87　　圖 88

● **步驟與技巧**

1. 跪在地上。保持雙膝靠攏，雙腳分開約 45 公分。

2. 臀部坐在地上，而不是坐在腳上。雙腳分別置於大腿兩側，小腿內側要分別緊靠其大腿外側。腳趾朝後，放在地上。手腕置於膝上，手心朝上，大拇指指尖和食指指尖碰在一起，其餘手指伸直。背部挺直（背面：圖 88；正面：圖 89）。

3. 盡可能停留在這個姿勢，深長地呼吸。

4. 然後手掌放在膝上休息一會兒（側面：圖 90）。

5. 十指相扣，伸直手臂過頭，掌心轉向上（圖 91）。

6. 在這個姿勢停留 1 分鐘，深長地呼吸。

7. 吐氣，鬆開扣住的雙手，將手掌放在腳底上，身體前彎，下巴靠在膝上（圖 92）。

8. 在這個姿勢停留 1 分鐘，正常地呼吸。

9. 吸氣，身體抬起，雙腳向前伸，放鬆。

10. 如果你發現按照上面的步驟完成體位法有困難，試著把一隻腳放在另一隻腳上，臀部坐在上面（圖 85）。逐漸移動腳趾，直到雙腳分開（圖 86、圖 87），並放在大腿兩側。此時臀部就可以正確地放在地上，而身體並沒有坐在腳上。

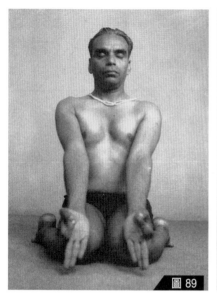

圖 89

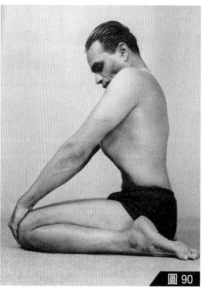

圖 90

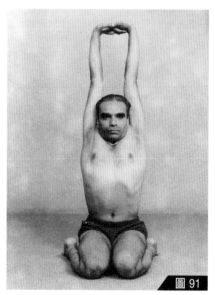

圖 91

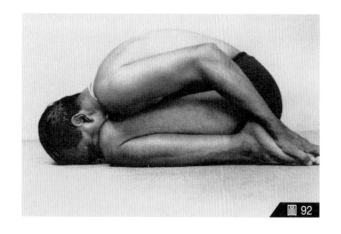

圖 92

●功效

這個體位法可以治療膝關節風濕和痛風，對於扁平足也有助益。由於伸展了腳踝和腳，就能形成正確的足弓。不過，這需要長期的練習，連續幾個月每天都練習這個體位法數分鐘才會有效。那些腳跟疼痛的人或者腳跟長骨刺的人，經由練習也可舒緩疼痛，骨刺會逐漸消失。即使剛用餐完也可以練習這個姿勢，可以舒緩胃下垂。

梵文 Supta 意思是躺下。在這個體位法中，練習者身體向後仰臥在地上，並且於頭後方伸展雙臂。

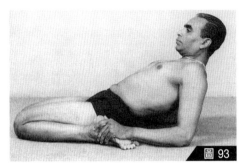

圖 93

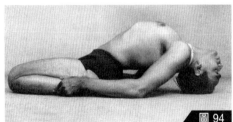

圖 94

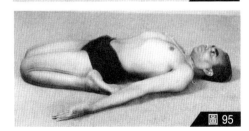

圖 95

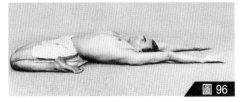

圖 96

● 步驟與技巧

1. 以〔勇士式〕坐下（圖 89）。
2. 吐氣，身體向後躺，手肘分別放在地上（圖 93）。
3. 逐一伸展手臂，舒緩地面上手肘的壓力。
4. 首先以頭頂碰地（圖 94）。慢慢將後腦、背部放在地上（圖 95）。舉手臂過頭後方伸直（圖 96）。盡可能在這個姿勢停留，深長地呼吸。然後雙臂置於身體兩側，手肘壓地面坐起，吐氣。
5. 雙手可以伸展過頭，也可以放在大腿兩側。雙手伸展過頭時，注意肩胛骨不要離地。
6. 初學者可以把膝蓋分開。

● 功效

這個體位法伸展到腹部器官和骨盆腔。腿部疼痛的人在這個體位法停留 10 ～ 15 分鐘，可以有效地舒緩疼痛，因此非常適合運動員及常走久立的人練習。剛剛用餐完也可以練習，假如在晚上休息前練習，第二天早上腿部會感到很輕鬆。我的幾個在國家國防學院（National Defence Academy）的學生長途行軍後，發現練習這個體位法和〔肩立式 1〕（圖 223），對消除疲勞的效果很好。

梵文 Paryanka 意思是床、躺椅或沙發。這個體位法是〔勇士臥式〕（圖96）的延伸。它以身體看來像一張躺椅，因而得名。

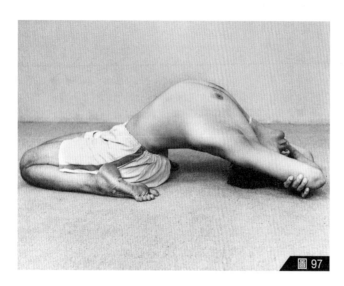

圖 97

● 步驟與技巧

1. 以〔勇士式〕坐下（圖89）。

2. 吐氣，身體向後躺（圖93），頭部和胸部抬起，背部向上拱成弓形，只有頭頂靠在地上（圖94）。身體的任何部位都不要接觸地面。

3. 手肘彎曲，右手抓住左上臂靠近手肘的地方，左手則抓住右上臂靠近手肘的地方。交叉的雙臂放在頭後方的地上（圖97）。

4. 在這個姿勢停留 1 分鐘，平穩地呼吸。

5. 吸氣，身體和頸部回到地面休息，鬆開雙手，以〔勇士式〕坐起（圖89）。

6. 分別伸直雙腿，平躺在地面上，放鬆。

● 功效

在〔魚式〕（圖113）和〔躺椅式〕中，背部都可以完全伸展，肺部也充分擴張。頸部肌肉得到延展，並且刺激甲狀腺和副甲狀腺，使這兩個腺體能正常運作。無法做到〔魚式〕的人，可以經由練習〔躺椅式〕獲得相同的功效。

儘管〔勇士式〕（圖89）和〔勇士臥式〕（圖96）可以在任何時候練習，即使是剛吃過飯也可以，但是〔躺椅式〕就不能在用餐之後立刻練習。

梵文 Bheka 意思是青蛙。這個體位法中的動作很像青蛙，因而得名。

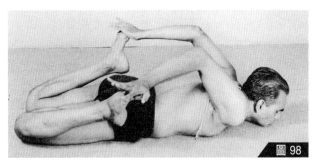

圖 98

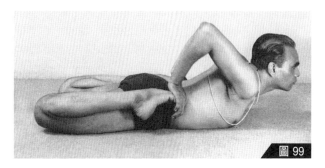

圖 99

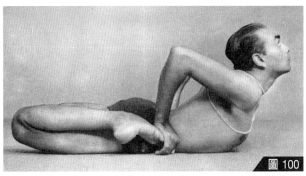

圖 100

直（圖 100）。等膝蓋和踝關節更加靈活後，讓腳跟可以接觸到地面。

4. 在這個姿勢停留 15～30 秒，但是不要屏住呼吸。吐氣，鬆開雙手，伸展雙腿，放鬆。

● 步驟與技巧

1. 臉朝下俯臥在地，腹部貼地。手臂向後伸展。

2. 吐氣，膝蓋彎曲，腳跟朝臀部移動。右手抓住右腳，左手抓住左腳（圖 98）。做兩個呼吸。然後吐氣，從地面抬起頭和身體，向上看。

3. 將手轉向，使手掌接觸到腳的前端，腳趾和手指都指向頭的方向（圖 99）。雙手往下壓，使腳趾和腳跟盡量接近地面，保持手臂從手腕到手肘垂

● 功效

這個體位法對腹部器官很有益處，因為在練習時腹部器官是朝著地面方向按壓。這個姿勢能使膝蓋變得更為結實，並且舒緩風濕和痛風所引起的膝關節疼痛，還可以舒緩膝關節內部障礙。

手對腳的施壓會形成恰當的弓形，可以治療扁平足。同時它也幫助治療和強化扭傷的腳踝。這個體位法能舒緩腳跟的疼痛；經由不斷練習，腳跟可以變得更加柔軟。就像〔勇士式〕的助益一樣，那些患有腳跟骨刺的人也可以經由練習〔青蛙式〕獲益。

梵文 Baddha 是抓住、限制的意思；Kona 是角度。在這個體位法中，練習者坐在地上，腳跟貼近會陰，手抓住雙腳，大腿分開，直到兩膝都碰觸地面。這是印度補鞋匠的坐姿。

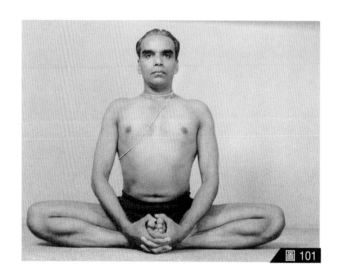

圖 101

● 步驟與技巧

1. 坐在地上，兩腿向前伸直（圖 77）。

2. 膝蓋彎曲，使雙腳貼近身體。

3. 雙腳腳跟、腳掌靠在一起，用手抓住腳靠近腳趾的地方，讓腳跟靠近會陰。雙腳外側要放在地上，腳跟的末端緊靠會陰。

4. 大腿打開，膝蓋往下接觸地面。

5. 手指相扣，牢牢抓住腳，脊椎挺直，雙眼注視前方或鼻尖（圖 101）。盡可能在這個姿勢停留。

6. 手肘抵住大腿往下壓。吐氣，身體向前彎，依次

把頭、鼻子、下巴放在地面上（圖 102）。在這個姿勢停留半分鐘到 1 分鐘，正常地呼吸。

7. 吸氣，身體從地面抬起，回到步驟 5（圖 101）。

8. 然後鬆開雙腳，伸直雙腿，放鬆。

● 功效

這個體位法尤其推薦給那些小便失調的人練習，而且骨盆、腹部以及背部都能得到充分的血液供應和刺激，因此可以使腎臟、前列腺和膀胱保持健康。

眾所周知，在印度，修鞋匠很少患尿道疾病，就是因

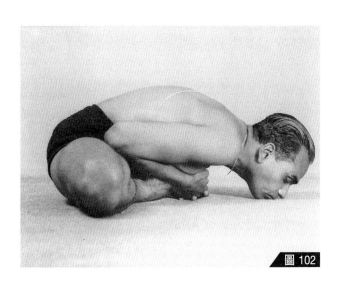

圖102

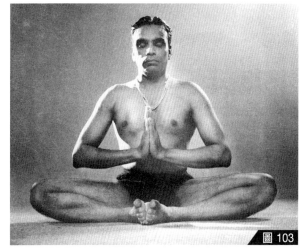

圖103

為他們整天都以這個姿勢坐著的緣故。這個體位法可以舒緩坐骨神經痛，防止疝氣。假如定期練習，可以舒緩睪丸的疼痛和墜脹。

這個體位法對於女性來說也有很多好處，與〔肩立式1〕（圖223）以及其他的肩倒立系列動作一起練習（從圖235～圖271），可以調整不規則的經期，促進卵巢功能正常。而且我們還發現，懷孕的女性每天以〔束角式〕坐幾分鐘，將有助於減少分娩時的疼痛，還可以避免靜脈曲張（在格蘭特利・迪克・瑞德博士（Grantly Dick Reed）的《無恐懼的生產》（*Childbirth*

Without Fear）一書中就推薦懷孕女性練習這個體位法）。

與〔蓮花座〕（圖104）和〔勇士式〕（圖89）一樣，可以採用這個體位法來練習調息和冥想。以〔束角式〕坐姿冥想時，雙手要在胸前合掌（圖103），但是背部要保持挺直，這需要多加練習。即使是在剛用完餐也可以不用顧慮地練習，只要在練習時注意頭部不要靠在地上。

梵文 Padma 意思是睡蓮。這是蓮花的姿勢，也是瑜伽體位法中最重要且最有用的體位法之一。這個體位法主要用於冥想，佛陀也常以此坐姿呈現。

在《哈達瑜伽經》的第一章第 48 節，對於〔蓮花座〕以及端坐此姿勢時如何控制呼吸，是這樣描述的：

「以蓮花座端坐，雙手掌心向上相合，下巴收在胸前，冥想梵天，經常縮肛並將下行氣往上提；以類似的方式收縮喉部使氣往下帶。如此一來，練習者可經由喚醒拙火（Kundalini，經由此一過程可被喚醒）以獲得無以倫比的智慧。」

拙火是人體內「神聖的宇宙能量」，以一條盤睡的蛇為象徵，位於人體脊椎尾端的最低中心處。這種潛在的能量必須被喚醒，經由神經能量運行的通道「中脈」（Susumna Nadi），以及人體內的精妙中心；神經系統內的飛輪「六大脈輪」，拙火能量由脊椎上行到達大腦。關於喚醒拙火，在亞瑟・阿瓦隆（Arthur Avalon）（約翰・伍德羅夫爵士 John Woodroffe）所著的《靈能》（*The Serpent Power*）一書中有詳細的描述。

〔蓮花座〕是基礎體位法之一，經常用於〔頭倒立式〕和〔肩立式〕的變化式中。

● **步驟與技巧**

1. 坐在地上，兩腿伸直（圖 77）。

2. 右膝彎曲，雙手抓住右腳，盡量往左大腿近鼠蹊處靠近，右腳跟靠近肚臍處。

3. 左腿彎曲，用手抓住左腳放在右大腿上，盡量靠近右大腿近鼠蹊處，腳跟靠近肚臍。腳底向上翻轉。這是最基本的〔蓮花座〕（圖 104）。

4. 不習慣坐在地上的人，膝蓋常常不靈活，起初會感到膝蓋附近有疼痛感。經由堅持不懈的練習，疼痛會逐漸消失，便可很舒適地長時間做這個體位法。

5. 從脊椎尾端到頸部保持挺直。手臂可以向外伸展，右手放在右膝上，左手放在左膝上，雙手食指和大拇指指尖相接。另一種手的放法是在將手

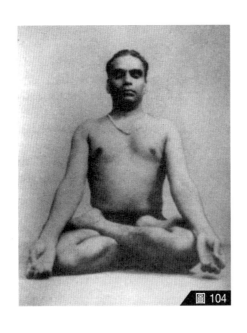

圖 104

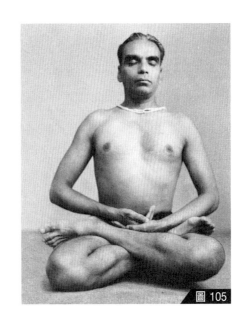

圖 105

置於中間雙腿相交處，把手掌疊在另一手掌上（圖
105）。

6. 交換兩腿位置，左腳放在右大腿上，右腳放在左
　大腿上，有助於雙腿均衡發展。

● 功效

克服了最初的膝蓋疼痛之後，就會感到〔蓮花座〕是
最放鬆的體位法之一。此時身體處於坐姿，在獲得休
息的同時，身體並沒有感到懶散。在這個姿勢中，交
叉的雙腿和挺直的背部使大腦始終保持專注與警醒，

因此也是練習調息的體位法之一。

單純從身體角度來說，這個體位法對於治療膝蓋和踝
關節僵硬都有好處。由於促進了腰部和腹部的血液循
環，因此也能強化脊椎和腹部器官。

梵文 San 意思是六;Mukha 是嘴;Sanmukha 是六頭戰神的名字,也稱做迦帝羯耶(Kartikeya);Mudra 是封印或封閉。這個體位法也稱做內視身印(Parangmukhi Mudra)、桑巴維身印(Sambhavi Mudra)(Sambhu 是濕婆的名字、迦帝羯耶的父親。因此,Sambhava 則是指濕婆的後裔),又稱做胎息身印(Yoni Mudra)。梵文 Yoni 意思是子宮、源頭。之所以如此命名是因為,渴望學習的人會往內觀照去尋找自己的本源。

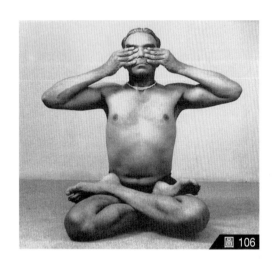

圖 106

● **步驟與技巧**

1. 以〔蓮花座〕坐下(圖 104)。保持脊椎挺直,頭部水平。

2. 手舉起到臉部,手肘與肩膀齊平,大拇指塞進耳朵隔絕外界聲音。若大拇指塞在耳朵會感覺疼痛,改用拇指朝耳朵按壓耳屏(即外耳口處的小軟突骨)。

3. 閉上眼睛,但眼球朝上,食指和中指放在眼瞼上,讓兩指按壓在整個眼球上。但是注意不要按壓角膜。用中指把眼皮向下拉,以食指把眉毛下方的上眼瞼向上推,輕柔地按壓眼角。

4. 按壓在耳朵和眼睛的力道要相同。

5. 雙手無名指平均地按壓左右鼻孔。因為鼻腔縮小,使得呼吸變緩慢、深長、穩定、有節奏、輕柔。

6. 小指放在上唇,可以感受到呼吸時有節奏的氣流。

7. 盡可能在這個體位法停留,並把視覺和想像往內帶(圖 106)。

● **功效**

當感官轉向內在以及有節奏的呼吸,可以鎮靜游移的心智。這個體位法為練習者帶來內心的平和,聆聽到自己內心深處的神聖聲音,「看這裡!往內觀,而不是往外看,因為這裡才是一切內心平和的本源。」這個體位法讓練習者為進入瑜伽的第五階段攝心做好準備,在此階段練習者試圖從感官的奴役中解脫,避免去追逐欲望。

梵文 Parvata 意思是山。在這個〔蓮花座〕的變化式中，手臂伸展過頭，十指相扣。

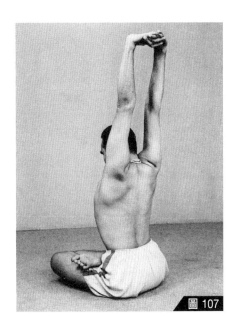

圖107

● **步驟與技巧**

1. 以〔蓮花座〕坐下（圖104）。

2. 十指相扣，雙手垂直向上舉過頭頂。頭部向前彎，下巴往內收抵在胸骨上。

3. 手臂從背闊肌（靠近浮肋的地方）和肩胛骨處向上伸展。手掌要朝上（圖107）。

4. 在此姿勢停留1分鐘或2分鐘，平穩深長地呼吸。交換交盤的雙腿和相扣的雙手，重複動作，保持背部挺直。

● **功效**

可以舒緩肩部的風濕疼及僵硬感，對身體的靈活、強健胸部很有幫助。而且幫助腹部器官往內收，讓胸部完全擴展。

梵文 Tola 意思是一座天秤。這個體位法像天秤的秤盤，因而得名。

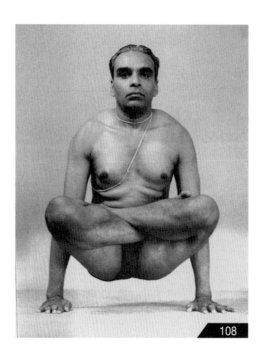

108

●步驟與技巧

1. 以〔蓮花座〕坐下（圖 104）。

2. 手掌放在臀部兩側的地上。吐氣，身體抬起，僅靠雙手保持平衡，手臂伸展（圖 108）。

3. 身體放回到地面休息，交叉的雙腿鬆開。交換雙腿交盤的位置，再次用雙手保持身體的平衡。

4. 盡可能保持平衡。

●功效

這個體位法可以增強手腕、雙手和腹壁的力量。

梵文 Simha 意思是獅子。這個體位法是獻給那羅辛哈（Narasimha，Nara ＝ 人；Simha ＝ 獅子），毗濕奴的人獅化身。

據說魔王希蘭亞卡西普（Hiranya Kasipu）曾獲得梵天的恩賜，保證他無論是白天或黑夜，在屋外或屋內，水上或陸地上，都不會被神、人或獸所殺害。魔王於是開始迫害眾神和人類，甚至包括他虔誠的兒子普拉赫拉達（Prahlada）。普拉赫拉達是毗濕奴最虔誠的信徒，卻為此受盡了父親各種暴行和折磨，但是在毗濕奴的庇佑下，終能安然無恙，並更加虔誠且更努力地講道布教，宣揚毗濕奴的無所不在及全知全能。希蘭亞卡西普盛怒之下，質問他兒子，假如毗濕奴無所不在，為什麼他無法在宮殿大廳的柱子裡看到這位神呢？於是魔王輕蔑地踢了柱子一腳，向兒子證明他信仰的荒謬。當普拉赫拉達向毗濕奴尋求幫助時，毗濕奴突然以一種令人畏懼的身形從柱子衝出，上半身是獅子，下半身則是人身。當時正值黃昏，既非白天也非黑夜。毗濕奴把希蘭亞卡西普舉到半空中，坐在門檻上，把魔王放在大腿上撕成碎片。半人半獅化身經常出現在印度雕塑中，其中充滿魄力的一尊位於埃洛拉石窟。

這個體位法有兩個變化式。第一變化式會在下面的步驟與技巧中描述，而比第一變化式更強但效果也更大的第二變化式，會在後面的〔獅子式 2〕（圖 110）中詳述。

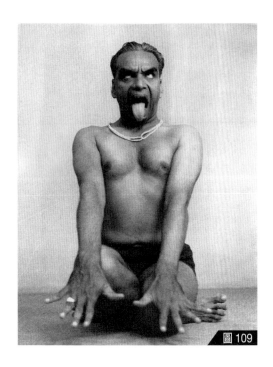

圖 109

6. 右手掌放在右膝上，左手掌放在左膝上。雙臂向前伸直。手抵住膝蓋，手指張開。

7. 張大嘴巴，盡可能地將舌頭朝下巴伸展（圖109）。

8. 雙眼注視眉心或鼻尖。在這個姿勢停留30秒，用口呼吸。

9. 舌頭重新收回嘴裡，雙手從膝蓋上移開，伸直雙腿。然後換邊重複體位法，首先把左腳放在右臀下，然後把右腳放在左臀下。

10. 兩側停留的時間相同。

●功效

這個體位法可以治療口臭、清潔舌頭。持續練習後，講話會更加清晰，尤其推薦給患有口吃的人練習。這個體位法還有助於練習者掌握三種鎖印法（參見第三章）。

●步驟與技巧

1. 坐在地上，雙腿向前伸直（圖77）。

2. 臀部抬起，右膝彎曲，將右腳放在左臀下。然後左膝彎曲，把左腳放在右臀下。左腳踝要放在右腳踝下。

3. 身體坐在腳跟上，腳趾尖朝後。

4. 身體重量移到大腿和膝蓋處。

5. 身體向前彎，保持背部挺直。

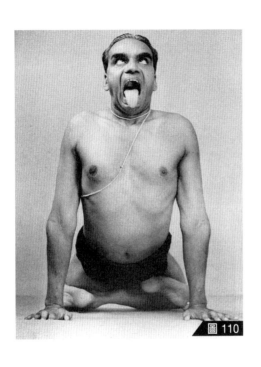

圖 110

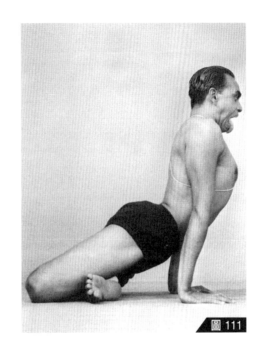

圖 111

● **步驟與技巧**

1. 以〔蓮花座〕坐下（圖 104）。

2. 雙臂朝前伸展，手掌放在地上，手指朝前。

3. 以膝蓋支撐身體立起，然後骨盆盡量往地面壓。

4. 夾臀伸展背部，保持手臂完全伸展。身體的重量只放在手掌和膝蓋上。張開嘴，舌頭盡量往下巴伸展（正面：圖 110；側面：圖 111）。

5. 雙眼注視眉心或鼻尖。在這個姿勢停留 30 秒。用口呼吸。

6. 以〔蓮花座〕坐下（圖 104）。然後雙手離地，交換雙腿的位置，再次以〔蓮花座〕坐下，以相同的時間重複體位法。

● **功效**

這個體位法可以按摩肝臟，控制膽汁的分泌，還可以治療口臭，讓舌頭變得更為潔淨，咬字更為清晰，因此推薦給口吃者練習。此外，還可以舒緩尾骨的疼痛，有助於恢復移位的尾骨。

梵文 Matsya 意思是一條魚。這個體位法是獻給毗濕奴的魚形化身，祂是宇宙和所有事物的根源及維護者。據說從前整個大地變得墮落，即將被一場大洪水淹沒。毗濕奴化作魚身去警告摩奴（Manu，印度的亞當）即將來臨的災難。於是魚把摩奴及其家人與七位偉大的聖哲帶到一條船上，把船牢牢地套在魚鰭上逃離了洪災，還從洪水中救出吠陀（Vedas）。

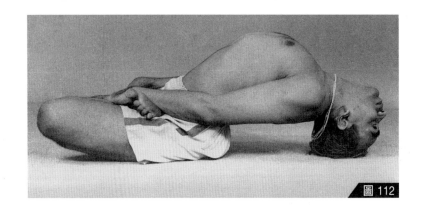

圖 112

● **步驟與技巧**

1. 以〔蓮花座〕坐下（圖 104）。

2. 雙腿在地上，把身體向後仰臥。

3. 吐氣，抬起頸部和胸部，將背拱起，頭往後仰，頭頂抵在地面上。雙手抓住交叉的雙腿，讓頭部可以更向後仰，增加背拱起的弧度（圖 112）。

4. 把手從腿部移開，手臂彎曲，雙手交叉抱住手肘，下臂向後放在靠近頭後的地上（圖 113）。

5. 在這個姿勢停留 30 ～ 60 秒，深長地呼吸。

6. 將後腦放回地上平躺，吸氣，然後身體抬起回到〔蓮花座〕，放鬆雙腿休息。

7. 交換雙腿的位置，以同樣的時間重複動作。

8. 如果感覺步驟 3 和 4 的體位法難以做到，就平躺在地面上，雙臂伸直過頭（圖 114）。

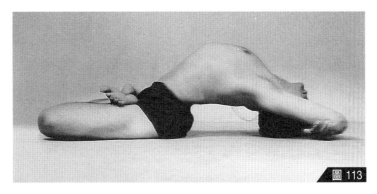

圖 113

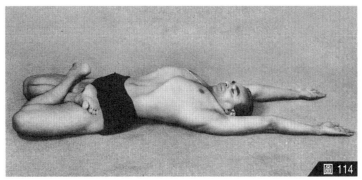

圖 114

● 功效

這個體位法幫助整個背部完全的伸展，胸部也得到很
好的擴展，呼吸得更徹底。由於練習這個體位法的時
候，頸部得到伸展，所以對甲狀腺也很有好處。這個
動作使髖關節變得更有彈性，還可以舒緩腫脹發炎和
流血的痔瘡。

梵文 Kukkuta 意思是公雞。這個體位法看起來很像公雞。

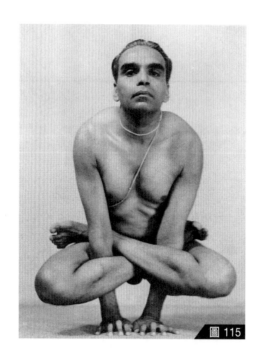

圖 115

● 步驟與技巧

1. 以〔蓮花座〕坐下（圖 104）。

2. 雙手穿進大腿和小腿中間靠近膝蓋的地方。先是
   手指，然後逐漸地將雙手、雙肘往下壓。

3. 吸氣，將身體抬離地面，靠手掌保持平衡，雙手
   大拇指貼近相靠。正常地呼吸，保持身體平衡，
   盡可能停留在這個姿勢（圖 115）。

4. 身體回到地面，放鬆雙手，交換雙盤的腿，重複
   體位法。

● 功效

這個體位法可以增強手腕和腹壁的力量。

梵文 Garbha　Pinda 意思是子宮中的胎兒（garbha ＝子宮；pinda ＝胎兒）。在這個〔蓮花座〕的變化式中，雙手和雙臂穿進小腿和大腿間，直到手肘可以彎曲。手臂彎曲向上，雙手貼近耳朵。這個體位法就像子宮裡的胎兒，差別只在子宮中的胎兒頭朝下腿朝上，而且雙腿沒有盤成〔蓮花座〕。從體位法的名稱顯示，古代的聖哲已經了解人體胚胎在母親子宮內的生長及發育，儘管當時他們能運用的醫療器材非常有限。

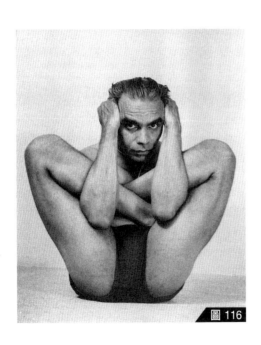

圖 116

● **步驟與技巧**

1. 以〔蓮花座〕坐下（圖 104）。
2. 雙手分別穿進同側的大腿和小腿間。
3. 手臂向前推，直到手肘可以自由彎曲。
4. 然後吐氣，將大腿抬離地面，身體靠尾骨保持平衡，雙手抓住耳朵（圖 116）。
5. 在這個姿勢停留 15 ～ 30 秒，正常地呼吸。放下雙腿，分別鬆開雙手，伸直雙腿，放鬆。
6. 交換雙盤的腿，重複體位法。

● **功效**

這個體位法讓腹部器官徹底收縮，增強此區的血液循環，使腹部保持健康。

梵文 Goraksa 意思是牧牛者。這是一個有難度的平衡體位法，就算只能保持平衡幾秒鐘也足以讓習練者感到興高采烈了。

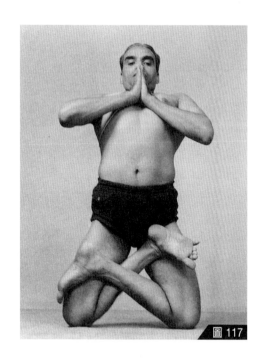

圖 117

● 步驟與技巧

1. 以〔蓮花座〕坐下（圖 104）。雙臂朝前伸展，放在地上。
2. 雙手撐地，讓臀部離地。
3. 逐漸將身體往上伸展，以膝蓋頂地把身體立起來。
4. 大腿伸直，雙手分別從地面抬起，慢慢地保持平衡。
5. 當身體平衡後，雙手在胸前合掌，盡可能在這個體位法停留（圖 117）。
6. 雙手再次放回地上，坐下，鬆開雙腿。
7. 交換盤腿，重複體位法，停留同樣的時間。

● 功效

這個體位法除了可以獲得和〔蓮花座〕（圖 104）相同的益處之外，還達到了平衡感，並增加尾骨的彈性。

梵文 Baddha 意思是抓住、限制。在這個體位法中，雙手在背後交叉，抓住腳大拇趾。身體被鎖在前面交叉的雙腿和背後交叉的雙手之間，因而得名。

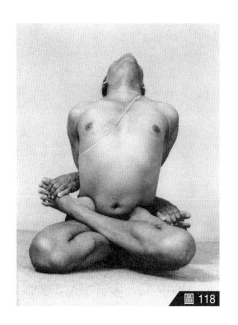

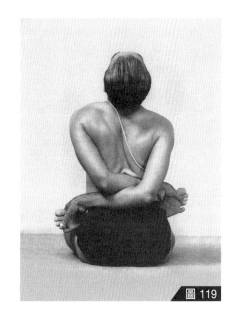

圖 118

圖 119

● **步驟與技巧**

1. 以〔蓮花座〕坐下（圖 104）。

2. 吐氣，左臂從肩膀向後揮，使左手靠近右臀，抓住左腳拇趾，保持這個姿勢，吸氣。

3. 吐氣，同樣將右臂從肩膀向後揮，使右手靠近左臂，抓住右腳拇趾（正面：圖 118；背面：圖 119）。

4. 如果抓不到腳拇趾，將肩膀往後，使兩側肩胛骨盡量地靠近。練習手臂後擺時吐氣，有助於練習者抓到自己的腳趾。

5. 如果是右腳在左大腿上，左腳在右大腿上，那麼先抓住左腳拇趾再抓住右腳拇趾。如果是反過來，左腳放在右大腿上，右腳放在左大腿上，那麼就先抓住右腳拇趾再抓住左腳拇趾。總之先抓住放在最上面的那隻腳的拇趾。

6. 頭部盡量向後仰，做幾個深呼吸。

這個體位法對喚醒拙火特別有幫助。

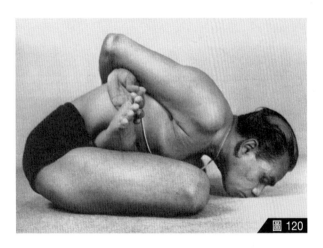

圖 120

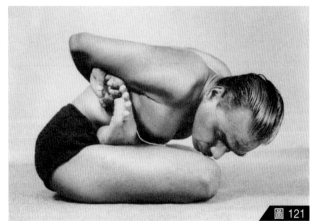

圖 121

7. 深吸氣，然後吐氣，身體從臀部開始前彎，頭放在地面上，腳趾不要從手中鬆開。將頭部以〔鎖蓮式〕（圖 118）的姿勢前彎碰地，這個體位法被稱為〔瑜伽身印式〕。

8. 吐氣時，頭輪流靠在右膝和左膝上（圖 121、圖 122）。

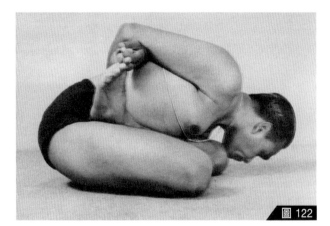

圖 122

● 功效

這個體位法在背後交叉雙手，可以擴展胸部並增加肩膀的活動範圍。〔瑜伽身印式〕（圖 120）能增強腸胃蠕動，使大腸累積的廢物向下運行，因此可以舒緩便祕，並增強消化功能。

梵文 Supta 意思是躺下；Vajra 是雷電，是眾神之王因陀羅的武器。

這是個有難度的體位法，需要長時間的練習。

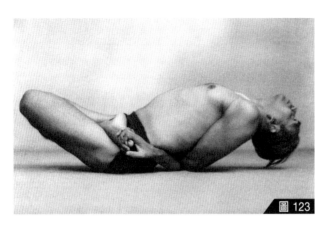

圖 123

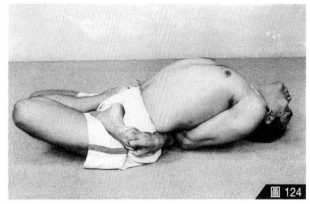

圖 124

● 步驟與技巧

1. 以〔蓮花座〕坐下（圖 104）。然後做〔鎖蓮式〕（圖 118）。

2. 吐氣，將膝蓋、大腿抬離地面，然後身體向後仰臥在地上（圖 123）。停留兩個呼吸。

3. 頸部向後伸展，頭頂抵在地上，胸部和身體向上拱起。

4. 整個過程中都不要鬆開抓住的腳趾，吐氣，膝蓋放下，大腿回到地上（圖 124）。此時只有頭部、手肘、交叉於背後的手臂以及臀部，是接觸地面的身體部位。

5. 在此停留幾秒鐘。吐氣，鬆開抓著的腳趾和背後交叉的雙手，回到〔蓮花座〕（圖 104）。然後伸直雙腿，放鬆。

6. 交換雙腿，重複體位法。

● 功效

這個體位法使背部和胸部獲得完全的伸展，而由於頸部也獲得伸展，因此對甲狀腺也很有益處。這個動作能使髖關節變得更有彈性。一旦精熟這個體位法，練〔魚式〕（圖 113）就會非常地輕鬆。

梵文 Maha 意思是偉大和尊貴；Mudra 是合上、關閉或封閉。在這個坐姿中，身體頂部和底部的縫隙都被牢牢地封閉住了。

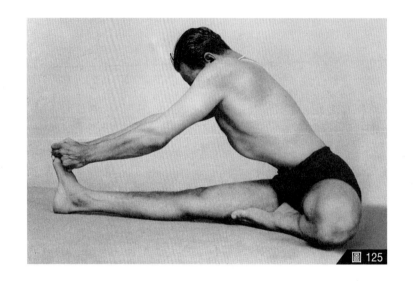

圖 125

● **步驟與技巧**

1. 坐在地上，雙腿向前伸直（圖 77）。

2. 左膝彎曲並往左移，將左大腿外側和左小腿放在地上。

3. 左腳跟抵住左大腿內側靠近會陰處，左腳拇趾碰到右大腿的內側。伸直的右腿與彎曲的左腿成 90 度。

4. 兩手臂朝右腳的方向伸展，用大拇指和食指勾住右腳拇趾。

5. 頭部往身體方向垂下，將下巴靠在胸骨上方的兩鎖骨之間。

6. 脊椎完全伸展，注意不要讓右腿向右側傾斜。

7. 完全吸滿氣，從肛門到橫膈膜的整個腹部都要繃緊。腹部盡量朝脊椎收緊，同時也朝上往橫膈膜方向收。

8. 放鬆緊繃的腹部，然後吐氣，再次吸氣，屏住呼吸，保持腹部收緊。保持在這個姿勢停留 1～3 分鐘（圖 125）。

9. 放鬆緊繃的腹部，吐氣，抬起頭，放鬆雙手，伸直彎曲的腿。

10. 換邊，在另一側重複體位法，這次換左腿伸直、右腿彎曲，兩側停留的時間要相同。

● **功效**

這個體位法能增強腹部器官、腎臟以及腎上腺。患有子宮下垂的女性，練習這個體位法可將子宮拉回到原來的位置，而獲得舒緩。患有脾部疾患以及前列腺增生的人，如能在練習上停留更長的時間，會有很多好處。這個姿勢還可以治療消化不良。

「大身印能消滅死亡以及其他疼痛。」「（鍛鍊此法的人）沒有什麼東西是不能吃或必須避免。任何食物不管味道如何，甚至連致命的毒藥，也都能夠消化。」「鍛鍊大身印的人，可以擺脫肺病、麻瘋病、痔瘡、脾腫脹、消化不良，以及其他的長年痼疾。」（《哈達瑜伽經》第三章第 14 ～ 17 節）

梵文 Janu 意思是膝蓋；Sirsa 是頭。在這個體位法中，坐在地上一條腿伸直，另一腿彎曲。然後雙手抓住往前伸直的那隻腳，頭放在膝蓋上。

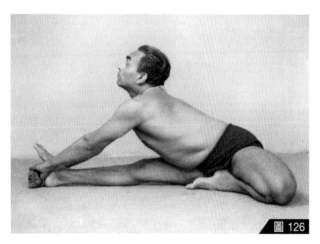

圖 126

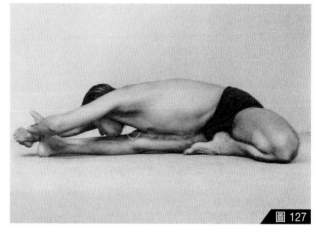

圖 127

● 步驟與技巧

1. 坐在地上，雙腿向前伸直（圖 77）。

2. 左膝彎曲向左移，讓左大腿外側和左小腿貼在地上。

3. 左腳跟抵在左大腿內側靠近會陰處，左腳拇趾碰到右大腿的內側，雙腿形成鈍角。不要讓左膝和左大腿在一直線上，不要與伸展的右腿成直角。要將左膝盡量向後推，這樣身體才能藉由彎曲的腿獲得伸展。

4. 雙臂朝右腳伸展，雙手抓住右腳。先抓右腳腳趾，然後逐步抓住腳掌，接著是腳跟，最後手臂完全伸展，超出向外伸展的腿部，並用手抓住另一手的手腕（圖 126）。

5. 右膝蓋保持上提，將整個右腿向外拉緊伸直，右膝蓋的後側要放在地上。

6. 吐氣，彎曲手肘並向兩側推出去，讓身體前彎，依次將前額、鼻子、嘴唇、下巴超出右膝（圖 127），靠在右膝上，或膝蓋任一側皆可（圖 128、圖 129）。剛開始右腳會向右側傾斜，注意不要讓腿傾斜。

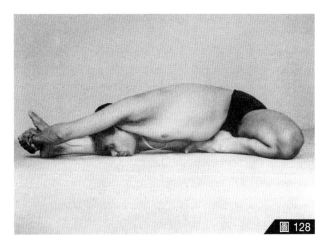

圖 128

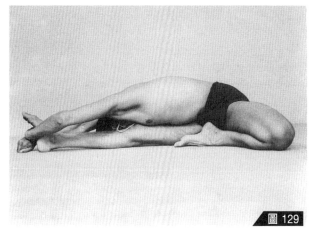

圖 129

7. 身體向前推徹底地伸展背部，讓胸部抵住右大腿。

8. 在這個姿勢停留半分鐘到 1 分鐘，深長地呼吸。練習者也可以在每次吐氣後，屏住呼吸做這個體位法。

9. 吸氣，抬起頭部和身體，手臂伸直，眼睛向上看幾秒鐘，伸展脊椎，試著讓脊椎往下凹（圖126）。

10. 鬆開抓住右腳的雙手，左腿伸直，回到步驟1。

11. 重複體位法，保持左腿向外伸直，右腿彎曲。注意兩側停留的時間要相同。

● **功效**

這個體位法能強化肝臟和脾臟，幫助消化，還可以增強與刺激腎臟活力，只要按照上述方法練習，就可以感覺到效果。患有前列腺增生的人，練習在此體位法上停留更長時間會很有幫助；可與〔肩立式 1〕（圖223）一起練習。也推薦長期發微燒的人練習這個體位法。

梵文 Parivrtta 意思是轉身、扭轉；Janu 是膝蓋；Sirsa 是頭。這是〔坐姿單腳前彎式〕的變化式，練習者一腿在地上伸展，另一腿彎曲，扭轉身體，雙手抓住伸出的那隻腳，脊椎向後彎曲，將後腦杓放在伸出那條腿的膝蓋上。

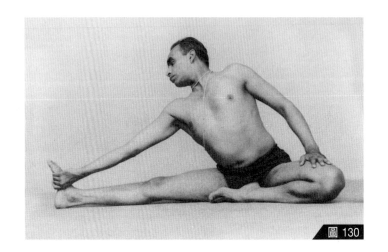

圖 130

● **步驟與技巧**

. 坐在地上，雙腿向前伸直（圖 77）。

2. 左膝彎曲往左移，讓大腿外側和左小腿貼在地上。

3. 左腳跟抵在左大腿內側靠近會陰處，左腳拇趾碰到右大腿的內側，雙腿形成鈍角。左膝盡量向後推。

4. 身體向左扭轉。

5. 右臂往伸出的右腿伸展。翻轉右下臂和手腕，右手大拇指向下而小指朝上。然後右手抓住右腳內

側（圖 130）。

6. 身體向後仰，左臂伸展過頭，手腕向上，左手抓住右腳外側。同樣把左手大拇指向下，小指向上（圖 131）。

7. 手肘彎曲，往兩側打開。吐氣，身體朝上翻轉，頭放到兩臂間，後腦杓放在右膝上。試著用右肩後側去碰觸右膝關節的內側，讓右側肋骨後側放在右膝上。進一步伸展彎曲的左膝和左側肋骨（圖132）。

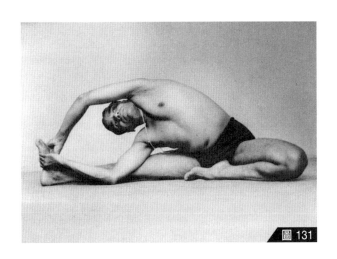

圖131

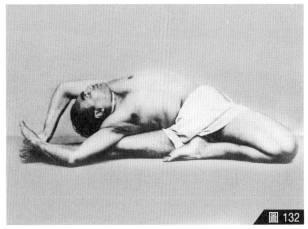

圖132

8. 在這個姿勢停留 20 秒。因為腹部收緊，所以呼吸會變得短促。

9. 吸氣，鬆開雙手，身體回到原來的位置，讓臉朝著伸出的右腿，抬起頭，伸直左腿，回到步驟 1。

10. 換邊，在另一側重複體位法。右膝彎曲，左腿伸直。身體向右扭轉，臉朝著彎曲的右膝，將左臂往左腿伸展。然後翻轉左下臂和左手腕，左手大拇指朝下。左手抓住左腳內側，右臂伸展過頭，右手抓住左腳外側接近腳跟處。然後把後腦杓放在左膝上，試著用左肩後側去碰觸左膝內側，讓左邊肋骨後側放在左膝上，伸展肋骨右側。兩側停留的時間相同。

● 功效

除了有〔坐姿單腳前彎式〕（圖 127）所述的功效外，還可以刺激脊椎的血液循環，舒緩背痛。在〔坐姿單腳前彎式〕中腹部器官是收縮的，而在〔坐姿扭轉單腳前彎式〕中腹部器官是在兩側伸展。這是個讓人充滿精力的體位法。

梵文 Ardha 意思是一半；Baddha 是抓住、限制；Padma 是蓮花。

〔西方伸展式〕（圖 160）是能讓整個背部都獲得強力伸展的體位法。

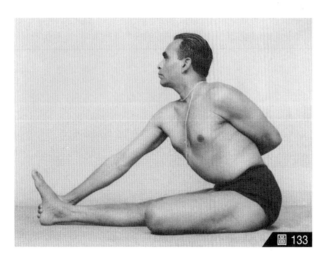

圖 133

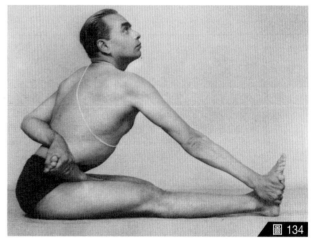

圖 134

● **步驟與技巧**

1. 坐在地上，雙腿向前伸直（圖 77）。

2. 左膝彎曲，將左腳放在右大腿上。左腳跟抵在肚臍處，腳趾朝前展開。這是半蓮花式。

3. 左臂從後面繞過背部，吐氣的同時抓住左腳拇趾。若無法輕鬆地抓住腳趾，將左肩向後推。

4. 抓住腳拇趾後，彎曲的左膝往伸展的右腿移。右臂向前伸展，用右手抓住右腳，手掌碰觸腳底（圖 133、圖 134）。

5. 吸氣，伸展背部，眼睛向上看幾秒鐘，抓著的左

腳拇趾不要鬆開。

6. 吐氣，向外彎曲右肘，將身體向前彎。前額、鼻子、嘴唇、下巴依次放在右膝上（圖 135）。

7. 一開始伸展腿的膝蓋會離開地面，所以大腿肌肉要收緊，讓整個右腿的後側都放在地上。

8. 在這個姿勢停留 30 ～ 60 秒，平穩地呼吸。

9. 吸氣，抬起頭和身體，鬆開雙手，伸直左腿，回到步驟 1。

10. 換邊，在另一側重複體位法，左腿伸直，右腿彎曲，右腳放在左大腿上。兩側停留的時間相同。

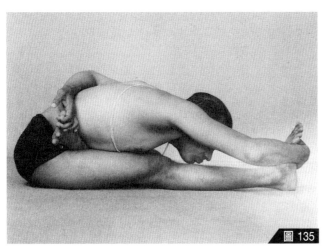

圖 135

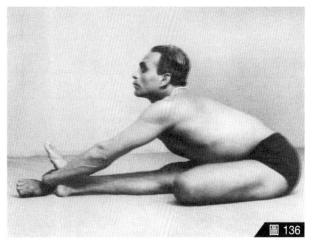

圖 136

11. 假如你無法從後面用手抓住腳趾，那麼就用雙手
　　抱住伸展的腿，照著上述技巧練習（圖 136、
　　圖 137）。

● 功效

練習半蓮花式後，膝蓋會變得靈活，這時就可以練習
完全蓮花式。下巴放在伸展腿的膝蓋上時，彎曲的膝
蓋會被帶向伸展腿，給肚臍和腹部器官很好的伸展，
同時使血液得以在肚臍和生殖器官循環。這個姿勢推
薦給肩膀下垂的人來練習。

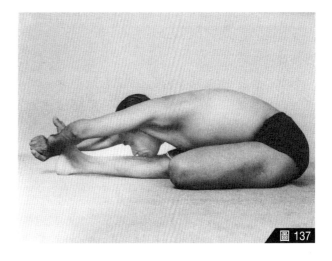

圖 137

梵文 Trianga 意思是三肢或其中的部位。在這個體位法中，這三個部位分別是腳、膝蓋和臀部；Mukhaikapada（這個梵文是三個詞的組合，mukha＝臉，eka＝一個，pada＝腿或腳）對應的是觸碰伸展腿的臉（或者嘴）。在〔西方伸展式〕（圖 160）中，整個身體背面都伸展得很徹底。

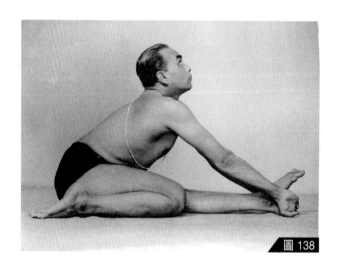

圖 138

● **步驟與技巧**

1. 坐在地上，雙腿向前伸直（圖 77）。

2. 右腿彎曲，右腳向後移，放在右髖關節旁，腳趾向後放在地上。右小腿的內側會碰到右大腿的外側。

3. 在這個姿勢保持平衡，身體重量放在彎曲的膝蓋上。起初，身體會向伸展腿傾斜，伸展腿的腳部也會向外側傾斜。試著在這個姿勢保持平衡，讓腳和腳趾往前伸展。

4. 接著以雙手抓住左腳底的兩側。如果可以的話，盡量將身體往前伸展，用手腕勾住伸展的左腳（圖 138），停留兩個呼吸。通常要花幾個月的時間練習才能將手腕勾住，因此剛開始做練習時不要氣餒。

5. 膝蓋併攏，吐氣，前彎。依次把頭、鼻子、嘴唇、下巴放在左膝上（圖 139）。要做到這個動作，先將手肘往外打開，吐氣時把身體向前推。

6. 不要把左肘放在地上。練習者剛練時很容易失去

圖 139　　　　　　　　　　　　　　　　　★ 5

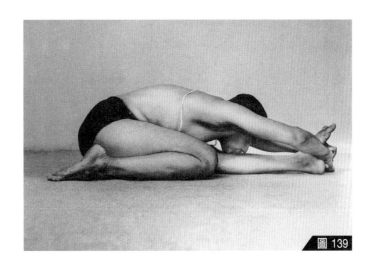

圖 139

平衡，身體會往伸展腿那側倒。因此在練習時身體要稍稍朝彎曲的膝蓋一側傾斜，身體重量放在彎曲的膝蓋上。

7. 在這個姿勢停留半分鐘到 1 分鐘，平穩地呼吸。

8. 吸氣，抬起頭和身體，鬆開雙手，伸直右腿，回步驟 1。

9. 換邊，在另一側重複體位法，右腿伸直，左膝彎曲，左腳放在左髖關節處。在兩側停留的時間相同。

● 功效

這個體位法推薦給垂弓足與扁平足的人來練習，可以治療踝關節扭傷、膝關節損傷，以及減輕腿部腫脹。這個體位法與〔坐姿單腳前彎式〕（圖 127）和〔坐姿單盤前彎式〕（圖 135）一樣，可以強化腹部器官，防止功能退化。我們常因過於放縱或遵守社交禮節等因素，而傷害腹部器官。腹部器官有問題就會引發很多疾病，因而古代聖哲都強調腹部器官的健康對於長壽、幸福及心靈的平靜是至關重要。這些前彎的體位法能讓腹部器官保持健康和活力。這個姿勢除了能讓肌肉有型以外，對身體器官也有助益。

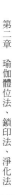

梵文 Krouncha 意思是一隻鷺；它也是一座山的名字。據說這座山是喜瑪拉雅的孫子，被戰神迦帝羯耶和毗濕奴的第六個化身帕羅蘇羅摩（Parasurama）穿越過。在這個坐姿中，一腿向後屈曲，腳抵在髖關節處；另一腿向上抬起，用雙手抓住腳，下巴靠在抬起腿的膝蓋上。抬起的腿就像是鷺伸長的頸子和頭，也可以說像是懸崖，因而得名。

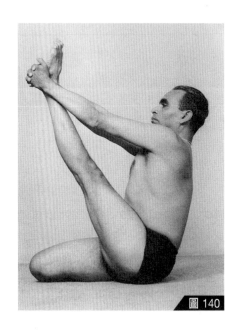

圖 140

● **步驟與技巧**

1. 坐在地上，雙腿向前伸直（圖 77）。

2. 右膝彎曲，右腳向後移，放在右側髖關節處，腳趾朝後放在地上。右小腿的內側會碰到右大腿的外側，膝蓋併攏。

3. 吐氣，左膝彎曲，用雙手抱住左腳，向上抬起左腿（圖 140）。

4. 左腿完全伸直，背部挺直。在此姿勢停留幾個呼吸後，吐氣，頭部和身體向前的同時，試著把左腿向身體拉近，將下巴靠在左膝上（圖 141、圖 142）。

5. 在這個姿勢停留 20 ～ 30 秒，深長地呼吸。下巴

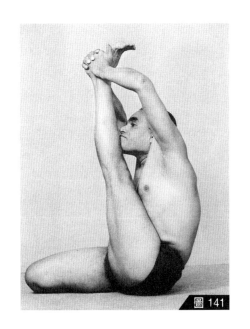

圖 141

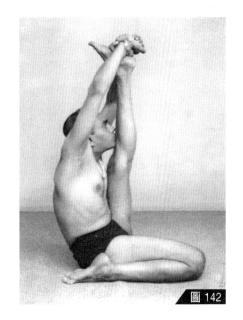

圖 142

靠在左膝上時，彎曲的右膝不要抬起。

6. 吸氣，頭部和身體後仰（圖 140），放下左腿，鬆開雙手，右腿伸直，回到步驟 1。

7. 換邊，在另一側重複體位法，左膝彎曲，左腳放在左髖關節處，抬右腿。在這一側停留相同的時間。

●功效

這個體位法可以視為〔單腿跪姿背部伸展前彎式〕（圖139）的延伸練習。這個體位法要比〔西方伸展式〕（圖160）更難，因此功效也更大。這個體位法能讓雙腿完全伸展，腿部肌肉得到很好的鍛鍊，腹部器官也恢復了活力。

這個體位法是獻給摩利奇（Marichi）的，他是創造之神梵天的兒子。
摩利奇是太陽神蘇利耶（Surya）的祖父。

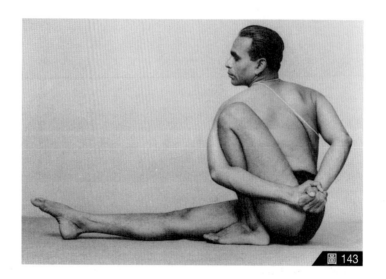

圖 143

● **步驟與技巧**

1. 坐在地上，雙腿向前伸直（圖 77）。

2. 左膝彎曲，左腳底和腳跟平放在地上，左腿脛骨
   與地面成直角，小腿碰到大腿。將左腳跟移到靠
   近會陰處，左腳內側觸碰到伸展的右大腿內側。

3. 左肩向前伸展，讓左腋碰到左腿脛骨，左臂環繞
   住左腿脛骨和左大腿，彎曲左肘，左下臂擺在背
   後約腰的高度，右手從背後繞過去握住左手腕，
   反之亦然。如果無法握到手腕的話，就握住手掌
   或者手指（圖 143）。

4. 脊椎向左轉，右腿保持伸直。停在這個姿勢的同
   時，眼睛看著伸出的右腳拇趾，停留幾個呼吸。

5. 吐氣，前彎，依次把前額，鼻子、嘴唇、下巴靠
   在右膝上（圖 144）。練習這個體位法時，雙肩
   和地面保持平行，正常地呼吸。保持這個姿勢 30
   秒，注意伸出腿的後側要放在地上。

6. 吸氣，頭從右膝上抬起（圖 143），鬆開雙手，
   伸直左腿，回到步驟 1。

7. 換邊，在另一側重複體位法，停留的時間相同。

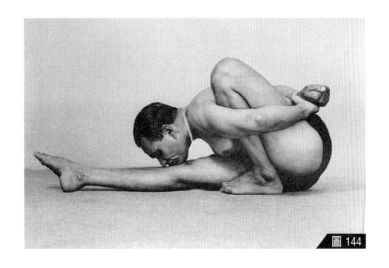

圖 144

● **功效**

練習這個體位法可以使手指變得更有力。在前面的〔坐姿單腳前彎式〕（圖 127）、〔坐姿單盤前彎式〕（圖 135）、〔單腿跪姿背部伸展前彎式〕（圖 139）中，雙手抓住一隻腿讓腹部器官收縮。而在這個體位法中，雙手並沒有抓住腿，但是經由身體前彎，下巴放在伸出腿的膝蓋上，腹部器官必須用力收縮，因而讓腹部器官周圍的血液循環得更好，可常保健康。

剛開始從背後抓住手之後，身體會很難彎下去，不過只要多加練習就可以達到。這個體位法對脊椎來說也是很好的鍛鍊。

● **提醒**

〔坐姿單腳前彎式〕、〔坐姿單盤前彎式〕、〔單腿跪姿背部伸展前彎式〕和〔聖哲摩利奇式 1〕這四個體位法，都是為了正確練習〔西方伸展式〕（圖 161）的準備體位法。對於很多練習者來說，在〔西方伸展式〕（圖 160）中抓住腳會感到很困難，即使多次嘗試後也是如此。而這四個預備體位法則可以讓練習者的背部和腿部更有彈性，為正確練習〔西方伸展式〕（圖 161）做好準備。一旦可以輕鬆完成〔西方伸展式〕，這四個體位法就可以每星期練習一兩次，不必天天練習。

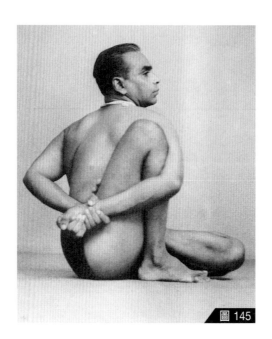

圖 145

●步驟與技巧

1. 坐在地上，雙腿向前伸直（圖 77）。

2. 左膝彎曲，左腳放在右大腿靠鼠蹊處。左腳跟抵在肚臍處，腳趾向前伸展。左腿現在處於半蓮花式。

3. 右腿彎曲，把右腳底和腳跟平放在地上，右腿脛骨與地面垂直，右大腿和右小腿相碰，右腳跟觸碰會陰處。

4. 身體稍向前彎，右肩向前伸展，右腋窩碰到右腿脛骨。吐氣，右臂環繞右腿脛骨和右大腿，彎曲右肘，右下臂擺在背後約腰的高度，左手從背後繞過去握住右手腕（圖 145）。

5. 脊椎向上延展，在這個姿勢停留幾秒鐘，深長地呼吸。

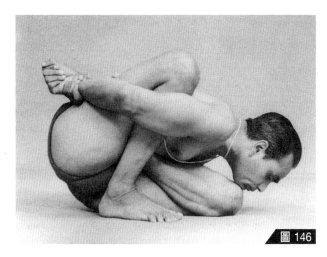

圖 146

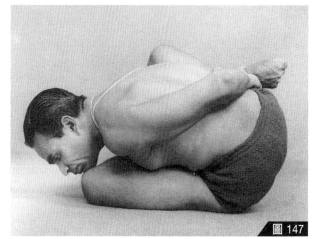

圖 147

6. 吐氣，身體和頭向前彎，頭靠在彎曲的左膝蓋上。伸展頸部，下巴靠在左膝蓋上（圖146、圖147）。重複這個動作做 3 ～ 4 次，身體向上時吸氣，向下時吐氣。

7. 吸氣，頭部和身體抬起，鬆開雙手，伸直雙腿。然後換邊，在另一側重複體位法，練習時間相同。

● **功效**

此體位法是〔聖哲摩利奇式1〕（圖144）的加強版，因此效果也更好。抵在肚臍的腳跟對腹部形成額外的壓力，有助於強化腹部器官和消化功能。

梵文 Upavistha 的意思是坐下；Kona 是角度。

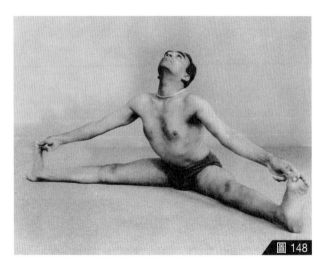

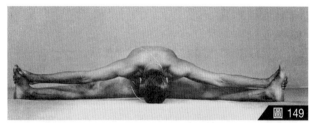

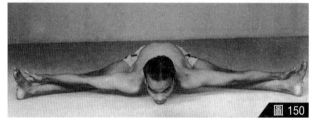

● **步驟與技巧**

1. 坐在地上，雙腿向前伸直（圖 77）。

2. 雙腿盡量往兩邊打開，保持雙腿伸直，腿後側肌肉收緊貼在地上。

3. 用大拇指、食指和中指抓住腳拇趾。

4. 脊椎挺直，擴展肋骨，橫膈膜向上提，在這個姿勢停留幾秒鐘，深長地呼吸（圖 148）。

5. 吐氣，身體前彎，頭靠在地上（圖 149）。然後伸展頸部，下巴靠在地上（圖 150）。

6. 雙手抓住雙腳，試著盡量把胸部貼在地上（圖 151）。在這個姿勢停留 30～60 秒，正常地呼吸。

7. 吸氣，身體從地面抬起（圖 148），鬆開雙手，雙腳併攏，放鬆。

8. 雙手抓住左腳，吐氣，下巴放在左膝上（圖 152）。吸氣，抬起頭和身體。換抓住右腳，吐氣時下巴靠在右膝上。吸氣，抬起頭和身體，鬆開雙手，雙腳併攏，放鬆。

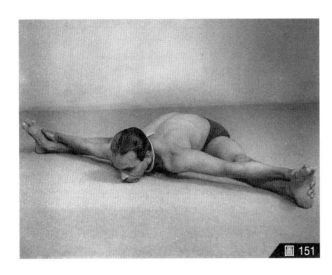

圖 151

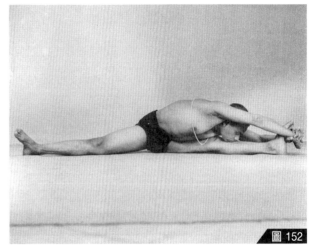

圖 152

● 功效

由於伸展了腿部筋腱，促進骨盆區的血液循環，保持
骨盆健康。還能防止疝氣的形成，治療輕微疝氣，舒
緩坐骨神經痛。由於這個體位法可以控制和規律月經
流量，同時也可以刺激卵巢功能，因此對於女性很有
益處。

第二章　瑜伽體位法、鎖印法、淨化法

梵文 Paschima 字面意思是西方。也意指整個身體背面從頭到腳跟的部分。前面或東方就是身體從臉向下到腳趾的部分。頭頂是上部或北方，而腳底和腳跟則組成了身體的底部和南方。在這個體位法中，整個身體的背面都得到很強的伸展，因而得名。梵文 Ugra 意思是令人敬畏的、強大的和尊貴的；Brahmacharya 意思是宗教研究、自我克制和獨身生活。

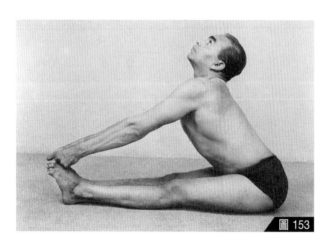

圖 153

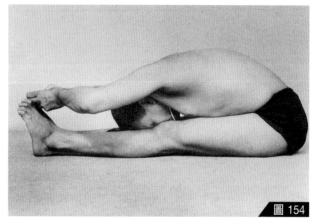

圖 154

● **步驟與技巧**

1. 坐在地上，雙腿向前伸直。手掌放在臀部兩側的地上。做幾次深呼吸（圖 77）。

2. 吐氣，伸展雙手抓住腳趾，分別用左右手的大拇指、食指和中指夾住左右腳的大拇趾（圖153）。

3. 伸展脊椎，試著讓背部下凹。一開始背部可能像個駝峰，這是因為只有從肩膀伸展脊椎所造成的。試著從背部的骨盆區直接彎身體，同時從肩

部伸展雙臂，背部突起的駝峰就會消失，背部將如圖 153 所示的那樣平直。深呼吸幾次。

4. 吐氣，手肘彎曲並向兩側開展，以手肘做為控制桿，將身體向前帶，讓前額貼在膝蓋上（圖154）。逐步把手肘放在地上，伸展頸部和身體，鼻子先碰觸膝蓋，然後是嘴唇（圖155）。

5. 可以輕鬆完成這個動作之後，進一步抓住腳底，下巴放在膝蓋上（圖156）。

6. 這個動作也可以輕鬆完成之後，十指相扣，下巴

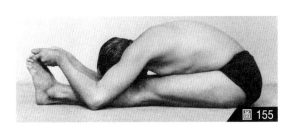

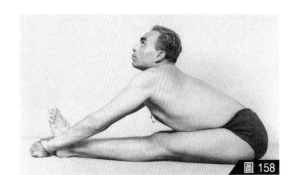

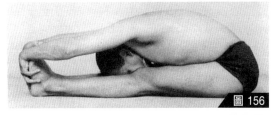

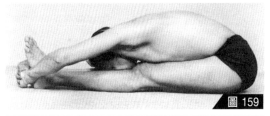

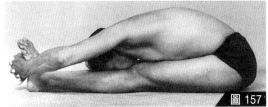

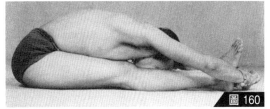

再往前延伸超過膝蓋（圖 157）。

7. 輕鬆完成步驟 6 後，用左手抓住右手或右手抓左手皆可，放在腳底，背部保持下凹（圖 158）。做幾次深呼吸。

8. 吐氣，下巴放在脛骨上（圖 159）。

9. 假如可以輕鬆完成步驟 8 的動作，用左手握住右手腕或右手握左手腕皆可，然後下巴放在脛骨上（圖 160）。

10. 注意膝蓋窩要緊貼在地上。一開始膝蓋會離開地面。收緊大腿後側的肌肉，身體往前伸展，膝蓋窩自然就會緊貼地面。

11. 試著盡量在此姿勢停留 15 分鐘，平穩地呼吸。

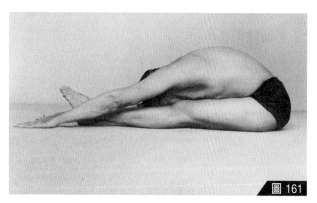

圖 161

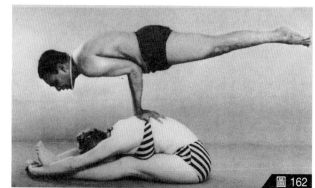

圖 162

12. 進階練習者可以將雙手向前伸直，手掌放在地面，大拇指相交放在腳後，下巴再延伸出去超過膝蓋（圖 161）。在這姿勢停留 1 ～ 2 分鐘，平穩地呼吸。

13. 吸氣，頭從膝蓋上抬起，放鬆。

14. 如果正確地練習〔西方伸展式〕，背部不會感到有負擔（圖 162）。

●功效

這個體位法可以強化並保持腹部器官的活力，還可強健腎臟，活化脊椎，改善消化功能。動物的脊椎是水平，心臟在脊椎下這使牠們能夠保持健康，更有耐力。人類脊椎是垂直的，心臟比脊椎高，因此容易感到疲累及罹患心臟病。在〔西方伸展式〕中，脊椎保持伸直和水平，心臟比脊椎低。在這個體位法上停留較長時間，可按摩心臟、脊椎和腹部器官，心靈得到休息。由於骨盆腔得到額外的伸展，充滿更多氧氣的血液輸送到此，性腺可由此吸收充足的營養、增加活力，有助於治療陽痿，並且也達到控制性慾的境界。因此，這個體位法也被叫做〔禁慾式〕。梵文 Brahmacharya 的意思是獨身生活，而 Brahmachari 是指那些能夠節制性慾的人。

梵文 Parivrtta 意思是轉身、扭轉；Paschima 字義是西方，指整個身體背面從頭到腳跟的部分；Uttana 是深度的伸展。在這個〔西方伸展式〕的變化式中，將身體往一側扭轉。

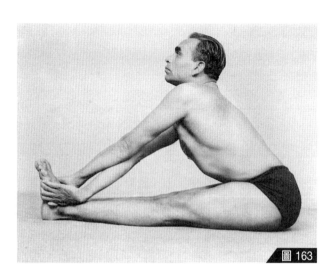

圖 163

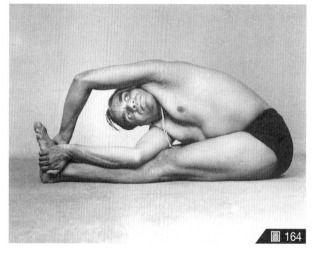

圖 164

● 步驟與技巧

1. 坐在地上，雙腿向前伸直。腿部肌肉拉緊，膝蓋上提，並讓雙腿的膝蓋、腳踝、腳跟和腳拇趾都要靠在一起（圖 77）。

2. 吐氣，右臂朝左腳方向伸展，扭轉右下臂和右手腕使右手大拇指指向地面，小指朝上。然後右手抓住左腳外側。吸一口氣。

3. 接著吐氣，左臂越過右下臂伸展，左手腕向上。翻轉左下臂和左手腕使左手大拇指指向地面，小指朝上。左手抓住右腳外側（圖 163），吸一口氣。

4. 吐氣，手肘彎曲並向外開展，使身體向左扭轉約 90 度（圖 164）。吸一口氣。再吐氣，頭部移到兩臂之間，往上看。右上臂後側接近腋窩處靠在左膝上。試著把右側肋骨放在左大腿上（正面：圖 165；背面：圖 166）。由於身體往側面扭轉，呼吸會變得急促。在這個姿勢停留約 20 秒。

5. 吸氣，鬆開雙手。身體回到原來的位置（圖 163）。

6. 向右側扭轉身體，照上面的技巧在另一側重複體位法，做的時間要相同。

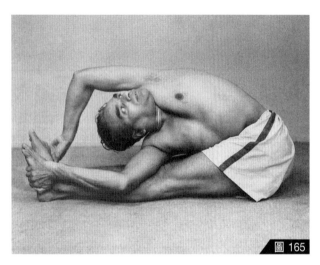

圖165

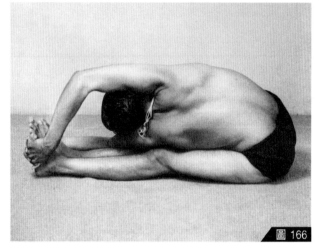

圖166

● **功效**

這是個有活力的體位法能強化並保持腹部器官的活
力,同時也強化腎臟,恢復整個脊椎的活力,促進消
化功能。身體側面扭轉會刺激脊椎的血液循環,舒緩
背部疼痛。由於骨盆區的伸展可以讓更多含氧的血液
輸送到那裡,性腺從這些血液中可以吸收到充足的營
養,增強活力,有助於治療性無能,並且提高控制性
慾的能力。

梵文 Urdhva（向上）和 Mukha（臉、嘴）兩個詞連在一起用的時候，是表示把臉朝上；
Paschimottanasana 則是指讓背部深度伸展的〔西方伸展式〕。

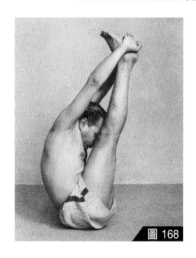

圖 168

● **步驟與技巧**

1. 坐在地上，雙腿向前伸直（圖 77）。

2. 雙膝彎曲，讓腳靠近臀部。

3. 用手抓住腳趾，吐氣，從膝蓋處向上伸直雙腿，將膝蓋骨朝臀部方向上提，靠臀部保持平衡，脊椎盡量下壓。這個體位法叫做〔手拉腳拇趾雙腿向上伸展式〕（圖 167）。

梵文 Ubhaya 是兩者、都的意思；Padangustha 是腳拇趾。練習者剛開始做的時候，會往後翻，這需要一段時間的練習，才能靠臀部保持身體的平衡。在這個姿勢停留 30 ～ 60 秒，正常地呼吸。

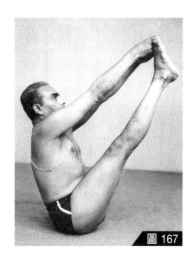

圖 167

4. 在掌握平衡之後，手鬆開腳拇趾改抓住腳跟。

5. 在可以輕鬆完成這個體位法後，改十指相扣放在向上抬的腳底，保持平衡。然後在不影響腿部位置的情況下，頭和身體靠近雙腿，頸部向上伸展，吐氣的同時將前額靠在膝蓋上（圖 168）。接著把雙腿和脊椎向上伸展到極限。在這個姿勢停留 30 秒，正常地呼吸。

6. 吸氣，鬆開雙手，雙腿彎曲，放回地上，休息。

第二章　瑜伽體位法、鎖印法、淨化法

157

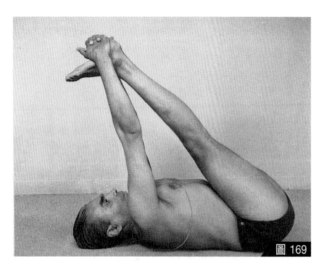

圖 169

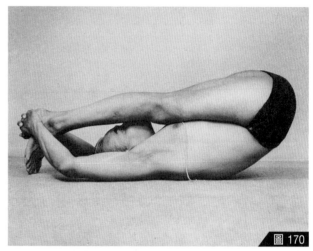

圖 170

● **步驟與技巧**

1. 平躺在地面或者地毯上,雙手伸展過頭(圖 276)。

2. 雙腿伸直並拉緊,膝蓋上提,深呼吸幾次。

3. 吐氣,緩緩抬起雙腿過頭。

4. 十指交扣,握住腳底,膝蓋保持上提使雙腿肌肉收緊並向上伸直。整個背部都要平放在地上(圖 169)。做三個深呼吸。

5. 吐氣,手肘向外開展,雙腿過頭並朝地面的方向放下,盡可能使骨盆靠近地面。在做整個體位法過程中,膝蓋都要直。下巴靠在膝蓋上(圖 170)。

6. 在這個姿勢停留 30 ～ 60 秒,平穩地呼吸。

7. 吐氣,雙腿回到原來的位置(圖 169)。

8. 吸氣,鬆開雙手,雙腿直接回到地面(圖 276),放鬆休息。

● **功效**

這個體位法有助於平衡,而雙腿徹底的伸展,能使大腿和小腿更加勻稱。這個體位法不僅有〔西方伸展式〕(圖 160)的功效,還可以防止疝氣,舒緩嚴重的背痛。

梵文 Purva 字義是東方，也指整個身體的正面，從前額到腳趾；Uttana 是深度的伸展。

在這個體位法中，整個身體的正面都得到深度的伸展。

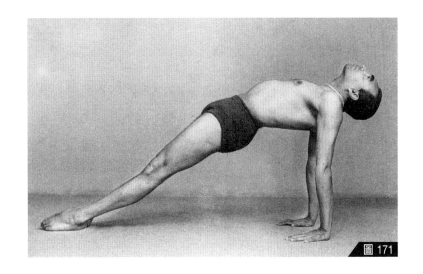

圖 171

● **步驟與技巧**

1. 坐在地上，雙腿向前伸直。手掌放在臀部兩側的地面上，手指與腳趾的方向相同（圖 77）。

2. 膝蓋彎曲，腳掌和腳跟放在地上。

3. 以雙手和雙腳承起身體的壓力，吐氣，抬起身體。保持雙膝雙肘收緊，伸直雙臂和雙腿（圖 171）。

4. 手臂與地面垂直，從肩膀到骨盆的身體部位與地面平行。

5. 伸展頸部，頭部盡量往後仰。

6. 在這個姿勢停留 1 分鐘，正常地呼吸。

7. 吐氣，手肘和膝蓋彎曲。把身體放下，坐回地上，放鬆。

● **功效**

這個體位法可以強化手腕和腳踝，改善肩關節的活動，胸部也能完全伸展，同時也能舒緩由於練習其他更為強烈的前彎體位法所造成的疲勞。

第二章　瑜伽體位法、鎖印法、淨化法

159

梵文 Karna 意思是耳朵；字首 a 表示接近、朝向；Dhanu 是弓。在這個體位法中，左腳盡量向上抬，腳跟碰到耳朵，就像弓箭手拉開弓弦一樣。同時，另一隻手抓住右腳拇趾，右腿則伸直放在地上。在第二個體位法中，腿筆直向上舉，幾乎與地面垂直，整個過程中，手緊緊抓著腳拇趾，就像一張拉開的弓。這個體位法包括以下兩個動作。

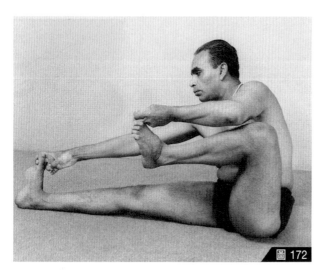

圖 172

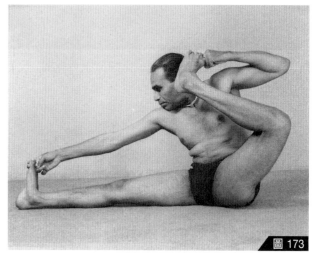

圖 173

● 步驟與技巧

1. 坐在地上，雙腿向前伸直（圖 77）。

2. 用右手大拇指、食指和中指勾住右腳拇趾，左腳拇趾也用相同姿勢抓住（圖 153）。

3. 吐氣，左肘彎曲，彎左膝抬起左腳（圖 172）。吸一口氣。接著吐氣，左腳向上抬，讓腳跟貼近左耳。同時左臂從肩膀往後拉（圖 173），不要

讓右腳拇趾滑脫。做整個動作時保持右腿伸直，注意腿後側要放在地面，右膝蓋不能彎曲。

4. 這個姿勢停留 15 ～ 20 秒，正常地呼吸。這是第一個體位法。

5. 吐氣，左腿向上伸展（圖 174）。吸一口氣。吐氣，將左腿繼續向後拉，直到碰到左耳（圖 175），繼續抓住雙腳腳趾，雙腿完全伸展，膝蓋不要彎

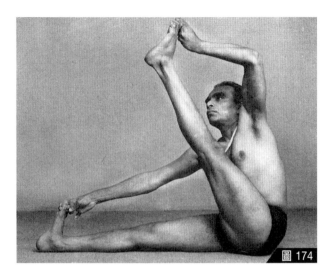

圖 174

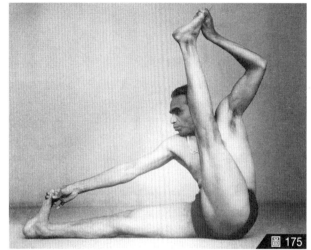

圖 175

曲。剛開始需要一段時間才能在這第二個體位法
中保持平衡。在這個姿勢停留 10 ～ 15 秒,正常
地呼吸。

6. 吐氣,左腿彎曲,左腳跟拉回到左耳邊,如步驟
   3(圖 173)。然後左腿放回地上,雙腿在地上
   伸展(圖 153)。

7. 換邊,在右側重複這個體位法,右腳朝右耳拉,
   抬起右腿貼近右耳,同時保持左腿在地上伸直。
   手抓腳趾不要鬆開。在兩側保持體位法的時間相
   同。然後鬆開雙手,休息。

● **功效**

這個體位法可以使腿部肌肉更加靈活,並使腹部肌肉
收縮,有助於腸子蠕動。髖關節的輕微不正也可以得
到矯正。對於脊椎下半部有很好的舒展。這個體位法
很優美,持續練習,直到可以毫不費力地完成這個體
位法,看來就像一位受過訓練的弓射手,正準備從拉
開的弓上把箭射出去。

梵文 Salamba 意思是支持；Sirsa 是頭。這是一個以頭倒立的體位法，也是瑜伽體位法中最重要體位法之一。這是一個基本體位法，包括有幾個不同的變化式，在後面介紹頭倒立系列時再詳細解釋。掌握這個體位法可以增加練習者生理和精神上的平衡感。

練習這個體位法的技巧分為兩個部分，第一部分是給初學者的說明，第二部分則是給那些已經能在體位法中保持平衡的練習者。關於頭倒立的注意事項，將於兩部分的技巧解說之後做說明。

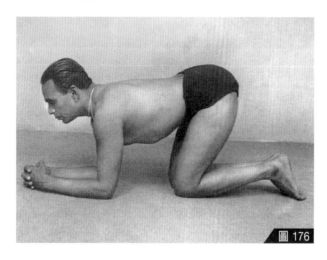

圖 176

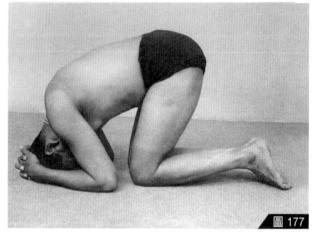

圖 177

● **初學者的練習步驟與技巧**

1. 將毯子四折後鋪在地上，跪在毯子旁邊。

2. 把下臂放在毯子的中心。做這個動作時注意兩肘之間的距離不要超過肩寬。

3. 雙手十指相扣（圖 176）使手掌成杯形，小指的側掌緣放在毯子上。用頭向上支撐身體，或者平衡時手指都要緊緊相扣，假如手鬆開的話，身體的重量就會壓在手指上，手臂會感到疼痛。所以

記得手指要扣緊。

4. 只有頭頂放在毯子上，讓後腦杓抵在雙手形成的杯形中（圖 177）。不要把前額或者後腦杓放在毯子上，只有頭頂接觸毯子。膝蓋往頭部移動來完成這個動作。

5. 頭部位置放好後，腳趾往頭部移，雙膝抬起（圖178）。

6. 吐氣，輕輕一蹬，將屈膝的腿從地面上抬起（圖

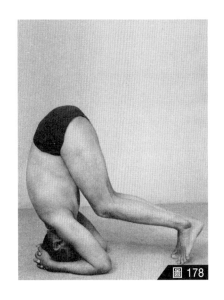

圖 178

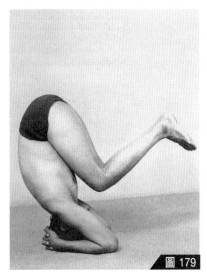

圖 179

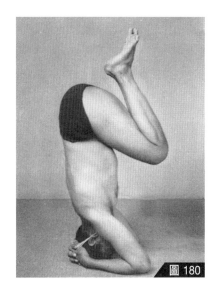

圖 180

179），蹬腳時雙腳要同時離開地面。一旦完成了這個動作，就可以逐步練習下面幾個腿部不同的體位法（圖 180、圖 181、圖 182、圖 183）。

7. 伸展雙腿，以頭部倒立，整個身體要與地面垂直（正面：圖 184；背面：圖 185；側面：圖 190）。

8. 在最後的位置上盡量停留 1 ～ 5 分鐘，然後放鬆膝蓋，身體按照剛才動作順序的反方向順次回到地面（如圖 183、圖 182、圖 181、圖 180、圖 179、圖 178、圖 177）。

9. 初學者必須在朋友輔助下或背部靠牆，才能練習

這個體位法。背部靠牆練習時，頭部與牆間的距離不應超過 5 ～ 7.5 公分。假如距離太大，會讓脊椎彎曲，腹部突出。這會導致身體的重量落在手肘上，頭的位置就會移動。臉會充血漲紅，眼睛則會感到緊張或腫脹。因此，建議初學者選擇牆角進行練習，頭放在距離兩牆角 5 ～ 7.5 公分的位置。

10. 靠牆或在牆角倒立時，初學者應該先吐氣，然後腿一蹬，以牆的一側支撐臀部，腳往上抬。若在牆角，練習者可以用腳跟抵著兩邊的牆，隨後背部向上伸展，逐漸離開牆的支持，試著

第二章　瑜伽體位法、鎖印法、淨化法

163

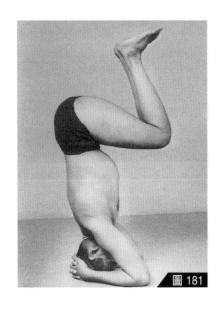

圖181

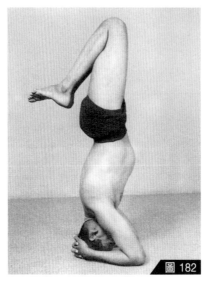

圖182

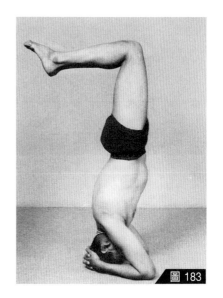

圖183

平衡。要下來時，練習者可先將腳和臀部靠牆，滑下跪在地上。抬起和放下的動作都在吐氣中完成。

11. 對於初學者來說，利用牆角平衡的好處是能讓頭、腿與牆面形成正確的角度，確保姿勢正確；如果單靠一面牆練習就無法保證這一點。若無法確定可以保持平衡，身體可能搖搖晃晃，或朝身體較有力的一側傾斜，腿可能還抵著牆，而腰或臀卻已經歪了。由於初學者的姿勢，無法知道自己已經往一側傾斜，更不可能糾正自己的動作。隨著練習時間的增加，可以掌握用

頭保持平衡，但是因為習慣，身體可能還會傾斜，或頭無法保持伸直。要矯正倒立時錯誤的姿勢就和改掉壞習慣同樣困難。此外，錯誤的體位法還會導致頭、頸、肩和背部疼痛。如果練習者選擇在牆角練習的話，牆角的兩面牆可以幫助初學者均衡對稱地做這個體位法。

12. 一旦掌握平衡後，要回到地面時，建議將雙腿伸直（即膝蓋不能彎曲），臀部往後移。起初，在抬起和放下時，雙腿不彎曲的話幾乎無法完成動作，還是應該學會正確的方法。等初學者對頭倒立有信心後，就會發現以雙腿併攏伸直

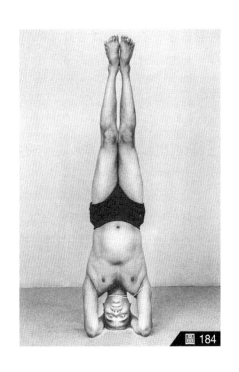

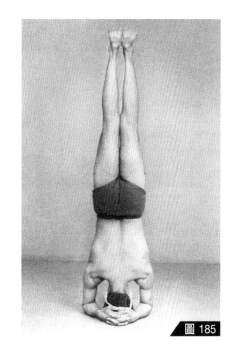

圖 184

圖 185

帶動身體抬起和放下的好處，而不是靠猛力。

13. 初學者做頭倒立姿勢時，需要花些時間去適應周圍的環境。剛開始時對所有事物感到陌生，搞不清楚方向和指令，還會發現連清晰的思考或要合乎邏輯的做動作都很費力。這是因為害怕跌倒。克服恐懼的最好方法是鎮定地面對恐懼。一旦有正確觀念後，就不會再害怕了。練習〔頭倒立式〕時倒下來並不像想像得那麼可怕；身體如果失去平衡，記得鬆開緊扣的雙手，放鬆，彎曲

膝蓋。就只會是翻過去，並笑一笑而已。假如手指沒有鬆開，會因跌落的猛力而感到疼痛。倒下來時身體沒有放鬆，會重摔在地上。假如彎曲膝蓋，膝蓋就不會在倒下來時擦傷。掌握如何靠一面牆或者牆角保持平衡後，練習者就可以試著在室內中央做〔頭倒立式〕。可能還會摔個幾次，但是必須熟練上述要倒下來時的技巧。在室內中央練習〔頭倒立式〕可以給初學者很大的信心。

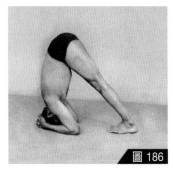

圖 186

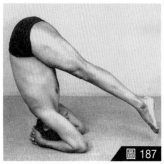

圖 187

● **給已經掌握平衡的練習者的步驟與技巧**

1. 按上述的技巧完成從步驟 1 到 4 的動作。

2. 頭部位置固定後，雙膝從地面抬起，雙腿伸直。腳趾往頭部移，試著將腳跟朝地面壓，保持背部挺直（圖 186）。

3. 伸展背部或脊椎中段，在這個姿勢停留 30 秒，平穩地呼吸。

4. 吐氣，抬腳跟，臀部向後推，腳趾離地。雙腿同時抬起，保持雙腿筆直（圖 187）。吸一口氣。

5. 吐氣，同時抬起雙腿與地面平行。這個體位法就叫做〔頭倒立杖式〕（圖 188）。

075　頭倒立杖式　Urdhva Dandasana　圖 188　　★ 8

梵文 Urdhva 意思是向上；Danda 是手杖。在這個體位停留 10 秒，正常地呼吸。

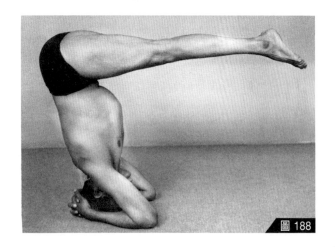

圖 188

6. 吐氣，雙腿向上抬（圖 189），然後帶動雙腿向上與地面垂直（側面：圖 190）。在這個姿勢停留 1 ～ 5 分鐘，平穩地呼吸。

7. 按照上述技巧，將順序倒過來，逐步放下身體（圖 189、圖 188、圖 187、圖 186）。雙腳放到地上，膝蓋彎曲，頭從地上或毯子上抬起。

8. 在〔頭倒立杖式〕這個姿勢裡，當身體放下時，建議盡自己所能停留到 1 分鐘，正常地呼吸。這個體位法的頸部、肩膀和身體不是與地面垂直，而是稍微向後傾斜。頸部、肩膀和脊椎承受著相

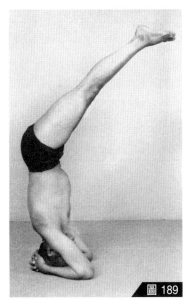

圖189

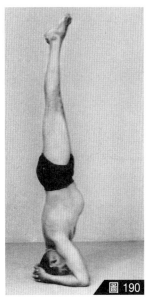

圖190

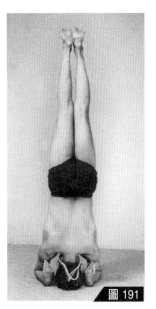

圖191

當大的壓力，因此在剛開始的階段，練習者在腿部與地面平行時頂多停留不過幾秒鐘。隨著頸部、肩膀、腹部和脊椎日益強健，練習者停留在此的時間會更長。

● 提醒

1. 在〔頭倒立式〕中平衡本身並不重要。練習者必須不時地觀察，去做細微的調整。當我們以腳站立時，並不必特別費力或注意什麼，因為這是很自然的姿勢。但是正確的站立方式影響著我們的姿態，因此有必要按照我在〔山式〕中所指出的注意事項，去掌握正確的站姿。在〔頭倒立式〕

中也一樣，練習者要熟悉正確的體位法，因為錯誤的姿勢會導致練習者頭、頸和背部的疼痛。

2. 身體的整個重量僅由頭部承受，而不是放在下臂和雙手上。下臂和雙手只有支撐的作用，以防身體失去平衡。在正確的體位法中，你會感到頭部一圈約印度盧比大小接觸到地面的毯子上。

3. 後腦杓、身體、大腿後側和腳跟同在一條直線上，並與地面垂直，不要往一側傾斜。喉嚨、下巴和胸骨也同在一條線上，否則頭會朝一側歪斜或向前移。雙手相扣置於頭後，手掌不要緊貼著頭部，手掌上端和下端要在一條線上，否則頭頂就無法正確地放在地面。

4. 手肘和肩膀要在一條直線上，手肘不向兩邊撐開。肩膀向上、向兩側伸展，盡可能離地。為了掌握正確的肩部伸展體位法，鬆開互扣的雙手，請把手從後腦杓移開，從下臂開始向外撐手腕，手肘保持不動。手掌朝上把手腕放在地面，手指

觸肩，手腕放在地面，保持平衡（圖191）。這不僅會增強平衡能力，而且也為後面將要講述的頭倒立系列做準備。

5. 至於身體的位置，背部在向上的同時也向前推。腰部和骨盆不要往前推，從肩膀到骨盆的身體部分保持垂直。假如骨盆向前突出，就表示你身體的重量並不是僅僅放在頭部，也放在手肘上，這是因為你沒有正確伸展背部（胸部）造成的。如果從側面看，身體從頸部到腳跟是直的。

6. 盡量將大腿、膝蓋、腳踝和腳趾併攏。完全地伸展雙腿，尤其是膝蓋和大腿的後側。假如雙腿向後擺，就將膝蓋和會陰上方、下腹部位收緊，使腿部保持垂直。腳趾往上指。假如雙腿朝前擺，就伸展背部，骨盆微微向後推並與肩膀成一條直線。此時身體就會感到輕鬆，體位法也會令人愉悅。

7. 當身體往上直立或頭倒立時，眼睛不應該充血。如果練習者眼睛充血的話，那麼體位法就做錯了！（註：我曾經教一位65歲患有青光眼的老婦人這個體位法，現在她感到雙眼獲得完全的休息，眼部的疼痛也減輕了。醫學檢查發現眼壓減輕。我在這裡提這些是為了證明正確的頭部倒立體位法的價值。）

8. 頭倒立的停留時間，由個人能力與時間安排來決定；練習者可以舒適地在這個體位法停留 10～15 分鐘。初學者可以停留 2 分鐘，然後增加到 5 分鐘。對於初學者來說，連保持 1 分鐘的平衡也很困難，但是一旦成功，此後很快就可以掌握倒立式。

9. 當身體抬起和放下的時候，雙腿要一起一點點移動。所有的動作要在吐氣的時候完成，吸氣時停留等著做下一個動作。放下和抬起時，雙腿伸直不彎曲的作用在於使動作得以順暢輕緩，也能控制流往頭部的血液。由於腰部和腿部的血流得到控制，臉不會因為急拉猛抬而漲紅。然後當練習者從倒立恢復到雙腿站立時，就不會因為眼花或腳麻而失去平衡。在練習過程的時間裡，整個抬起、停留和放下的動作會變得越來越輕鬆、毫不費力。在完美的〔頭倒立式〕中，身體會感到徹底的伸展，同時也體驗到完全放鬆的感受。

10. 嘗試〔頭倒立式〕前先練好〔肩立式〕會更為安全。假如能掌握好像前述（從圖10～圖36）的站姿體位法、〔肩立式〕和〔犁式〕，那麼掌握〔頭倒立式〕就不會太費力了。假如基礎體位法沒有學好，要掌握〔頭倒立式〕就會花費更多時間。

11. 學會如何在頭倒立體位法中保持平衡後，最好在練習其他體位法前，先做〔頭倒立式〕和其變化式（圖190～圖218）。因為如果身體因練習其他體位法而筋疲力盡，或呼吸變得急促，練習者就無法保持平衡或在頭倒立姿勢中停留。

一旦身體感到疲勞或呼吸不再感到輕鬆自如，身體就會顫動，難以保持平衡。所以在精神充沛的時候，先練習〔頭倒立式〕比較好。

12. 在做了〔頭倒立式〕及其系列體位法之後，要接著練習〔肩立式〕及其系列體位法。據觀察，那些僅僅練習〔頭倒立式〕而不練習〔肩立式〕的人，很容易為小事發怒、煩躁。〔肩立式〕搭配〔頭倒立式〕的練習就會制止這種傾向。假如〔肩立式〕是母親的話，那麼〔頭倒立式〕就可以被視為是所有體位法的父親。就像在家庭中要有父有母才能安寧和諧一樣，練習這兩種體位法對保持身體健康及精神的寧靜與平和是非常重要的。

● **功效**

古代典籍中將〔頭倒立式〕稱為所有瑜伽體位法之王，並不難發現箇中道理。我們出生的時候，通常都是頭先出來，然後才是四肢。頭骨包覆著大腦，大腦是控制神經系統以及感覺器官的中樞。大腦是智慧、知識、辨別力、學識，以及力量之所在，也是靈魂之地，梵之所在。一個國家如果沒有勝任的國王或立憲的領袖來領導，國家就無法興盛；同樣地，人的身體如果沒有健康的大腦，就無法充滿活力。

在《薄伽梵歌》中說：「悅性、變性、惰性，這些是原生物質的屬性；噢！偉大的阿諸納啊！這些身體內不滅的屬性會結合得很快。」（第十四章第5節）所有這些屬性都源自於大腦，有時一種屬性會占上風，有時則是其他屬性占上風。大腦是悅性的中心，控制人的辨別力；身體為變性，控制情感、情緒和行為；橫膈膜以下部分則是惰性，控制人的感官享樂，例如享受美食美饌，以及性慾的刺激和快感。

規律地練習〔頭倒立式〕能讓健康純淨的血液流入腦細胞，活化腦細胞，因此能增強思考能力，讓思緒更清晰。這個體位法對那些大腦很快就疲勞的人來說是很好的滋養，也確保腦下垂體以及松果體得到適當的血液供應。我們的成長、健康以及活力都有賴這兩個腺體發揮良好的功能。

至於患有失眠、記憶力衰退以及缺乏活力的人，也都可以經由規律且正確地練習這個體位法而康復，成為能量的源泉。這個姿勢能強化肺部功能，足以抵抗任何氣候，禁得起任何工作，使練習者不會感冒、咳嗽、扁桃腺炎、口臭、心悸等，還可以使身體保持溫暖。與〔肩立式〕（圖234、圖271）一起練習，對那些便祕的人很有益處。定期練習〔頭倒立式〕可以使血液中的血紅素顯著增加。

患有高血壓或低血壓的人，建議不要從〔頭倒立式〕和〔肩立式〕來開始你的瑜伽練習。

定期且正確地練習〔頭倒立式〕可以強健身體、訓練心智、拓展心靈視野。練習者會更為平衡、自持地看待痛苦和愉悅，失去和得到，恥辱和名譽，成功和失敗。

● 頭倒立系列動作

屬於頭倒立的體位法有很多，可以在你能停留至少 5 分鐘的〔頭倒立式 1〕（圖 184）之後來練習。可以先做 5 ～ 15 分鐘〔頭倒立式 1〕，再練習這些系列動作並在每一側停留 20 ～ 30 秒。

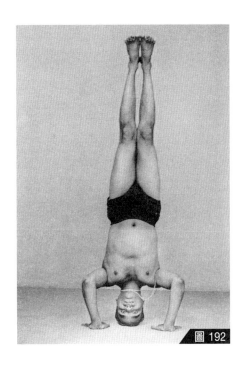

圖 192

● 步驟與技巧

1. 毯子四折後鋪在地上，跪在毯子旁邊。

2. 右手掌放在右膝外側的地上，左手掌放在左膝外側。手掌相互平行，手指指向頭部方向，手掌之間的距離不超過肩寬。

3. 膝蓋朝頭部移動，頭頂放在毯子中間。

4. 在頭部位置擺好後，膝蓋從地面抬起，將雙腿伸直。腳趾往頭部方向移，腳跟往地面下壓，保持背部挺直。

5. 向前挺胸伸展背部，停留在這個姿勢幾秒鐘。做三到四個呼吸。

6. 吐氣，雙腿彎曲從地上輕輕一蹬，雙腳同時離開地面。在這個姿勢穩定之後，雙腳往向上伸展，吐氣，腳趾尖朝上，膝蓋上提，保持平衡（圖192）。

7. 在這個平衡的姿勢裡，只有頭頂和兩手放在地上。從手腕到手肘的下臂要與地面垂直，並且相互平行。從手肘到肩膀整個上臂要相互平行，並且與地面平行。

8. 已經可以掌握平衡的練習者，按照〔頭倒立式1〕的要領進行練習。

9. 熟練這個體位法後，對於學習其他像〔鶴式〕（圖410）、〔向上公雞式〕（圖419）、〔聖哲格拉瓦式〕（圖427、圖428）、〔聖哲康迪亞式〕（圖438）等進階體位法是非常重要的。

★ 8

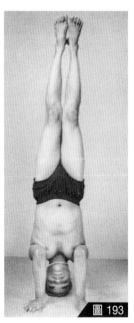
圖 193

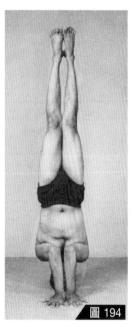
圖 194

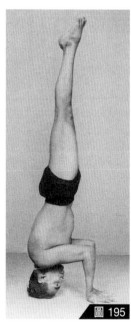
圖 195

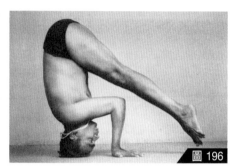
圖 196

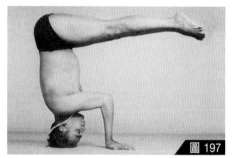
圖 197

● **步驟與技巧**

1. 跪在地上靠近毯子。兩膝張開約 30 公分寬。

2. 手掌向內翻轉，放在兩膝之間的毯子上，指尖朝向腳的方向。從手腕到手肘的整個下臂與地面垂直，並且相互平行。手掌間的距離不超過肩寬。

3. 頭頂抵在手腕後面的毯子上。前額對著手腕內側。頭部放在兩手正中間位置，因此頭頂與兩手掌的距離相同。

4. 穩穩地將手腕和手掌往下壓，吐氣，雙腳從地上抬起與地面垂直，保持平衡。手肘不要向外張開，試著讓手肘盡量靠近（圖 193）。

5. 在這此姿勢保持平衡 1 分鐘，正常地呼吸，然後吐氣，輕輕地放下雙腿回到地面。

6. 學會在這個體位法中保持平衡後，試著把雙手盡量靠近，讓手掌側面和小指相碰（正面：圖 194；側面：圖 195）。在抬起或放下雙腿的同時，雙腿伸直不屈膝（圖 196、圖 197）。這個〔頭倒立式〕的變化式，可以加強練習平衡時的穩定和信心。

梵文 Baddha 意思是束縛、抓住、限制；Hasta 是手。這是頭倒立的一種變化式。

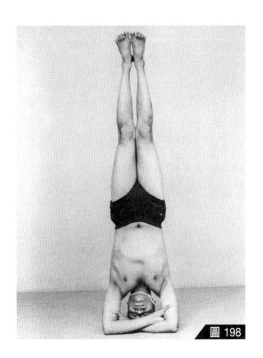

圖 198

4. 雙膝從地上抬起，雙腿伸直。

5. 身體重量放在頭部和手肘上，然後下臂向下壓，吐氣，輕輕地將身體稍向後傾，雙手緊抓雙臂不要鬆開，將雙腿向上抬離地面（圖 198）。

6. 當雙腿與地面垂直後，頸部承受了身體重量，會感到緊繃。這時把雙腿向上抬，直到頸後部和下臂感到輕鬆，同時延展身體的背面。當你感覺輕鬆時，身體要確定是直立的。對於那些可以保持平衡的練習者，就按照〔頭倒立式 1〕的要領和提醒練習。

7. 保持倒立姿勢 1 分鐘。然後吐氣，在不移動雙肘的情況下臀部稍向後，輕輕地放下雙腿回到地面。雙腿放下的時候，試著保持雙腿伸直不要彎曲。

● **步驟與技巧**

1. 毯子四折後鋪在地上，跪在毯子附近。

2. 雙臂在胸前交叉，左手抓住右上臂靠近手肘附近，右手同樣抓住左上臂靠近手肘附近。

3. 手肘和交叉的下臂放在毯子上。身體前彎，頭頂放在毯子上，交叉的下臂後方。此時前額剛好在交叉的下臂後面。

梵文 Mukta 意思是自由；Hasta 是手。這是頭倒立的變化式中最難掌握的一種。當練習者能夠舒適輕鬆地完成這個體位法時，就表示已經非常熟練頭的倒立動作。在這個體位法中要保持平衡相對地較容易，但是在不屈膝並保持雙腿伸直的情況下抬起和放下身體卻非常困難。

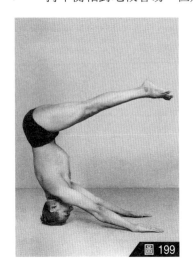

圖 199

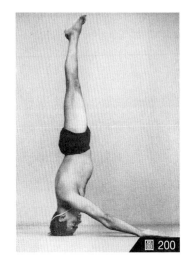

圖 200

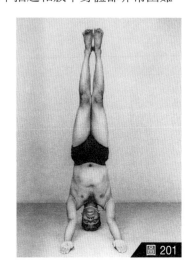

圖 201

● **步驟與技巧**

1. 毯子四折後鋪在地上，跪在毯子旁邊。

2. 身體向前彎，頭頂放在毯子上。

3. 雙臂從胸前往腳的方向伸直，手背放在地上。從手肘處保持手臂伸直，手掌朝上。手腕間的距離與肩同寬。

4. 身體抬起與地面垂直，將手腕輕輕往地上壓，吐氣，抬起雙腳（圖 199）。雙腿收緊，緩緩抬起與地面垂直（側面：圖 200）。

5. 在這個姿勢停留 1 分鐘，正常地呼吸。手肘伸直保持手臂挺直，肩膀盡量往上延伸離地，但不要

移動手腕的位置（正面：圖 201）。

6. 吐氣，臀部稍微向後擺，讓雙腿慢慢放下回到地面，身體重量稍放在手腕上。

7. 然後頭部離開地面，坐下，放鬆。

● **注意**

一旦熟悉了頭倒立的變化式，當練習頭部平衡的動作時，就可僅以改變手的位置來練變化式，而不需先將身體放下才換姿勢。練習者應該循序漸進地來鍛鍊，否則頸部和肩膀會受傷。

梵文 Parsva 意思是側邊或側面。在這個頭倒立變化式中，頭部及雙手位置不變，將身體和雙腿朝一側扭轉。

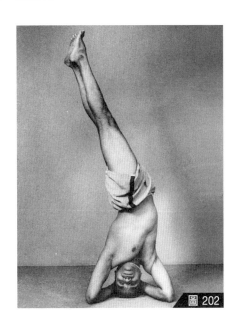

圖 202

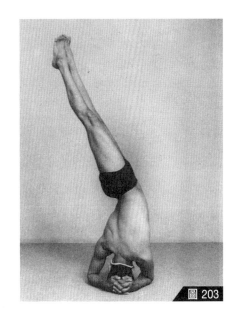

圖 203

● **步驟與技巧**

1. 從直立的〔頭倒立式 1〕（圖 184）開始，吐氣，脊椎朝右扭轉；除了頭和手以外，身體朝一側扭轉（正面：圖 202；側面：圖 203）。

2. 雙腿和肚臍如圖所示，從原來的位置朝一側扭轉 90 度。練習者會感到浮肋附近的伸展。

3. 在這此姿勢停留 20 ～ 30 秒，正常地呼吸。

4. 吐氣，回到直立的〔頭倒立式 1〕。吸一口氣，

吐氣，在左側以同樣的時間重複上述體位法。吐氣，回到〔頭倒立式 1〕。

● **功效**

這個體位法可以強化脊椎，增加其彈性。

梵文 Parivrtta 意思是旋轉、轉身；Eka 是一個；Pada 是腿。在這個頭倒立的變化式中，雙腿張開，身體和雙腿朝側面扭轉，頭部和手部位置不變，保持平衡。

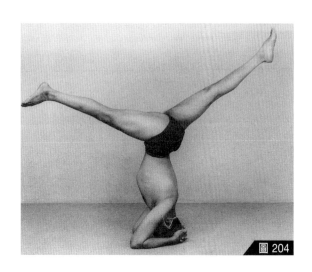

圖 204

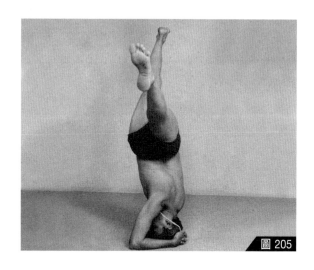

圖 205

● **步驟與技巧**

1. 做完〔扭轉頭倒立式〕（圖 202）後，將雙腿分開，右腿朝前，左腿朝後（圖 204）。然後吐氣，向左扭轉脊椎使雙腿順時針扭轉 90 度（側面：圖 205）。

2. 扭轉完後，保持腿部肌肉、膝蓋和小腿繃緊，讓雙腿繃直。

3. 將雙腿張得更開，並在這個姿勢停留 20～30 秒，試著正常地呼吸。

4. 吐氣，回到〔頭倒立式 1〕。左腿朝前，右腿朝後，朝右側扭轉脊椎使雙腿向逆時針方向扭轉 90 度（正面：圖 206；背面：圖 207）。在這個姿勢停留的時間與另一側相同。吐氣，回到〔頭倒立式 1〕。

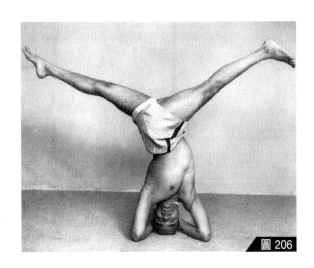

圖 206

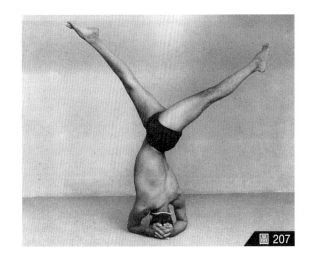

圖 207

●**功效**

可以強健腿部肌肉,強化腎臟、膀胱、前列腺和腸子。

梵文 Eka 意思是一個；Pada 是腿。這個頭倒立變化式，是將一條腿放在頭部前面的地上，同時保持另一條腿往上直立。

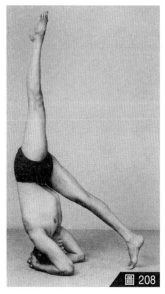

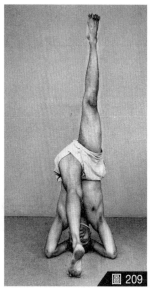

圖 208　　圖 209

直，大腿後側的肌肉收緊，下腹中間的肌肉也要收緊。

4. 膝蓋和腳趾在一條直線上，不要往一側傾斜。

5. 在這此姿勢停留 10 ～ 20 秒，深長地呼吸。吐氣，右腿向上抬起回到〔頭倒立式〕。

6. 在〔頭倒立式〕停留一會兒後，將左腿放到地上（正面：圖 209），停留的時間與另一側相同。吐氣，回到〔頭倒立式〕。

7. 在放下和抬起雙腿的時候，膝蓋不彎保持腿部伸直。假如膝蓋彎曲，練習者就會失去平衡。

● **功效**

這是個有難度的體位法，因此一開始腿也許無法碰到地面。隨著腿部越來越有彈性，背部更有力，腿就會在頭部不失去平衡的情況下碰地並停留在地。這個體位法強化頸部及腹壁，腹部器官得以收縮，讓腹部器官運作得更好。

● **步驟與技巧**

1. 盡你所能停留在〔頭倒立式 1〕後，吐氣，將右腿放在頭前方的地上（側面：圖 208）。

2. 右腿放到地上時，左腿和〔頭倒立式〕一樣地保持垂直向上。

3. 一開始頸部會感到巨大的壓力，左腿也會跟著往前帶。為了避免這些情況，膝蓋上提保持兩腿伸

梵文 Parsva 意思是側面；Eka 是一個；Pada 是腿。在這個體位法中，一條腿往側面放到地上，與頭部成一條直線，而另一條腿則垂直向上。

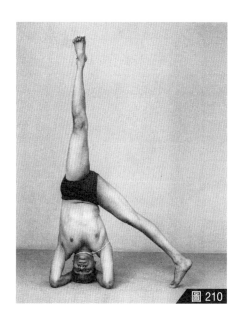

圖 210

● 步驟與技巧

1. 做完〔單腿向上頭倒立式〕（圖208、圖209）後，再接著做這個體位法。

2. 吐氣，右腿朝右側放到地上，並與頭部成一直線（圖210）。保持左腿如〔頭倒立式〕中向上伸直。

3. 以這個姿勢做頭部倒立，要比在〔單腿向上頭倒立式〕中還要困難。為了在這個姿勢中以頭部保持平衡，雙腿的後側肌肉伸直並收緊，膝蓋上提，

放在地上那條腿的腹股溝肌肉也要收緊。

4. 保持這個姿勢 10～20 秒，深長地呼吸。伸展腿筋和大腿，吐氣的同時抬起左腿回到〔頭倒立式1〕。

5. 在〔頭倒立式〕停留一會兒，然後吐氣，換左腿朝左側放到地上，並與頭部成一條直線。在這個體位法停留的時間與另一側相同。然後吐氣，回到〔頭倒立式〕。

6. 在放下和抬起雙腿時，膝蓋不要彎，否則你會失去平衡。

● 功效

可以使頸部、腹壁和大腿更有力，也強化腸子和脊椎。

梵文 Urdhva 是向上或高的意思；Padmasana 是前面所提過的蓮花座（圖 104）。
在這個變化式中，是以頭倒立來做蓮花座。

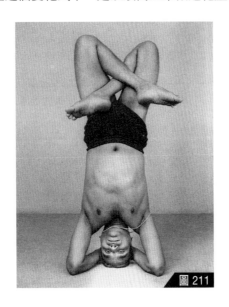

圖 211

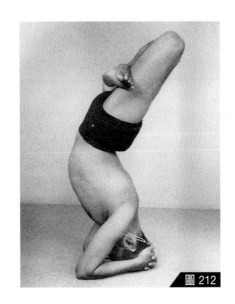

圖 212

● 步驟與技巧

1. 做完〔單腿向上頭倒立式〕（圖 208、圖 209）以及〔側單腿頭倒立式〕（圖 210）後，再接著做這個體位法。雙腿如〔蓮花座〕雙盤。先把右腳放在左大腿上，再把左腳放在右大腿上。

2. 膝蓋盡量靠近，大腿垂直向上伸展（圖 211）。

3. 在此姿勢停留半分鐘，深長平穩地呼吸。然後吐氣，大腿盡可能地向後伸展（圖 212）。

4. 鬆開雙盤的腿，回到〔頭倒立式〕。換邊盤腿，先把左腳放在右大腿上，再把右腳放在左大腿上。在這個姿勢停留半分鐘，然後大腿向後伸展。

5. 往上伸展大腿時，不要改變頭部或頸部的位置。

● 功效

這個體位法可以給背部、肋骨和骨盆額外的伸展，因此，胸部徹底地擴展，骨盆區的血液循環也更為順暢。為了獲得更多的伸展，練習者可以在做這個姿勢時將身體往一側扭轉；這就叫做〔側蓮花倒立式〕（圖 213 到圖 216）。

梵文 Parsva 的意思是側面。

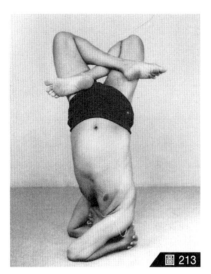

圖 213

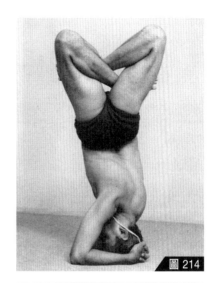

圖 214

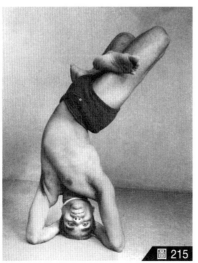

圖 215

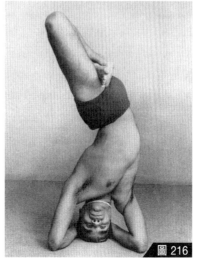

圖 216

梵文 Pinda 意思是胎兒。做〔倒立蓮花座〕（圖 211），骨盆彎下來，雙腿往下碰到腋窩。

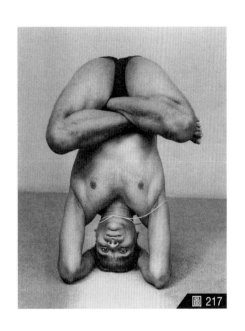

圖 217

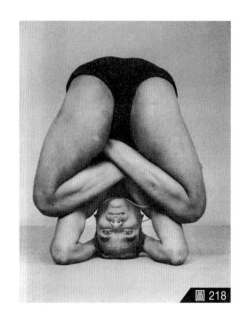

圖 218

● **步驟與技巧**

1. 做〔倒立蓮花座〕（圖 211）。然後吐氣，縮臀（圖 217）並停留兩個呼吸。再次吐氣時，雙腿下移碰到雙臂靠近腋窩的部位（圖 218）。

2. 在這個姿勢停留 20 ～ 30 秒，正常地呼吸。

3. 吸氣，回到〔倒立蓮花座〕，鬆開雙腿，在〔頭倒立式〕上停留一會兒。然後交換雙盤的盤腿順序，重複上述體位法。

4. 分別鬆開雙腿，回到〔頭倒立式〕，吐氣，然後慢慢將腿放到地上。

● **功效**

這個體位法與前面的體位法功效相同。此外，腹部器官也經由收縮和更多的血液循環於此區而得到強化。

梵文 Alamba 意思是支撐、支持，而 sa 的意思是一起或伴隨；Salamba 就是得到支持或者支撐起來。梵文 Sarvanga（sarva ＝所有、整個、全部；anga ＝肢體或身體）的意思是整個身體或四肢。在這個體位法中，整個身體都能從練習中獲得益處，因而得名。

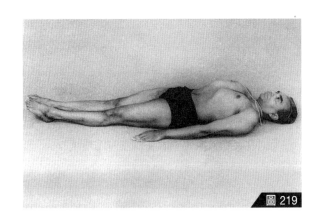

圖 219

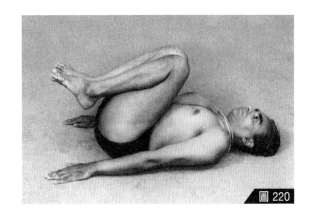

圖 220

● **初學者的練習步驟與技巧**

1. 仰臥在毯子上，雙腿伸直，膝蓋上提。雙手放在大腿兩側，掌心朝下（圖 219）。做幾次深呼吸。

2. 吐氣，膝蓋彎曲，將雙腿朝胃部移，讓大腿壓在胃上（圖 220）。停留兩個呼吸。

3. 吐氣時將臀部抬起，從手肘處彎起手臂，把手放在臀部上（圖 221）。停留兩個呼吸。

4. 吐氣，用手支撐著身體垂直向上抬起，讓胸部碰到下巴（圖 222）。

5. 只有後腦杓、頸部、肩膀和上臂後側放在地上。如圖 222 所示，把雙手放在脊椎的中段部位。停

留兩個呼吸。

6. 吐氣，雙腿向上伸直，腳趾朝上（正面：圖 223；背面：圖 224）。

7. 在這個姿勢停留 5 分鐘，平穩地呼吸。

8. 吐氣，慢慢地下來，雙手鬆開，身體平躺在地上，放鬆。

9. 假如沒有支撐你就無法完成這個體位法的話，可以利用一張凳子，按照上面所述的技巧來練習（圖 225）。

第二章 瑜伽體位法、鎖印法、淨化法

183

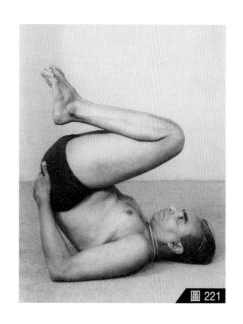

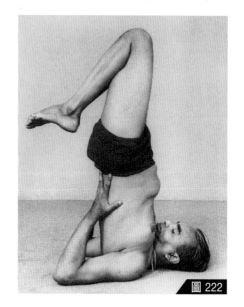

圖 221 圖 222

●高級程度者的練習步驟與技巧

1. 仰臥毯子上。

2. 保持雙腿在地上伸直並拉緊，膝蓋上提。雙手放在大腿兩側，掌心朝下（圖 219）。

3. 做幾次深呼吸。然後慢慢吐氣的同時，抬起雙腿與身體成直角，如圖 226、圖 227 和圖 228 所示。停留在這個姿勢並吸氣，保持雙腿穩定不動。

4. 吐氣，將臀部和背部從地面抬起，雙腿再次向上抬，手掌輕壓地面如圖 229、圖 230 和圖 231 所示。

5. 當整個身體從地面抬起後，手肘彎曲，手掌放在肋骨後側，肩膀仍維持放在地上（圖 232）。

6. 利用手掌的壓力抬起身體，雙腿垂直上抬如圖 233 所示，讓胸骨抵住下巴形成一個穩固的喉頭鎖。這個收縮喉嚨並且下巴扣抵於胸骨而形成穩固的喉頭鎖，就稱為喉鎖（Jalandhara Bandha）。記得要將胸骨往前帶去碰觸到下巴，而不是把下巴去靠往胸骨。假如你做的是後者，脊椎就無法完全伸展，也就無法感受這個體位法的功效了。

7. 只有後腦杓、頸部、肩膀以及上臂後側放在地上。身體的其他部位均成一直線，並與地面垂直。這

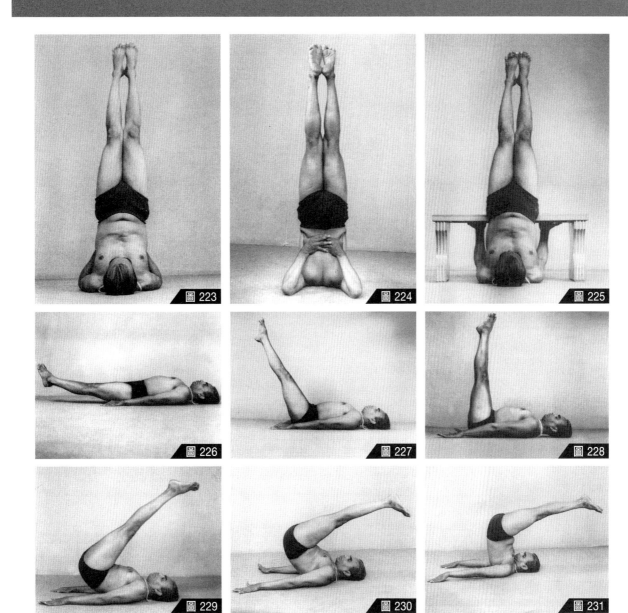

圖223

圖224

圖225

圖226

圖227

圖228

圖229

圖230

圖231

是最後的姿勢（側面：圖 234）。

8. 剛開始練習時雙腿會搖晃，無法與地面垂直。大腿後側肌肉收緊並垂直向上伸展。

9. 兩肘間的距離不超過肩寬。試著推開並伸展雙肩離頸，兩肘要盡量靠近。手肘如果太開，身體就無法正確地直立，體位法就會看起來就不標準。另外，頸部要筆直抵在胸骨上的下巴正中心。剛開始練習時頸部會朝一側斜，如果沒有改正過來，將導致頸部疼痛與頸部傷害。

10. 在這個姿勢停留至少 5 分鐘。漸漸增加到 15 分鐘；這樣並不會有什麼不良影響。

11. 鬆開雙手，身體回到地面，平躺，放鬆。

由於整個身體的重量都放在頸部和肩膀上，而雙手則輔助支持身體的重量，因此這個體位法叫做〔肩立式〕。〔肩立式〕除了上述的基本體位法以外，還有各種變化式動作。

● 功效

〔肩立式〕的重要性怎麼強調也不為過。它是古代聖哲給予人類最偉大的恩惠之一。〔肩立式〕是所有的瑜伽體位法之母，如同為家中和諧與歡樂而努力的母親，〔肩立式〕致力於人體系統的和諧與歡樂，是大多數普通疾病的萬靈丹。人體的內分泌腺，也就是無管腺體，是浸潤在血液中，從血液吸收營養，分泌荷

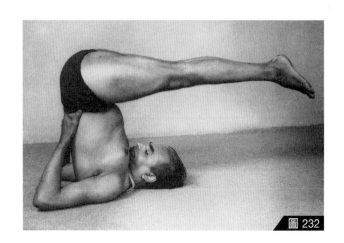

圖 232

爾蒙，讓平衡、健康的身體和大腦正常運作。假如腺體無法正常運作，荷爾蒙也就無法正常產生，身體健康就會開始惡化。令人驚奇的是，很多體位法對腺體都有直接的作用，有助於腺體正常運作。

〔肩立式〕會對頸部附近的甲狀腺和副甲狀腺產生作用，因為這個體位法中的喉鎖增加了頸部附近的血液供應。此外，由於身體倒立的關係，靜脈血液在重力的作用下可以毫不費力地流向心臟。健康的血液得以在頸部和胸部循環。

因此，那些患有氣喘、心悸、哮喘、支氣管炎以及喉嚨疾病的人，都可以從〔肩立式〕中得到舒緩。而由於頭部在這個倒立體位法中保持固定，頭部的血液供應受到喉鎖的調節，神經系統得以舒緩，即使是慢性頭疼也會隨之消失。

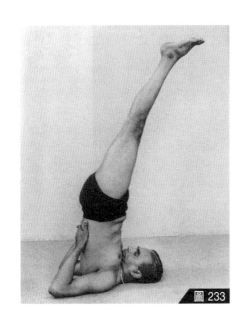

図233

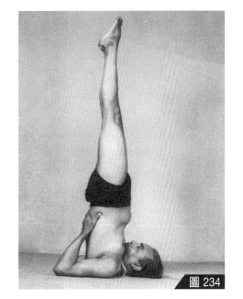

図234

持續練習這個體位法，可以根除普通感冒及與鼻子相關的毛病。此外，對神經有舒緩作用，有高血壓、神經衰弱、易怒和失眠的人，也可以經由練習〔肩立式〕獲得改善。而身體重力的變化也能影響腹部器官，促進腸道蠕動，紓解便祕，讓體內沒有毒素累積，人自然就會感到活力充沛。

對於那些患有小便失調、子宮異位、月經失調、有痔瘡以及疝氣的人，推薦練習〔肩立式〕。這個體位法也有助於減輕癲癇、沒精神和貧血的情況。假如練習者規律地練習〔肩立式〕，將會感到充滿了新的活力和力量，並滿懷信心和喜悅。新活力會在他的體內流

動，他的心變得很平靜，能感受到生命的喜樂。大病初癒後，每天固定練習兩次這個體位法可以使身體恢復活力。〔肩立式〕系列動作能活化腹部器官，使腸胃潰瘍、腹部及大腸劇痛得到舒緩。

患有高血壓的人，要先練習〔犁式〕（圖244）並且在可以停留至少3分鐘的情況下，才能來練習〔肩立式1〕。〔犁式〕的動作技巧與步驟請見192頁。

●肩倒立系列動作

這些變化式動作可在做完〔肩立式1〕（圖223）後，視個人情況停留5～10分鐘，或更長時間；除〔犁式〕外，其他變化式動作都是每一側停留20～30秒，而〔犁式〕則應該停留3～5分鐘。

這個體位法比〔肩立式 1〕還要難一點。

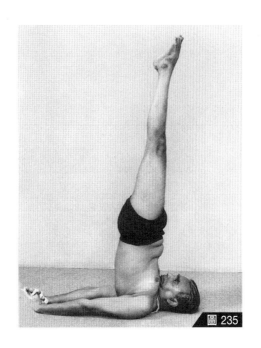

圖 235

● 步驟與技巧

1. 做〔肩立式 1〕（圖 223）。

2. 雙手從身體後面放開，十指相扣，翻轉手腕，伸展整個手臂。將大拇指碰到地面，手心朝外（圖 235）。此時頭部會在垂直向上伸展的身體正面，而雙臂則在身體後面。

3. 盡量保持雙腿和背部穩定不動。

4. 在做完〔肩立式 1〕後，可以練習這個姿勢並停留 1 分鐘。

● 功效

在這個體位法中，由於是藉由伸展背部來保持平衡，並把整個身體的重量都放在頸後，因此可以增強背部和頸部，也可以強化臂部肌肉。

梵文 Alamba 意思是支撐、支持，而 nir 則有遠離、沒有的意思；Niralamba 就是沒有支撐。
這個肩立的變化式比前面兩個體位法更難，因為在這個體位法中身體沒有手臂的支撐，身
體重量和平衡只靠頸部、背部及腹部肌肉來承受，這些身體部位也因而強化了。

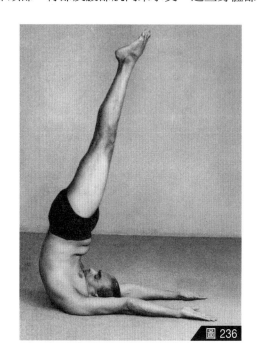

圖 236

● **步驟與技巧**

1. 做〔肩立式 1〕（圖 223）。

2. 鬆開雙手伸展過頭，伸展的手臂放在地上，與垂
   直向上的身體以及頭部在同一側，保持平衡（圖
   236）。

3. 可以在這個姿勢停留 1 分鐘。

這是肩立的姿勢中最難的體位法，讓練習者的脊椎骨比在其他肩立系列動作中伸展得更多，因而也助於練習者做到理想的〔肩立式 1〕（圖 223）。

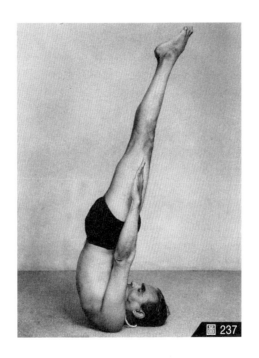

圖 237

● **步驟與技巧**

1. 從上一個體位法〔無支撐肩立式 1〕開始，抬起雙手，手掌放在膝蓋上或者膝蓋兩側（圖 237）。不要把雙腿靠在手掌上。

2. 在這個姿勢停留 1 分鐘，然後做〔肩立式 1〕一段時間，再做〔犁式〕（圖 244），才接著繼續依次練習其他的肩立系列動作。

● **功效**

練習這些不同的肩倒立動作，會增加血液流量，得以清除會產生毒素的物質，因此可以強化體質。這些體位法如同補品般滋養身體，在身體康復後，可以經由練習這些體位法盡快地從虛弱中恢復元氣。

梵文 Hala 意思是犁，這個體位法形同犁具，因而得名。這是〔肩立式 1〕的部分及其後續動作。

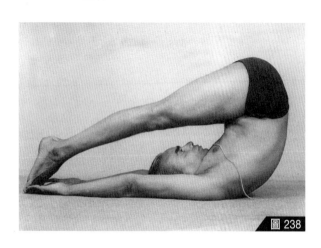

圖 238

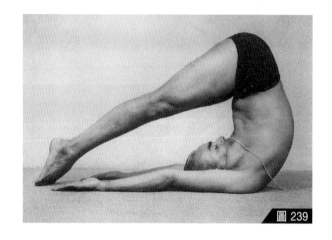

圖 239

● **步驟與技巧**

1. 做〔肩立式 1〕（圖 223），練喉鎖。

2. 放鬆鎖住的下巴，身體稍微放低，手臂和雙腿伸展過頭，將腳趾放在地上（圖 238）。

3. 大腿後側肌肉收緊，膝蓋上提，把身體抬起（圖 239）。

4. 雙手壓住背部中間，以使身體與地面垂直（圖 240）。

5. 手臂往雙腿反方向伸展（圖 241）。

6. 雙手拇指相勾，伸展雙臂和雙腿（圖 242）。

7. 十指交扣（圖 243），翻轉手腕讓大拇指放在地上（圖 244）。手掌與手指一起伸展，手臂從手

肘處收緊，並盡量從肩部往外拉。

8. 雙腿和雙手往相反方向伸展，這樣就可以徹底地伸展脊椎。

9. 手指交扣時，建議練習者變換交扣姿勢。先讓右手拇指碰到地面，這個姿勢停留 1 分鐘，然後鬆開手指，再換左手拇指碰觸地面，手指交扣，每次手臂伸展時間一樣。這樣可讓肩膀、手肘和手腕有均衡的發展且更具彈性。

10. 剛開始練十指交扣會很困難。經由慢慢練習上面提到的體位法，你就可以很輕鬆地把手指交扣起來了。

11. 剛開始要保持腳趾穩穩放在地上會很困難。假

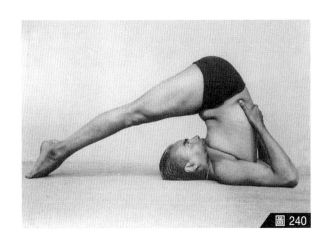

圖240

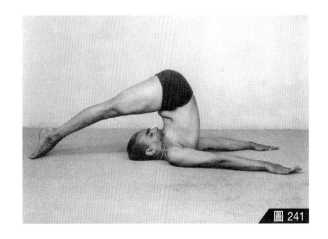

圖241

如在做〔犁式〕前，就先在〔肩立式1〕拉長延展的時間（圖223），那麼到時候腳趾停留在地上的時間就可以更長。

12. 在做得到的姿勢上停留1～5分鐘，正常地呼吸。

13. 鬆開雙手。抬起雙腿回到〔肩立式1〕，並逐步放下身體回到地面。仰臥在地上，放鬆。

● 功效

〔犁式〕的功效和〔肩立式1〕（圖223）相同。此外，腹部器官由於收縮而恢復活力。脊椎由於前彎而獲得額外的血液供應，對舒緩頭痛很有幫助。手部痙攣可以經由手指相扣和手掌、手指的伸展來治療。患有肩肘僵硬、腰痛和背部關節炎的人，可以經由這個體位法得到舒緩。由於脹氣而引起的胃痛，也可以經由練習獲得舒緩，馬上就會感到輕鬆。

這個體位法對那些有高血壓傾向的人也有好處。如果先練習〔犁式〕，然後接著練習〔肩立式1〕，就不會感到血液急衝或是頭部充脹的感覺。

〔犁式〕是練習〔西方伸展式〕（圖160）的預備體位法。如果練習者在〔犁式〕中有進步，背部會變得更靈活，〔西方伸展式〕就會做得更好。

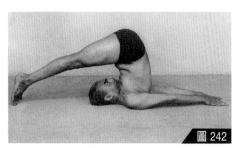

圖 242

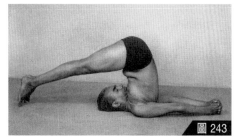

圖 243

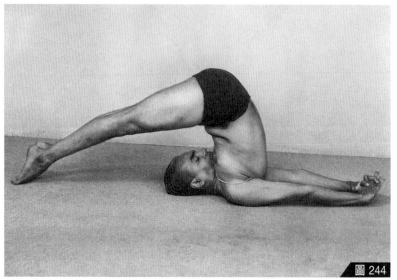

圖 244

● **提醒**

對於那些患有高血壓的人，建議在練習〔肩立式1〕
之前，先依照下面的技巧來進行〔犁式〕練習。

● **步驟與技巧**

1. 仰臥在地上。

2. 吐氣，緩緩地抬起雙腿與地面垂直，停留在這個
   姿勢10秒鐘，正常地呼吸。

3. 吐氣，雙腿伸展過頭，腳趾尖碰地。保持雙腿伸
   直，腳趾不要離開地面。

4. 如果把腳趾放在地面上有困難的話，就放一把椅
   子或凳子在頭的後方，把腳趾放在椅子上。

5. 如果呼吸變得急促或沉重，就不要把腳趾放在地
   上，改放在凳子或椅子上，頭就不會感到壓力和
   充脹。

6. 手臂伸展過頭並放在地上，在這個姿勢停留3分
   鐘，正常呼吸。

7. 做體位法的整個過程中，閉上雙眼，意念往鼻尖
   方向看。

梵文 Karna 意思是耳朵；Pida 是疼痛、不舒適或壓力。這是〔犁式〕變化式，可以和〔犁式〕一起練習。

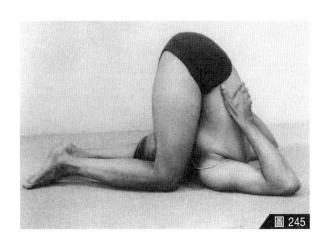

圖 245

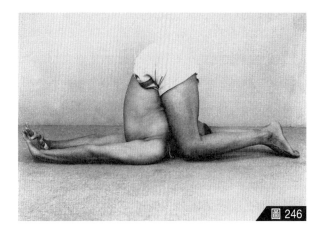

圖 246

● **步驟與技巧**

1. 做〔犁式〕（圖 244），在停留規定的時間後，膝蓋彎曲，右膝蓋放在右耳邊，左膝蓋放在左耳邊。
2. 雙膝都要放在地上，壓住雙耳。
3. 腳趾用力張開，腳跟併攏，腳趾靠在一起。雙手放在背部肋骨上（圖 245），或是如〔犁式〕，雙手十指交扣，雙臂伸展（圖 246）。
4. 在這個姿勢停留半分鐘或是 1 分鐘，正常地呼吸。

● **功效**

這個體位法可以讓身體、心臟和雙腿休息。脊椎在屈膝時能獲得更多的伸展，有助於腰部的血液循環。

梵文 Supta 意思是躺下；Kona 是角度。這是〔犁式〕將雙腿張開的變化式。

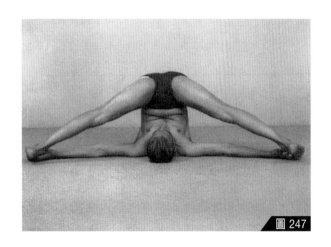

圖 247

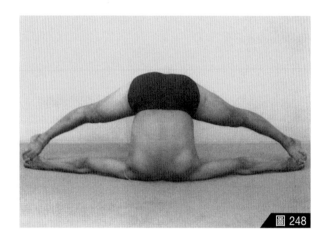

圖 248

● 步驟與技巧

1. 從〔夾耳式〕（圖 246）開始，盡你所能將雙腿張開並伸直。

2. 身體往上提，膝蓋上提將腿部肌肉收緊。

3. 右手抓住右腳趾，左手抓住左腳趾。保持腳跟提起。抓住腳趾後，將胸椎再往上提，伸展腿筋（圖 247、圖 248）。

4. 在此姿勢停留 20 ～ 30 秒，正常地呼吸。

● 功效

這個體位法能強化雙腿，有助於收縮腹部器官。

在〔犁式〕（圖244）中，雙腿放在頭後面，而這個體位法則是將腿放在側邊與頭部成一條直線。這就是側面的〔犁式〕。

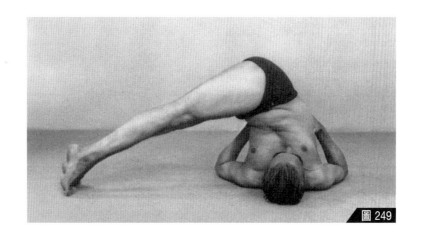

圖 249

● **步驟與技巧**

1. 做〔雙腿開展犁式〕後（圖247），回到〔犁式〕。

2. 手掌放在背部肋骨上（圖240）。

3. 雙腿盡可能往左移。

4. 膝蓋上提將腿部肌肉收緊，在手掌的幫助下，撐起身體並伸展雙腿（圖249）。

5. 在這個姿勢停留半分鐘，正常地呼吸。

6. 吐氣，雙腿往右邊移，與頭部成一條直線，在這個姿勢停留半分鐘。雙腿移動時不要改變胸部和身體的位置。胸部和身體與〔肩立式1〕或〔犁式〕中的位置一樣。

● **功效**

在這個體位法中，脊椎往側面移動，變得更有彈性。大腸也因處於倒轉狀態，而能適當地活動到，可以完整排毒。便祕可說是許多疾病之源，患有急性或慢性便祕的人，可因此體位法獲得改善。假如垃圾傾倒在我們自家門口，我們會感到噁心。那麼試想一下，當產生毒素的廢物在體內累積時，我們會是什麼感覺？廢物如果沒有清除，疾病就會像竊賊一樣進入我們的身體，掠奪我們的健康。假如腸子無法自由蠕動，大腦會變得愚鈍，人就會感到沉重易怒。這個體位法有助於讓腸子自由蠕動，讓我們贏得寶貴的健康。

第二章 瑜伽體位法、鎖印法、淨化法

197

梵文 Eka 意思是一個、單一；Pada 是腳。在這個肩立變化式中，一條腿如在〔犁式〕中放在地上，另一條腿則與身體一起和地面垂直。

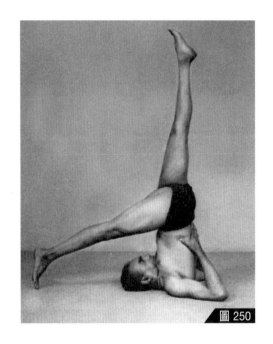

圖 250

● **步驟與技巧**

1. 做〔肩立式 1〕（圖 223）。

2. 在肩立的姿勢保持左腿往上抬。吐氣，右腿朝頭後方放下如同〔犁式〕。腿部保持伸直，膝蓋不要彎（圖 250）。

3. 右腿放在地上的時候，左膝上提左腿收緊不要往一側傾斜。左腿要對著頭部保持伸直。

4. 在這個姿勢停留 20 秒，正常地呼吸。

5. 吐氣，抬起右腿回到〔肩立式〕，然後如同〔犁式〕把左腿放到地上，保持右腿垂直向上挺直。左腿從地面抬起回到〔肩立式〕，會比把兩條腿都放下成〔犁式〕，能更加按摩到腹部器官。

6. 左右兩側停留的時間相同。

● **功效**

這個體位法能強化腎臟和腿部肌肉。

梵文 Parsva 意思是側面。在〔單腿向上肩立式〕（圖 250）中，一腿是放在頭後，而這個體位法則是將單腿放在側面與身體成一直線。

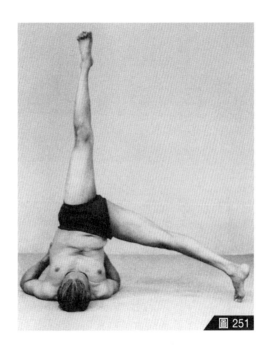

圖 251

●步驟與技巧

1. 練習上述〔單腿向上肩立式〕的兩側動作，然後回到〔肩立式〕。

2. 吐氣，右腿朝側面放下，與身體成一直線（圖 251）。保持右腿伸直，膝蓋不要彎。

3. 垂直向上的左腿要保持挺直，不要往右傾斜。肋骨在手掌的幫助下往上提，使胸部完全地擴展。

4. 在這個姿勢停留 20 秒，正常地呼吸，吐氣，回到〔肩立式〕。換邊，重複這個體位法，停留相同的時間，然後回到〔肩立式〕。

●功效

這個體位法能舒緩便祕，還能強化腎臟。

梵文 Parsva 的意思是側面。這個肩立變化式是將身體向側面扭轉。

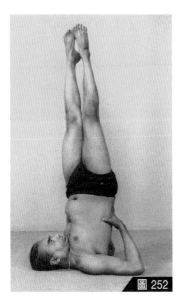
圖 252

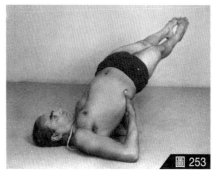
圖 253

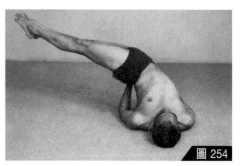
圖 254

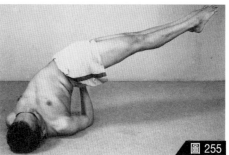
圖 255

● 步驟與技巧

1. 從〔肩立式 1〕（圖 223）開始，將身體和雙腿向右扭轉。

2. 左手掌放在左臀上，讓尾骨靠在手腕上（圖 252）。身體放下靠在左手上，身體的重量則放在左肘和左手腕上（圖 253）。

3. 右手掌仍如在〔肩立式〕中放在背部。

4. 雙腿向左移動超過左手掌的位置，形成一個角度倒立式（圖 254）。在此姿勢停留 20 秒，正常地呼吸。

5. 吐氣，回到〔肩立式 1〕，於右邊再做一次，停留同樣的時間（圖 255）。

● 功效

這個體位法可以強化手腕，也活動了肝臟、胰腺和脾臟，讓這些部位獲得充足的血液供應，使這些器官也得以保持健康。

或稱為孔雀延展式 Uttana Mayurasana

梵文 Setu 意思是橋；Setu Bandha 是形成或建造一座橋。在這個體位法中，身體靠肩膀、腳底和腳跟支撐拱起。身體的拱形則靠扶在腰上的雙手支撐。

梵文 Ut 意思是強烈；tan 是伸展。這個體位法就像一隻展羽的孔雀，因而得名。

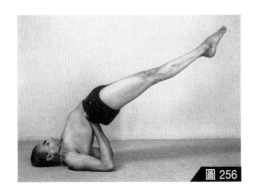

圖 256

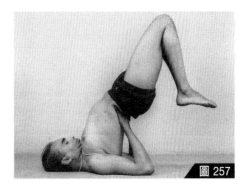

圖 257

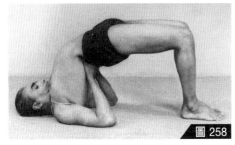

圖 258

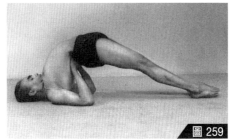

圖 259

● **步驟與技巧**

1. 做〔肩立式〕（圖 223）。

2. 手掌放穩在背上，脊椎向上提，雙腿伸直向下（圖 256），或者膝蓋彎曲（圖 257），超過手腕的位置向下放在地上（圖 258）。雙腿保持併攏伸展（圖 259）。

3. 整個身體形成一座橋，身體的重量放在手肘和手腕上。身體與地面接觸的部位只有後腦杓、頸、肩膀、雙肘以及雙腳。在這個姿勢停留半分鐘到 1 分鐘，正常地呼吸。

4. 要減輕對手肘和手腕的壓力，可將脊椎朝頸部伸展，並把腳跟貼穩在地上。

或稱為單腿孔雀式 Eka Pada Uttana Mayurasana

梵文 Eka 意思是一個；Pada 是腳。這是〔肩立橋式〕變化式，單腿向空中抬高。

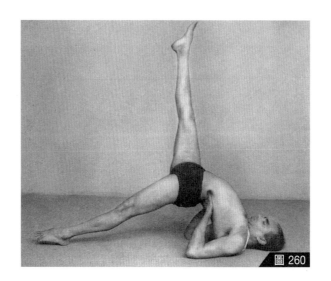

圖 260

● **步驟與技巧**

1. 在保持〔肩立橋式〕（圖 259）後，吐氣，右腿抬起與地面垂直（圖 260）。雙腿徹底伸展，在這個姿勢停留 10 秒。

2. 吸氣，右腿回到地面，吐氣，換抬起左腿與地面垂直，雙腿徹底伸展，停留同樣的時間。吸氣，左腿回到地面。

3. 吐氣，雙腿上抬如〔肩立式 1〕（圖 223），然後雙手從背後移開，雙腿慢慢地放回到地面，躺在地上休息。

● **〔肩立橋式〕和〔單腿肩立橋式〕的功效**

這兩個體位法讓脊椎後彎，消除由其他各種肩立式所造成的頸部壓力。

健康靈活的脊椎就表示神經系統很健康。如果神經系統健康，身體和大腦也就會健康。

梵文 Urdhva 是上面或高的意思；Padma 是蓮花。在這個肩立變化式中，雙腿不是向上伸直，而是盤腿，右腳放在左大腿上，左腳放在右大腿上如〔蓮花座〕（圖 104）。

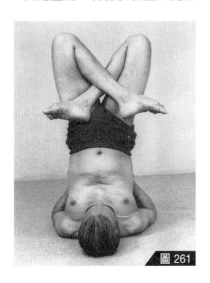

圖 261

● 步驟與技巧

1. 從〔肩立式〕開始，屈膝將雙腿交盤。先把右腳放在左大腿上，再把左腳放在右大腿上。
2. 盤腿垂直向上伸展，兩膝盡量靠近，雙腿盡量從骨盆區向後延展（圖 261）。
3. 在這個姿勢停留 20 ～ 30 秒，平穩深長地呼吸。
4. 要伸展得更透徹，可以參照〔扭轉肩立式〕（圖 254）中的技巧，將身體往一側扭轉，這就叫做〔側蓮花肩立式〕（圖 262）。

梵文 Parava 的意思是側面。

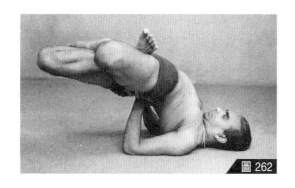

圖 262

5. 每一側停留 10 ～ 15 秒，正常地呼吸。
6. 吐氣，回到〔肩立蓮花座〕休息一會兒。
7. 現在吐氣，按照〔肩立橋式〕（圖 259）所述的技巧，將身體拱起（圖 266）。慢慢向下伸展大腿，直到膝蓋碰到地面，靠雙手的支撐形成一座橋。這叫做〔完全蓮花孔雀式〕（圖 267）。

第二章　瑜伽體位法、鎖印法、淨化法

203

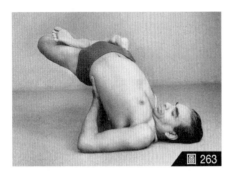

圖 263

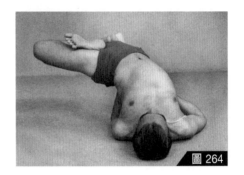

圖 264

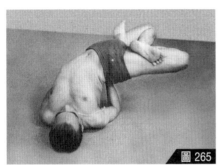

圖 265

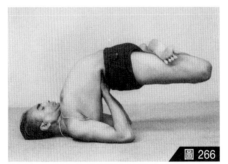

圖 266

| 102 | 完全蓮花孔雀式 | Uttana Padma Mayurasana | 圖 267 | ★ 25 |

梵文 Uttana 意思是深度伸展；Padma 是蓮花；Mayura 是孔雀。

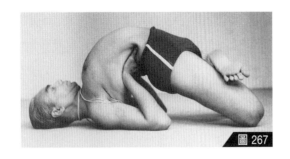

圖 267

8. 在此姿勢停留 10 ～ 15 秒，正常地呼吸。

9. 吐氣，回到〔肩立蓮花座〕。

10. 鬆開雙盤的腿回到〔肩立式〕，再重複體位法，先把左腳放在右大腿上，再把右腳放在左大腿上。停留的時間與前述系列動作停留的時間相同。

梵文 Pinda 意思是胎兒。這是前一個動作的延伸，將雙盤的腿往下帶，放在頭上。
這個體位法看來就像胎兒在子宮裡，因而得名。

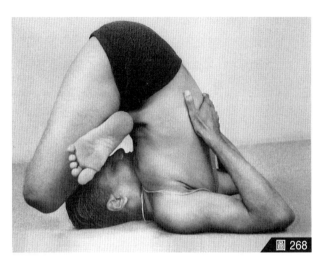

圖 268

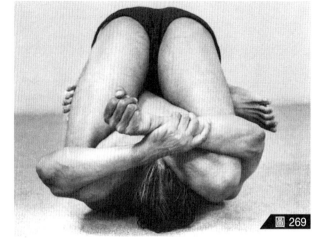

圖 269

●步驟與技巧

1. 從〔肩立蓮花座〕（圖 261）開始，吐氣，將盤
   腿從臀部開始朝頭部彎下。

2. 雙腿放在頭上（圖 268）。

3. 雙手從背後鬆開，並抱緊雙腿（圖 269）。同時，
   把身體往頸部帶，讓雙腿在頭上靠得更好。

4. 在這個姿勢停留 20 ～ 30 秒，正常地呼吸。然後
   回到〔肩立蓮花座〕。

梵文 Parsva 意思是側面。這是〔肩立胎兒式〕的變化式，將彎下來的雙膝朝旁邊移動，放在身體一側的地上。這是肩立式中的側胎兒姿勢。

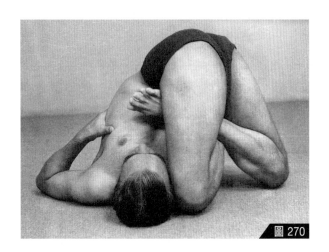

圖 270

● 步驟與技巧

1. 從〔肩立胎兒式〕（圖 269）將緊握的雙手鬆開，雙手放回到背後，手掌放在肋骨處（圖 268）。

2. 臀部向右側扭轉，吐氣，雙膝放到地上。左膝放在右耳旁邊（圖 270）。

3. 剛開始練時，左肩會離開地面。就把左肩往地面壓，左手牢牢地抵住背部。若不這麼做，你就會失去平衡而翻滾到另一邊。

4. 因為往側面扭轉，橫膈膜在這個姿勢會受到擠壓，因此呼吸會變得急促且費力。

5. 剛開始練時，靠近耳朵的膝蓋可能無法放到地

上，需要長時間的練習。

6. 在這個姿勢停留 20 ～ 30 秒，正常地呼吸。

7. 吐氣，從右側抬起盤腿移到左邊，左腳會靠近左耳旁邊（圖 271）。在這個姿勢停留同樣的時間。

8. 回到〔肩立蓮花座〕（圖 261），鬆開盤腿回到〔肩立式〕。

9. 現在交換盤腿的位置。先把左腳放在右大腿上，再把右腳放在左大腿上。

10. 在兩側重複上述體位法。

●〔肩立蓮花座〕和〔側胎兒肩立式〕的功效

改變交叉盤腿的位置，能讓腹部和大腸兩側都承受相同的壓力，可以舒緩便祕。對那些患有慢性便祕的人，建議在〔側胎兒肩立式〕停留久一些，每一側停留 1 分鐘會更有效。胃絞痛也可以經由這些體位法舒緩。

膝蓋非常靈活的人可以很輕鬆地練習這些體位法。但是對於很多人來說，在〔蓮花座〕中雙盤已經很困難了，對於這些練習者，建議在〔側犁式〕（圖 249）中停留更長的時間（脊椎和身體往同一邊扭轉，但雙腿伸直）。

練習這些體位法時，起初呼吸會變得急促且費力。試著保持正常的呼吸。

● 注意

在〔肩立式〕的各種變化式中，脊椎往前、往兩側和往後活動。在〔犁式〕、〔單腿向上肩立式〕、〔夾耳式〕和〔肩立胎兒式〕中，脊椎往前移動。在〔側單腿肩立式〕、〔側犁式〕和〔側胎兒肩立式〕中，脊椎往側面移動，就像在〔扭轉肩立式〕和〔側蓮花肩立式〕中一樣。在〔肩立橋式〕和〔完全蓮花孔雀式〕中，脊椎則向後移動。這些體位法，能從各個角度強化脊椎，保持脊椎健康。

據傳聞在宇宙初期（Krita Age），巨妖族檀那婆（Danavas）在弗栗多（Vrtra）的帶領下戰無不勝，四處驅散天神（Devas）。當眾神明白只有摧毀弗栗多，才能重獲力量時，眾神紛紛來到始祖梵天面前尋求開示。梵天指示他們去向毗濕奴求救。毗濕奴要他們去取一位名叫達希恰（Dadhicha）的聖賢的骨頭，用他的骨頭做成殺魔的武器。天神於是來到達希恰面前，根據毗濕奴的指示乞求他的骨頭。達希恰為了眾神犧牲了自己的身體。天神利用達希恰的脊椎做成雷電（Vajra），眾神之王因陀羅用雷電制伏並屠殺了弗栗多。

這個傳說故事極富象徵意義。惡魔代表了人的惰性和疾病。天神則代表了健康、和諧與平靜。為了摧毀惰

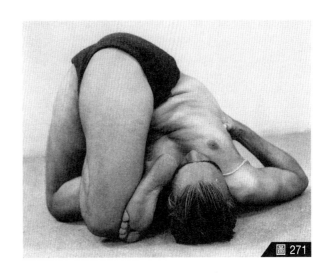

圖271

性以及由惰性所引起的疾病，以享受健康與快樂，我們必須讓脊椎變成如雷電般的達希恰的脊椎一樣強壯，如此一來，我們就能享有豐盈的健康、和諧及快樂。

梵文 Jathara 意思是胃部、腹部；Parivartanasana 是翻轉、扭轉。

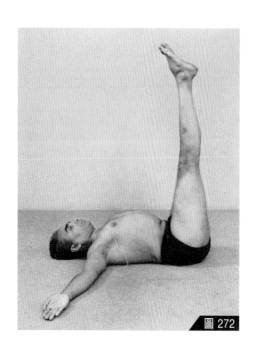

圖 272

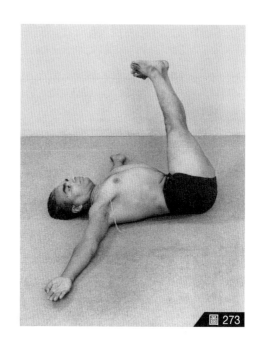

圖 273

● **步驟與技巧**

1. 仰臥在地上（圖 219）。

2. 雙臂往兩側伸展並與肩膀成一直線，身體就像一個十字。

3. 吐氣，雙腿同時抬起與地面垂直。雙腿伸直，膝蓋不要彎（圖 272）。

4. 在這個姿勢停留幾個呼吸。然後吐氣，將雙腿往左邊倒（圖 273），直到左腳趾幾乎碰到伸出的左手指尖（圖 274）。試著讓背部平放在地上。剛開始時右肩會離開地面。為了避免這一點，在雙腿朝左側扭轉時，可以請朋友幫忙把肩膀往下壓，或是右手抓住重型家具。

5. 雙腿放下，膝蓋上提腿部拉緊。盡可能讓腰部放在地上，從臀部扭轉雙腿。雙腿接近伸展的左手時，將腹部往右移。

6. 在此姿勢停留 20 秒，保持雙腿伸直。然後在吐

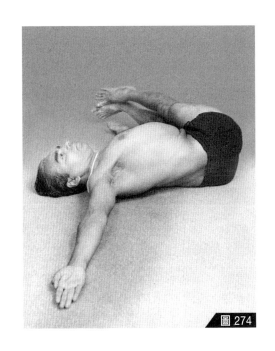

圖 274

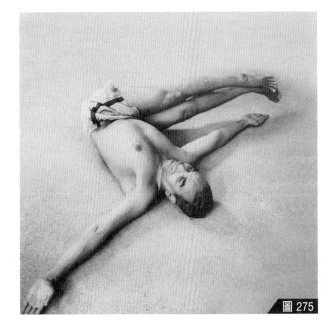

圖 275

氣時，把伸直的雙腿緩緩地帶回到與地面垂直的
位置（圖 272）。

7. 在兩腿與地面垂直的姿勢上停留幾個呼吸，然後
雙腿向右側放低，腹部往左側移（圖 275），停
留相同的時間。吐氣時，回到雙腿與地面垂直的
位置（圖 272），然後再輕輕地放下雙腿回到地
面（圖 219），放鬆。

● 功效

這個體位法對於減少多餘脂肪非常有效，可以強化肝
臟、脾臟和胰腺功能，並減少其不適感，也能治療胃
炎和強化腸子。經由定期練習，所有的腹部器官都能
保持健康，還有助於舒緩下背部、臀部的扭傷和脊椎
卡住的地方。

梵文 Urdhva 是向上、高的意思；Prasarita 是延伸、伸展；Pada 是腳。

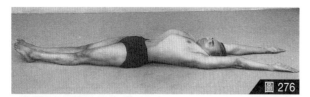

圖 276

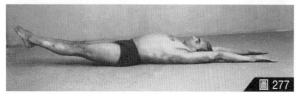

圖 277

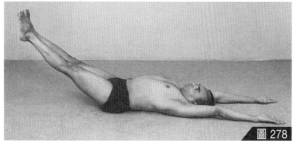

圖 278

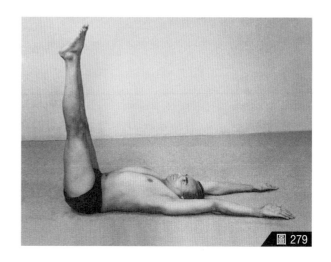

圖 279

5. 再次吐氣，雙腿抬高到與地面垂直（圖 279），在這個姿勢停留 30 ～ 60 秒，正常地呼吸。

6. 然後吐氣，雙腿慢慢放下回到地面，放鬆。

7. 重複動作從步驟 2 到 6 的姿勢。

● 步驟與技巧

1. 仰臥在地上，雙腿伸直並拉緊，膝蓋上提，雙手放在腿側（圖 219）。

2. 吐氣，雙臂伸展過頭（圖 276）。停留兩個呼吸。

3. 吐氣，雙腿抬高到 30 度（圖 277），在此姿勢停留 15 ～ 20 秒，正常地呼吸。

4. 吐氣，雙腿抬高到 60 度（圖 278），在這個姿勢停留 15 ～ 20 秒，正常地呼吸。

● 提醒

假如你無法一次完成上面所有的三個動作，就分三次來做，每次做完就休息。

● 功效

這個體位法對消除腹部脂肪是非常好的練習。它可以增強腰部，強化腹部器官，舒緩胃病和胃脹氣。

梵文 Chakra 意思是車輪。這個體位法將身體平躺在地，雙腿伸直向上抬起過頭如〔犁式〕（圖 239）。雙手放在耳朵旁邊，然後翻滾。翻滾的動作就像轉動的車輪，因而得名。

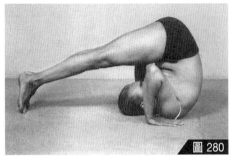

圖 280

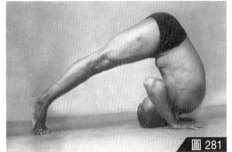

圖 281

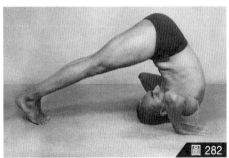

圖 282

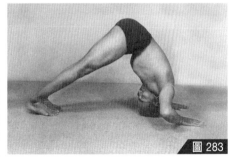

圖 283

● **步驟與技巧**

1. 仰臥在地上（圖 219）。

2. 吐氣，雙腿一起抬起過頭，腳趾放在地上如同〔犁式〕（圖 239）。停留兩或三個呼吸。

3. 雙手過頭，手肘彎曲，將手心朝下放在肩側，手指的方向與腳的方向相反（圖 280）。

4. 吐氣，手掌壓地面，雙腿再伸展得更多，把後頸抬起，然後翻滾如圖 281、圖 282 和圖 283 所示。

5. 雙臂伸直，成〔下犬式〕（圖 75）。

6. 手肘彎曲，身體放下回到地面，翻身仰臥，放鬆。

● **功效**

這個體位法能強化腹部器官和脊椎。翻滾的動作可以讓血液在脊椎循環，恢復脊椎活力。對於有胃病和肝臟不好的人也很有益處。

梵文 Supta 意思是躺下；Pada 是腳；Angustha 是腳拇趾。這個體位法由三個動作來完成。

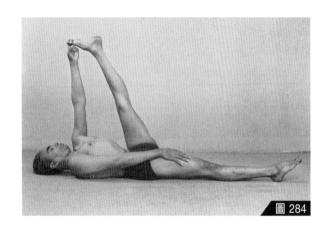

圖 284

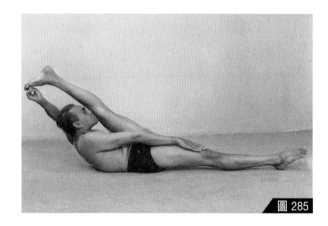

圖 285

● **步驟與技巧**

1. 仰臥在地上，雙腿伸直，保持膝蓋上提（圖 219）。

2. 吸氣，抬左腿與地面垂直。保持右腿在地上徹底伸展，右手放在右大腿上。

3. 抬起左臂，用左手大拇指、食指和中指勾住左腳拇趾（圖 284）。做三或四個深呼吸。

4. 吐氣，從地面抬起頭和身體，屈肘彎左臂，將左腿往頭部拉，不要彎曲左膝。拉左腿時把頭和身體一起向上抬起，下巴靠在左膝上（圖 285）。在這個姿勢停留約 20 秒，同時保持右腿在地上徹底伸展，正常地呼吸。

5. 吸氣，頭和身體回到地面，左腿回到與地面垂直的位置（圖 284），完成第一個動作。

6. 吐氣，抓住左腳拇趾，屈左膝將左腳趾往右肩帶。左肘彎曲，從頭後面伸展左臂，頭抬起放在左下臂和左脛骨之間（圖 286）。做幾個深呼吸。

7. 吸氣，頭回到地面，左臂帶到頭的前面，左臂和左腿伸直。左腿回到與地面垂直的姿勢，腳趾還是要抓住（圖 284）。做這個動作時，右腿也同樣要在地上完全伸直，右手保持放在右大腿上。完成第二個動作。

8. 吐氣，在不改變頭和身體位置以及右腿不離開地面的情況下，左臂和左腿向左側扭轉放到地面（圖

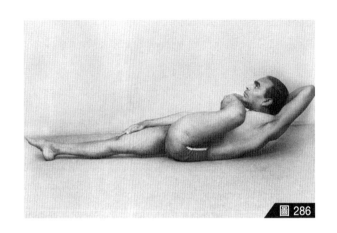

圖 286

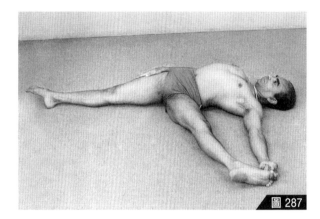

圖 287

287）。左手仍繼續抓住腳拇趾不要鬆開，左臂帶到與肩膀齊平。在此姿勢停留約 20 秒，左腿伸直。正常地呼吸。

9. 然後吸氣，左膝不要彎，左手不要鬆開左腳拇趾，將左腿帶回到與地面垂直的姿勢，右腿不要離開地面（圖 284）。

10. 吐氣，鬆開腳趾，左腿放回地上，左手放在左大腿上，完成第三個動作。在這三個動作中，一開始要保持右腿在地上伸直很困難，可以請朋友幫你壓住膝蓋上方的大腿部位，讓腿貼著地面，或者你可以將腳抵住牆來練習。

11. 在左側完成這三個動作後，做幾次深呼吸，然後換邊，在右側重複做這三個動作。

● **功效**

練習這個體位法雙腿可以得到均衡發展。患有坐骨神經痛和腿部麻痺的人，做這個體位法會很有益處；腿部和臀部的血液循環得很好，神經也因此恢復了活力。這個體位法可以讓髖關節不再僵硬，預防疝氣。無論男女都適合練習。

阿南塔（Ananata）是毗濕奴的名字，也指毗濕奴的臥榻——毒蛇西沙（Sesa）。根據印度神話，在原始海洋中毗濕奴睡臥在祂的千頭蛇身上。在睡夢中，一朵蓮花從祂肚臍處生出。梵天就從那朵蓮花裡誕生，梵天創造了整個世界。創世後，毗濕奴醒來並統御天界瓦昆塔（Vaikuntha）。這個體位法是在神廟裡被發現的，那座神廟是獻給南印度特里凡得琅（trivandrum）的阿南塔·帕德瑪那巴之神（Lord Ananta Padmanabha）（padma＝蓮花；Nabha＝肚臍）。

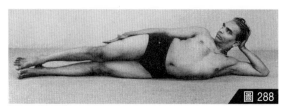

圖288

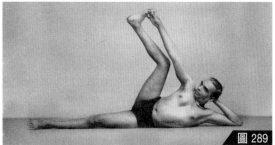

圖289

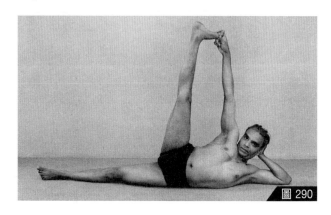

圖290

● 步驟與技巧

1. 仰臥在地上（圖219）。吐氣，身體轉向左側，讓身體側邊靠在地上。

2. 抬頭，左臂伸展過頭與身體成一直線，屈左肘將左下臂抬起，左手掌撐頭，手掌在左耳上（圖288）。在這個姿勢停留幾秒鐘，正常呼吸或深呼吸。

3. 右膝彎曲，用右手大拇指、食指和中指勾住右腳拇趾（圖289）。

4. 吐氣，右臂與右腿向上伸直並與地面垂直（圖290）。在這個姿勢停留15～20秒，正常地呼吸。

5. 吐氣，右膝彎曲，回到步驟2。

6. 放下頭部，翻身回到地面平躺（圖219）。

7. 在另一側重複這個體位法，停留的時間相同，然後放鬆身體。

● 功效

練習這個體位法對骨盆區有助益，也能強化腿筋，還可以舒緩背痛，預防疝氣。

梵文 Uttana 意思是伸展或仰臥；Pada 是腿。

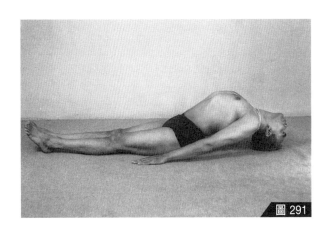

圖 291

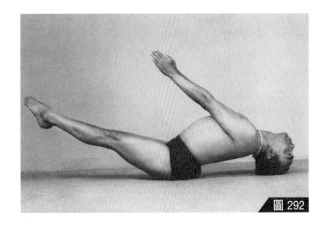

圖 292

● **步驟與技巧**

1. 仰臥在地上，保持雙腳併攏，膝蓋上提（圖 219）。做深呼吸三或四次。

2. 吐氣，背部離地，伸展頸部，頭往後移動直到頭頂抵在地上，讓背部拱起（圖 291）。假如覺得把頭頂放在地上很困難，就把雙手放在頭的兩側，抬頸部，背部和腰部拱起，盡量把頭頂往後拉。然後雙臂回到體側，停留兩或三個呼吸。

3. 伸展背部，吐氣時雙腿向上抬，讓腿與地面成 45 ～ 50 度角。抬雙臂，掌心相合，與雙腿平行（圖 292）。手臂和腿都要伸直，不可屈肘或屈膝。雙腿從大腿、膝蓋、腳踝到雙腳都要併攏。

4. 徹底伸展肋骨，在這個姿勢停留半分鐘，正常地呼吸。身體只靠頭頂和臀部來保持平衡。

5. 吐氣，雙腿和雙臂放回到地上，頸部伸直，頭部放鬆，身體放下，背部平躺在地上放鬆。

● **功效**

這個體位法使胸腔得到完全的伸展，使脊椎柔軟和健康，還能強化頸部和背部，讓甲狀腺因獲得健康的血液供應而變得更健康。同時也伸展並增強了腹部肌肉。

第二章　瑜伽體位法、鎖印法、淨化法

215

梵文 Setu 意思是橋；Setu Bandha 是建造橋梁。在這個體位法中，整個身體形成一個拱形，兩端分別靠頭頂和腳支撐，因而得名。

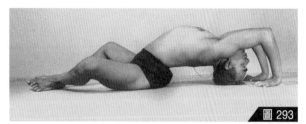

圖 293

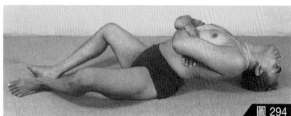

圖 294

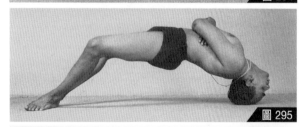

圖 295

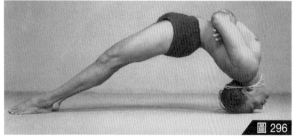

圖 296

● 步驟與技巧

1. 仰臥在地上（圖 219），做幾次深呼吸。
2. 膝蓋彎曲，雙腿從膝蓋打開，腳跟往臀部移。
3. 腳跟併攏，雙腳外側貼緊地面。
4. 雙手放在頭兩側，吐氣時，身體抬起背向上拱，頭頂抵在地面（圖 293）。往上伸直頸部，背部與腰部上提離地，頭部盡量向後。
5. 雙臂在胸前交叉，用右手托住左肘，左手托住右肘（圖 294）。做兩或三個呼吸。
6. 吐氣，臀部抬起（圖 295），將雙腿伸直（圖 296）。雙腳併攏，往地面緊壓。整個身體形成一座橋或者一個拱形。拱形的一側靠頭頂支撐，另一側則靠雙腳來支撐。
7. 在這個姿勢停留幾秒鐘，正常地呼吸。
8. 吐氣，鬆開雙臂，雙手回到地面，膝蓋彎曲，雙腿和身體放回到地面，頭部放鬆，頸部伸直，仰臥在地上放鬆。

● 功效

這個體位法能加強頸部，也強化頸椎、胸椎、腰椎到薦骨等脊椎各個部位。背部的伸肌會變得更強健，臀部也會更緊實。松果體、腦下垂體、甲狀腺和腎上腺，因為處於充足的血液中，也會運作得更好。

聖哲巴拉瓦伽（Bharadvaja）是賢者多羅納（Drona）的父親。在史詩《摩訶婆羅多》中，多羅納是俱盧族和般度族王子們的軍事老師，並參與這場重大戰役。這個體位法是獻給巴拉瓦伽的。

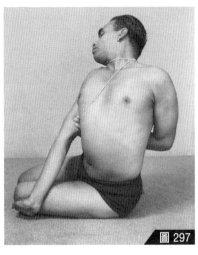

圖 297

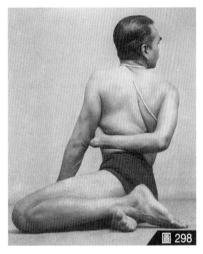

圖 298

● **步驟與技巧**

1. 坐在地上，雙腿向前伸直（圖 77）。

2. 膝蓋彎曲，雙腿向後把雙腳放在臀部右側。

3. 臀部放在地上，身體向左轉 45 度，伸直右臂，右手放在左大腿外側靠近左膝的地方。右手插到左膝下，手心碰地。

4. 吐氣，左臂從肩膀繞到背後，屈左肘讓左手抓住右上臂。

5. 頸部向右扭轉，眼睛從右肩向後看（圖 297、圖 298）。

6. 在這個姿勢停留半分鐘，深長地呼吸。

7. 把手鬆開，雙腿伸直，在另一側重複上述體位法。這次雙腳放在左臀旁邊，身體向右側扭轉，伸直左臂，左手掌放在右膝下，右手從背後抓住左上臂。在這個姿勢停留同樣的時間。

● **功效**

這個簡單的體位法是針對胸椎和腰椎部位。背部非常僵硬的人，會發現其他側面扭轉的體位法特別難，而這個體位法對於讓背部柔軟靈活很有幫助。患有關節炎的人也會發現它很有助益。

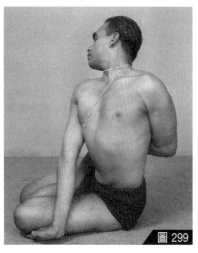

圖 299

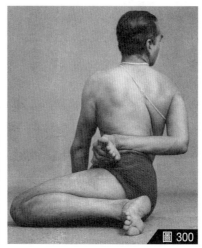

圖 300

● 步驟與技巧

1. 坐在地上，雙腿向前伸直（圖 77）。

2. 左腿彎曲，雙手抓住左腳，放在右大腿靠近骨盆處，左腳跟靠近肚臍。左腿成半蓮花的單盤姿勢。

3. 右腿彎曲，右腳向後使右腳跟放在右臀側，右小腿內側觸碰右大腿外側。雙膝都放地上，相互靠攏。

4. 吐氣，左臂從肩膀繞到背後，彎曲左肘使左手靠近右臀，並抓住左腳。

5. 右臂伸直，右手放在左大腿外側靠近左膝附近。右手插入左膝下，手心碰地，手指方向朝右（圖 299、圖 300）。

6. 抓緊左腳，身體盡可能地向左扭轉。頸部可向任何一側轉，眼睛視線越過肩膀。

7. 在這個姿勢停留約 1 分鐘，正常或深長地呼吸。

8. 然後放鬆。在另一側重複上述體位法，停留相同的時間。這次右腳放在左大腿近骨盆處，右手從背後抓住右腳。左腿彎曲，左腳跟放在左臀側。左手放在右膝下，身體盡量向右側扭轉。

9. 在兩邊都做完後就伸展雙腿，伸直雙臂，休息。

● 功效

這個體位法能使膝蓋和肩膀更加靈活。雖然對於那些脊椎活動原本就靈活的人效果不明顯，但是對於患有關節炎的人非常有益處。

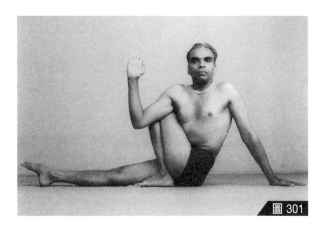

圖 301

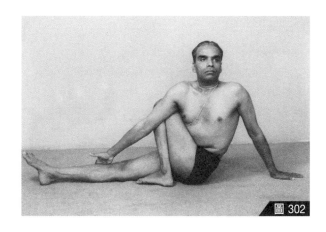

圖 302

●**步驟與技巧**

1. 坐在地上,雙腿向前伸直(圖 77)。

2. 左膝彎曲,左腳底和腳跟平放在地上。左腿脛骨與地面垂直,並讓左小腿碰左大腿。左腳跟貼近會陰。左腳內側碰到伸直的右大腿內側。

3. 吐氣的同時,脊椎向左扭轉 90 度,使胸部超過彎曲的左大腿,右臂放在左大腿上(圖 301)。

4. 將右肩遠離左膝,脊椎再向左扭轉些,讓右臂向前伸展,並伸展背部的右側浮肋(圖 302)。停留兩個呼吸。

5. 吐氣,扭轉右臂繞過左膝,右肘彎曲,右手腕放在腰後。吸氣,在這個姿勢停留。

6. 深吐氣,左臂從肩膀繞到背後,以右手握住左手,或左手握住右手也可以(圖 303、圖 304)。一

開始練習者會感到向側面扭轉很困難,但是多加練習,腋窩就可以碰到彎曲的膝蓋了。練習者繞著膝蓋扭轉手臂後,會感覺手指難以相扣。當練習者漸漸可以十指相扣後,就可以手掌相握,最後就能一手握住另一手的手腕。

7. 右臂緊緊抵住彎曲的左膝。右腋窩與彎曲的左膝間不要有空隙。

8. 雙手在背後相握後,雙手再往後拉,讓脊椎再向左側扭轉。

9. 右腿伸直,穩穩地放在地面上,不過一開始你可能無法做到。伸出腿的大腿肌肉要收緊,將膝蓋骨往上提,同時也收緊小腿肌肉,這樣伸出的腿就可以在地面穩穩伸直了。

10. 在這個姿勢停留半分鐘到 1 分鐘,正常地呼吸。

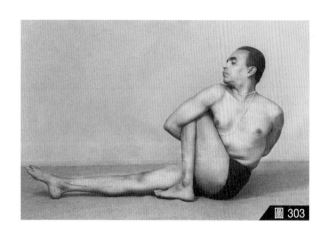

圖 303

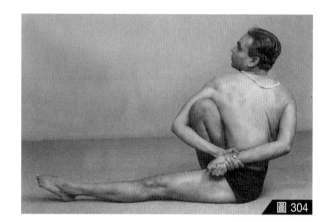

圖 304

頸部可往任何一側扭轉，眼睛凝視在地上伸展的右腿腳趾，或是將視線越過肩膀。

11. 鬆開背後的雙手，身體回到原來的位置。彎曲的左腿放到地面徹底伸展。

12. 然後於另一側重複這個體位法。這次彎曲右膝，右腳平放在地面上，右腳跟貼近會陰，右腳內側碰到伸出的左大腿內側。脊椎向右側扭轉 90 度，左腋窩碰到彎曲的右膝。吐氣的同時，扭轉左臂繞過右膝，左手腕放在腰後。然後右臂往背後伸，右肘彎曲，從背後以右手握住左手。脊椎再向右側扭轉，眼睛凝視在地上伸展的左腿腳趾，或將視線越過肩膀。兩側停留的時間相同。鬆開背後的雙手，身體回到原來的位置。

彎曲的右腿回到地面伸展，放鬆。

● 功效

經由規律地練習這個體位法，劇烈的背痛、腰痛以及臀部疼痛都會很快消除。由於肝臟和脾臟收縮，可以強肝健脾，舒緩不適；強化頸部肌肉；肩部扭傷及肩關節移位可以獲得舒緩，讓肩膀活動更加靈活；讓腸子也受益。這個體位法對於瘦的人功效比較小，後面還會提到對瘦子更有效的體位法。這個體位法也能幫助腹圍變小。

這個變化式結合了〔聖哲摩利奇式 2〕（圖 146）和〔聖哲摩利奇式 3〕（圖 303）兩者的動作。

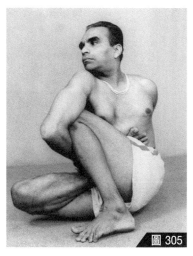 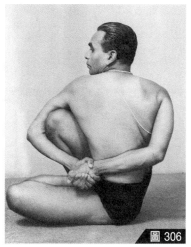

6. 吐氣，右臂環繞左膝，右肘彎曲，右手放在腰後。左膝緊緊地固定在右腋窩下。停留一個呼吸。

7. 然後深深地吐氣，左臂從肩膀繞到背後，左手握住右手。胸部伸展，脊椎挺直（圖 305、圖 306）。

8. 在這個姿勢停留 30 秒。呼吸會變得急促。

9. 鬆開雙手，伸直雙腿。

10. 在另一側重複這個體位法，將上面步驟中的左、右互換即可。兩邊停留的時間相同。鬆開雙手，伸直雙腿，放鬆。

●步驟與技巧

1. 坐在地上，雙腿向前伸直（圖 77）。

2. 右腿彎曲，右腳放在左大腿根部，右腳跟抵住肚臍，腳趾伸直。右腿成半蓮花式。

3. 左腿彎曲，左腳底和腳跟平放在地上。左腿脛骨與地面垂直，左大腿觸碰左小腿，左腳跟貼近會陰。

4. 吐氣的同時，脊椎向左扭轉 90 度，使右腋窩抵住左大腿外側。

5. 將右肩越過左膝，伸展背部的浮肋，讓脊椎再向左扭轉，使右臂更向前伸展。停留一個呼吸。

●功效

腳跟抵住肚臍以及兩手在背後相握的壓力，讓臍部附近的神經更有活力，也強化了肝臟、脾臟和胰腺，消除肩關節的鈣化，還能讓肩膀更加自由地活動。

梵文 Ardha 意思是半。在《哈達瑜伽經》中提到，魚王（Matsyendra）是哈達知識的創始者之一。據說，有一次濕婆神到一座孤島上向他的妻子帕瓦蒂（Parvati）解釋瑜伽的奧祕，岸邊有一條魚聚精會神在聆聽濕婆神所講述的一切，而且專心得一動也不動。濕婆知道這條魚已經了解瑜伽的真義，就把水灑在魚的身上，這條魚立刻獲得神聖之形，變成魚王，之後魚王便開始四處講述瑜伽知識。在獻給魚王的〔魚王式〕（圖 336、圖 339）中，則是讓脊椎的側扭轉做到最大限度，而〔半魚王式〕則是較溫和的版本。

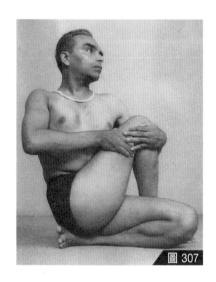
圖 307

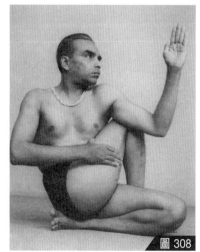
圖 308

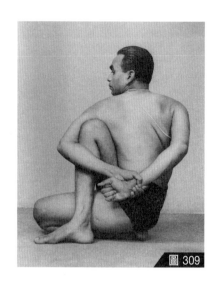
圖 309

● 步驟與技巧

1. 坐在地上，雙腿向前伸直（圖 77）。

2. 左膝彎曲，左大腿和左小腿緊靠在一起，從地面抬起臀部，左腳放在臀下，坐在左腳上，讓左腳跟在左臀下。被當做椅子的左腳要平放在地上，左腳踝外側和左腳小趾碰地。假如腳不這麼放，就無法坐在腳上。在這個姿勢上保持平衡。

3. 右膝彎曲，抬起右腿放在左大腿外側，右腳踝外側碰到放在地上的左大腿外側。在這個姿勢上保持平衡，右腿脛骨與地面垂直（圖 307）。

4. 身體向右轉 90 度，左腋窩抵住右大腿外側。左腋窩越過右膝（圖 308）。吐氣，左臂從肩膀往後繞過右膝扭轉。左肘彎曲，左手腕放在腰後。

5. 左臂要緊扣住彎曲的右膝；左腋窩和彎曲的右膝

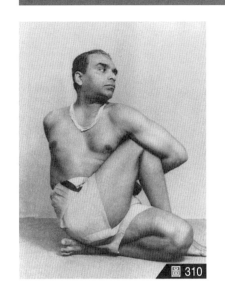

圖310

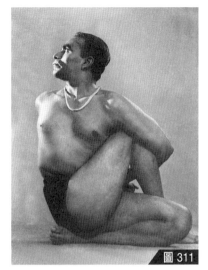

圖311

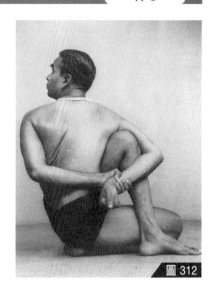

圖312

之間不要有空隙。吐氣，身體向前移動就可以做到。在這個姿勢停留兩個呼吸。

6. 現在深深地吐氣，右臂從肩膀往後擺，右肘彎曲，右手於腰部握住左手，或是左手握住右手皆可。一開始你可能只能抓住一兩根手指，多加練習就可以握住手掌，然後握住手腕（圖309）。

7. 頸部可以向左轉，眼睛視線則越過左肩（圖310），或是頸部向右轉，雙眼凝視著眉心（圖311、圖312）。頸部朝左轉時，脊椎扭轉的幅度會比朝右轉更大。

8. 橫膈膜受到脊椎扭轉時的擠壓，呼吸起初會變得急促。但是不要緊張，經過一段時間練習後，就可以正常地呼吸了。在這個姿勢停留半分鐘到1

分鐘。

9. 鬆開雙手，右腿伸直，左腿也伸直。

10. 在另一側重複這個體位法，並停留相同的時間。這次換右腿彎曲，坐在右腳上使右腳跟放在右臀下。左腿跨過右腿，左腳放在地面上，使左腳踝外側碰到右大腿外側。身體向左轉90度，右腋窩繞過左膝，右臂繞左膝扭轉。右肘彎曲，右手擺到腰後。在這個位置停留兩個呼吸。完全地吐氣，左臂從肩膀往後擺，左肘彎曲，兩手在背後互握。然後放開，身體放鬆。

11. 一開始手臂也許無法環繞另一側的膝蓋。若是如此，試著抓住另一側的腳，保持手臂伸直，手肘不要彎（圖313、圖314）。雙手在背後

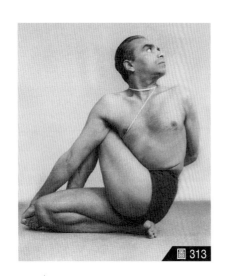

圖313

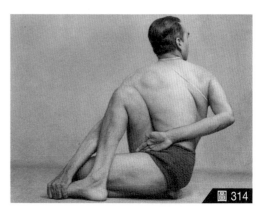

圖314

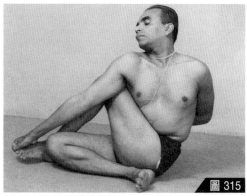

圖315

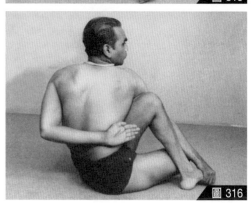

圖316

互握也是需要一段時間的練習。手臂在背後會
伸展得越來越多，起初可以抓住手指，然後是
手掌，最後是手腕。在這個體位法練得純熟後，
甚至可以抓住手腕以上的下臂。初學者若感到
坐在腳上會很困難，就可以改坐在地上（圖
315、圖316）。

●功效

這個體位法的效果和〔聖哲摩利奇式3〕相同（圖
303）。但是這個體位法的身體動作更強，因此功效也
更大。在〔聖哲摩利奇式3〕中，上腹部受到擠壓；
在這個體位法中，則是下腹部獲益。定期練習前列腺
和膀胱都不會肥大。

梵文 Mala 意思是花環。

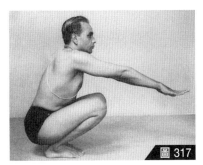

圖 317

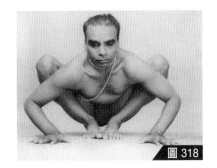

圖 318

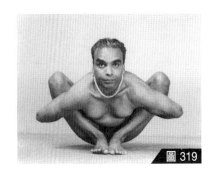

圖 319

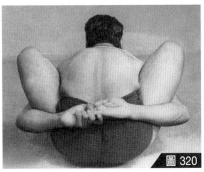

圖 320

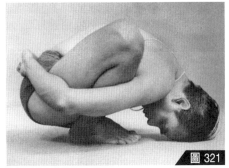

圖 321

練習這個體位法有兩種不同的方式，詳述如下：

● **步驟與技巧**

1. 雙腳併攏，蹲坐在地上。腳底和腳跟要完全的貼地。臀部從地上抬起，保持平衡（圖 317）。

2. 膝蓋打開，身體向前彎。

3. 吐氣，手臂環繞彎曲的膝蓋，手掌放在地上（圖 318）。

4. 分別把雙手放在背後，十指互扣（圖 319、圖 320）。

5. 然後向上伸展背部和頸部。

6. 在這個姿勢停留 30～60 秒，正常地呼吸。

7. 吐氣，身體往前彎，頭靠在地上（圖 321）。在這個姿勢停留 30～60 秒，正常地呼吸。

8. 吸氣，頭從地上抬起，回到步驟 5。

9. 鬆開雙手，在地上休息。

● **功效**

這個體位法可以強化腹部器官，舒緩背痛。

〔花環式 1〕與〔花環式 2〕這兩個體位法，雙臂從頸部垂下如同花環，因而得名。

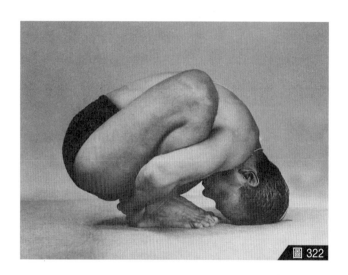

圖 322

● **步驟與技巧**

1. 雙腳併攏，蹲坐在地上。腳底和腳跟要完全貼地。臀部從地上抬起，保持平衡（圖 317）。

2. 大腿和膝蓋打開，身體向前移，讓腋窩超過雙膝。

3. 身體前彎，抓住雙腳腳踝的後側。

4. 抓住腳踝後側之後，吐氣，把頭帶到腳趾，前額放在腳趾上（圖 322）。

5. 在這個姿勢停留 1 分鐘，正常地呼吸。

6. 吸氣，抬起頭，鬆開腳踝，在地上放鬆。

● **功效**

練習這個體位法可以活動並強化腹部器官。女性在經期會背痛的人，可以經由這個體位法來舒緩，背部會感到放鬆。

梵文 Pasa 意思是套索或繩索。在這個體位法中,蹲在地上,身體向一側扭轉 90 度,手臂繞過兩大腿扭轉,另一條手臂從肩部反轉到背後,兩手在背後相握。雙臂如同一條繩索把身體綁在腿上,因而得名。

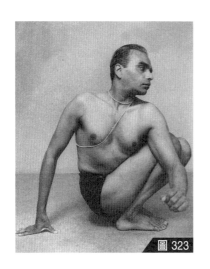

圖 323

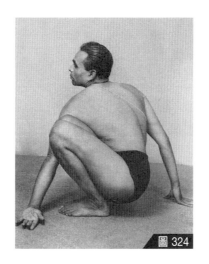

圖 324

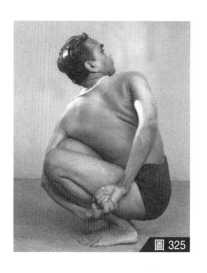

圖 325

● 步驟與技巧

1. 蹲坐在地上,腳底和腳跟貼地。

2. 保持雙膝、雙腳併攏,臀部從地上抬起,保持平衡(圖 317)。

3. 身體平衡後,身體向右側扭轉 90 度,直到左腋窩超過右大腿外側靠近右膝(圖 323)。左膝向前彎 2.5 公分,可以達到扭轉最大極限。

4. 吐氣,從肩膀伸展左臂(圖 324),左腋窩和右大腿間不要留空隙,扭轉左臂繞右大腿,朝左腿彎曲左肘,左手放在左臀附近。停留一個呼吸。

5. 吐氣,右臂從肩膀在背後扭轉,右肘彎曲,兩手手指在左臀附近勾住(圖 325)。

6. 逐步握住雙手手掌(圖 326),等這個動作可以很輕鬆地完成後,握住手腕(圖 327、圖 328、圖 329)。

7. 拉緊小腿肌肉以保持平衡,盡你所能把身體向右扭轉,在這個姿勢停留 30 ～ 60 秒,正常地呼吸。扭轉頸部,眼睛視線越過肩膀。

8. 鬆開雙手,在另一側重複這個體位法。這次換身體向左扭轉,右臂繞過左大腿,彎曲右肘,右手

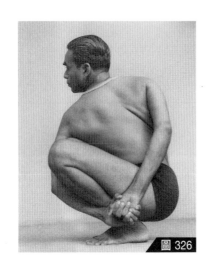

圖 326

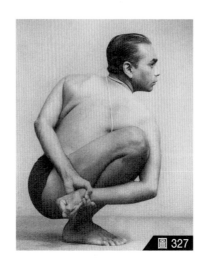

圖 327

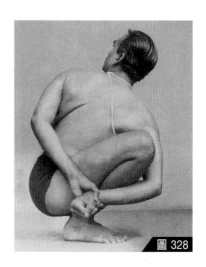

圖 328

放在右臀附近。吐氣的同時左臂往背後扭轉，彎曲左肘，兩手在背後右臀附近相握。

● **功效**

這個體位法可以增強腳踝的力量和彈性。對於必須長時間站立工作的人，可使雙腳得到休息。還能強化脊椎，使人更加敏捷靈活。肩膀能更自由地活動，更加強壯。還可減少腹部脂肪，按摩腹部器官的同時，徹底擴展胸部。這個體位法比〔半魚王式 1〕和〔半魚王式 2〕（圖 311、圖 330）能伸展得更多，因此功效也更大。這個體位法對肝臟、脾臟以及胰腺也很有好處，推薦給糖尿病患者練習。它也能改善消化功能。

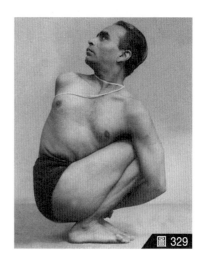

圖 329

這個體位法是〔半魚王式 1〕（圖 311）的變化式，脊椎往側邊扭轉得幅度更大。

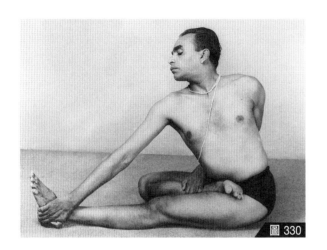

圖 330

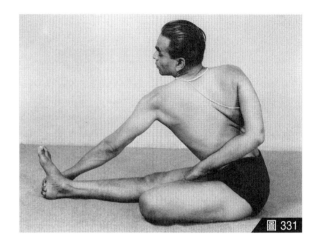

圖 331

● **步驟與技巧**

1. 坐在地上，雙腿向前伸直（圖 77）。

2. 右膝彎曲，右腳放在左大腿根部，腳跟抵住肚臍。

3. 吐氣，身體左轉 90 度，左臂從肩膀往後擺，左肘彎曲，用左手抓住右腳踝或脛骨。

4. 左腿保持在地上伸直，右手抓住左腳底或拇趾，右臂保持伸直。一開始練習者會感到左腿在地上挺直有困難。此時可以屈左膝，先用手抓住左腳拇趾，然後再伸直右臂和左腿。頸部向右轉，眼睛視線越過右肩（圖 330、圖 331）。

5. 兩膝盡量靠近，在這個姿勢停留 30～60 秒，試著保持正常地呼吸。剛開始練時，因為身體朝一側扭轉，呼吸會變得急促些。

6. 鬆開雙手，伸直雙腿，然後在另一側重複這個體位法，將上面步驟中的左右互換即可。

7. 在兩側停留的時間相同，然後放鬆。

● **功效**

這個體位法讓腹部一側緊縮，另一側伸展，因而強化腹部器官。由於脊椎朝一側扭轉，背痛、腰痛和髖關節的疼痛會迅速消失。頸部肌肉變得有力，肩膀的活動更為自如。假如能規律的練習〔半魚王式 2〕，就不會發生前列腺和膀胱肥大。也有助於練習者掌握〔魚王式〕（圖 336、圖 339），以達到脊椎側扭轉到最大限度。

第二章　瑜伽體位法、鎖印法、淨化法

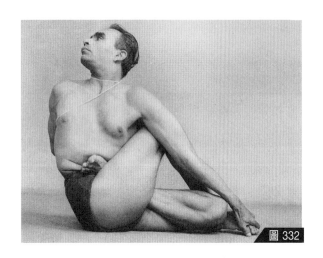

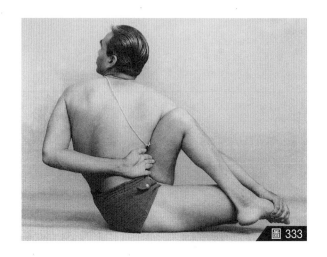

●步驟與技巧

1. 坐在地上，雙腿向前伸直（圖 77）。

2. 左膝彎曲，左腳放在右大腿根部，腳跟抵住肚臍。

3. 右膝彎曲，右腿抬起放在左大腿外側，使右腳踝外側碰觸左大腿外側。停留兩或三個呼吸。

4. 吐氣，身體向右扭轉 90 度，把左肩繞過右膝。左腋窩和右大腿之間不要有空隙，用左手抓住右腳。

5. 右臂往後擺，右肘彎曲，右手放在背後。

6. 頸部向右扭轉，抬起下巴，眼睛凝視眉心或鼻尖（圖 332、圖 333）。

7. 依自己的能力而定，在這個姿勢停留 30～60 秒。

呼吸會變得急促，但是試著使呼吸正常。

8. 鬆開抓著的右腳，右腳抬起繞過左大腿，然後伸直右腿。再鬆開左腿，伸直。

9. 在另一側重複這個體位法，停留的時間相同。然後放鬆。

●功效

這個體位法能活動並按摩腹部器官，維持腹部器官健康，同時也強化脊椎，保持脊椎彈性。這個動作是〔魚王式〕（圖 336、圖 339）的預備式。

梵文 Paripurna 意思是全部或者完全；Matsyendra 是魚王，他是哈達知識的創始人之一。

在《哈達瑜伽經》第 27 節這樣寫道：「此扭轉式可以激發胃火增進食慾，同時消除體內嚴重的疾病；練習這個體位法時，可以喚醒拙火，並穩定月（moon）的甘露。」據說，右鼻孔中的氣息是熱的，而左鼻孔氣息是冷的。因此，右鼻孔的氣息叫做日息（sun breath），右側的能量通道叫做陽脈或右脈（pingala，火的顏色）；左鼻孔的氣息叫做月息（moon breath），左側能量通道叫做陰脈或左脈（ida）。月亮在左脈中穿行，把甘露灑滿整個身體系統，太陽則在右脈間穿行，乾涸整個身體系統，因為人體就是一個微型宇宙。據說月亮位於上顎根部，不斷灑下芬芳冰涼的甘露為餵養胃火而浪費了。〔魚王式〕可以阻止甘露往下流失。這個體位法是獻給哈達瑜伽的創立者魚王。

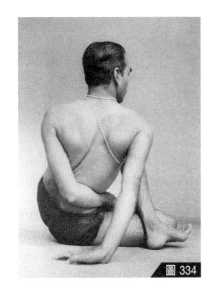

圖 334

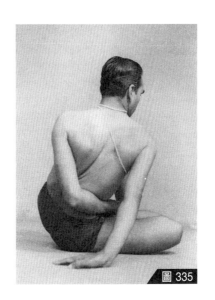

圖 335

● **步驟與技巧**

1. 坐在地上，雙腿向前伸直（圖 77）。

2. 右膝彎曲，右腳放在左大腿根部，右腳跟抵住肚臍。左膝向上彎曲，帶到胸前。

3. 吐氣，身體向左扭轉，從肩膀處把左臂往後擺，左手從背後抓住右腳踝（圖 334）。牢牢抓住腳

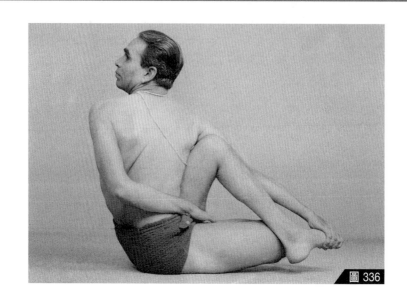

圖336

踝，這是第一階段。

4. 抬左腳跨過右大腿，將左腳放在地面上，靠近右膝外側（圖335）。停留幾個呼吸。這是第二階段。

5. 再次吐氣，身體向左扭轉，右肩超過左膝，用右手抓住左腳。頸部向左扭轉，抬起下巴，眼睛向上看（圖336）。這是這個體位法的最後階段。依照自己的能力，在這個位置停留30～60秒。因為橫膈膜受到壓力，所以呼吸會變得急促。

6. 鬆開左腳，左腳抬起從右大腿跨回，把左大腿伸直。然後鬆開右腳踝，右腿伸直，放鬆。

7. 在這個姿勢中，脊椎已經扭轉到極限，因此在吐氣時做所有動作會更輕鬆。

● 以下的技巧可用在另一側的練習

1. 坐在地上，雙腿向前伸直。左膝彎曲，左腳放在右大腿根部，左腳跟抵住肚臍。

2. 吐氣，身體向右側扭轉，右臂從肩膀往背後擺，右手從背後抓住左腳踝，彎曲右腿（圖337）。這是第一階段。

3. 抬起右腳跨過左大腿，將右腳放在左膝外側（圖338）。停留幾個呼吸。這是第二階段。

4. 吐氣，身體向右扭轉，左臂越過右膝，用左手抓住右腳。頸部向右扭轉，抬起下巴，兩眼向上看

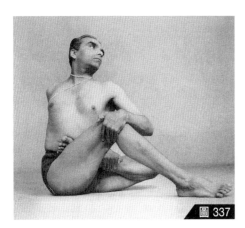

圖337

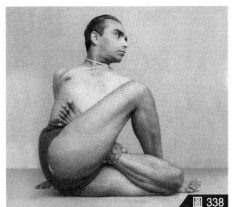

圖338

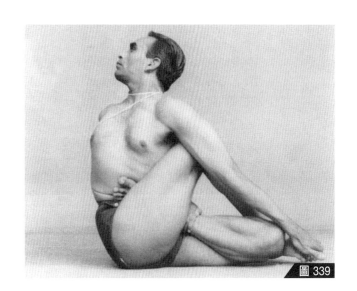

圖339

●功效

這是一個有難度的側面扭轉體位法，經由大量供給豐富的血液給脊椎神經，可以強化脊椎，增加胃部的運動，有助於消化食物和排除毒素。這個姿勢能保持脊椎和腹部健康，可以讓身體和心靈寧靜。脊椎在此能得到最大極限的伸展。

（圖339）。這是最後階段。停留的時間和另一側相同。

5. 鬆開右腳，右腳抬起從左大腿跨回，右大腿伸直。然後鬆開左腳踝，左腿伸直，放鬆。

這個體位法是獻給聖哲阿斯塔瓦卡（Astavakra），他是閣那迦王於米提拉（Mithila）的精神導師，閣那迦王正是希多（Sita）的父親。據說，當聖哲還在他母親肚子裡時，他父親卡戈拉（Kagola 或 Kalola）在誦讀聖書《吠陀經》（Vedas）時犯了幾個錯誤，尚未出生的聖哲聽到後大笑起來。父親非常生氣，詛咒兒子生下來像個八曲怪。於是當聖哲生下來後就有八處彎曲，使他得到阿斯塔瓦卡或八畸形的稱呼。

聖哲的父親曾在一次哲學論辯中，為米提拉的宮廷學者梵迪（Vandi）所擊敗。當聖哲成為偉大的學者時，於辯論中打敗梵迪，替自己的父親一雪當年之恥，並成為閣那迦王的導師。最後父親祝福他，於是所有的扭曲從此消失，恢復正常。這個體位法分為兩個階段。

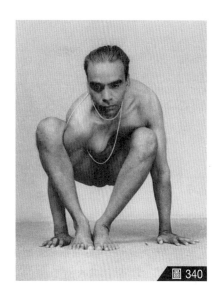

圖 340

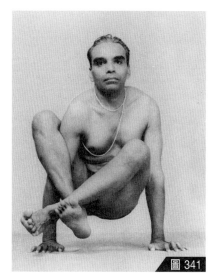

圖 341

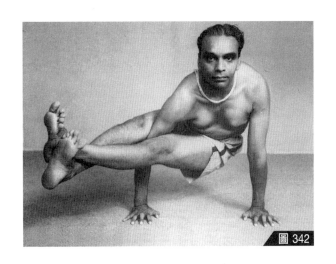

圖342

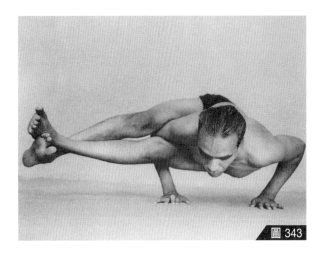

圖343

● 步驟與技巧

1. 站立，雙腳張開約 45 公分。

2. 雙膝彎曲，右手掌放在雙腳之間的地上，左手掌則放在左腳外側。

3. 右腿繞過右臂，右大腿後側放在右上臂於手肘上方的後面。左腿放在兩臂間，但靠近右腿（圖340）。

4. 吐氣，雙腿離開地面。左腳放在右腳踝上使雙腿交叉（圖341），朝右側伸展雙腿（圖342）。右臂被夾在兩大腿間，右肘微彎。左臂伸直。在這個體位法上靠雙手支撐保持平衡一會兒，正常地呼吸。這是第一階段。

5. 吐氣，兩肘彎曲，身體和頭部放低與地面平行（圖343）。正常呼吸時把頭和身體從一側轉向另一側。這是第二階段。

6. 吸氣，伸直手臂，抬起身體（圖342），鬆開交叉的雙腿回到地面。

7. 在另一側重複這個體位法，把步驟 2 到 5 中的左邊換成右邊，右邊換成左邊。

● 功效

這個體位法能強化手腕和手臂，強健腹部肌肉。

梵文 Eka 意思是一個；Hasta 是手；Bhujia 是手臂的意思。

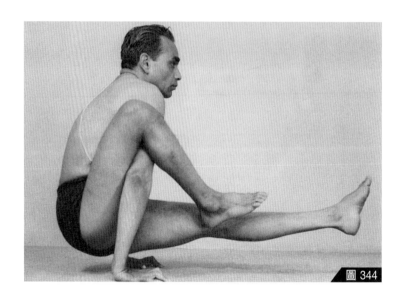

圖 344

● **步驟與技巧**

1. 坐在地上，雙腿向前伸直（圖 77）。

2. 吐氣，右膝彎曲，右手握住右腳踝，右腿放在右
   上臂後側。右大腿後側會碰觸右上臂後側。盡量
   將右腿抬高往上放。

3. 手掌放在地上，吐氣，將身體從地面抬起，保持
   平衡（圖 344）。

4. 在這個姿勢停留 20 ～ 30 秒，正常地呼吸。

5. 在保持平衡時，左腿要伸直，與地面平行。

6. 吐氣，身體回到地面，鬆開右腿向前伸直。在另
   一側重複這個體位法，停留相同的時間。

● **功效**

這個體位法能強健手臂，還能活動腹部器官。

梵文 Dwi 意思是兩個或兩者；Hasta 是手；Bhuja 是手臂。這是〔單臂支撐式〕（圖 344）的變化式。

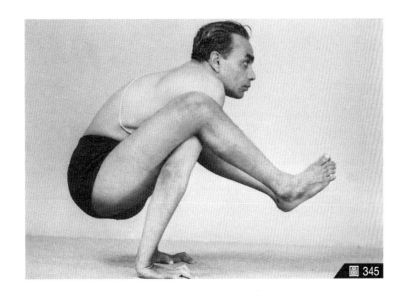

圖 345

● **步驟與技巧**

1. 站立，雙腳張開約 45 公分。

2. 雙膝彎曲，手掌放在雙腳間的地上。

3. 將右腿放在右臂上，右大腿後側靠在右上臂後側。同樣也將左大腿放在左上臂上。

4. 吐氣，雙腳從地面抬起，用雙手保持平衡。手臂伸直，雙腳併攏，向上抬（圖 345）。

5. 在這個姿勢停留 20 ～ 30 秒，正常地呼吸。

6. 吐氣，兩肘彎曲，身體回到地面，鬆開雙腿往前伸直，放鬆。

● **功效**

這個體位法的效果與〔單臂支撐式〕相同。

梵文 Bhuja 意思是手臂或肩膀；Pida 是痛苦或壓力。在這個體位法中，把膝蓋窩放在肩膀上，身體靠雙手保持平衡，因而得名。

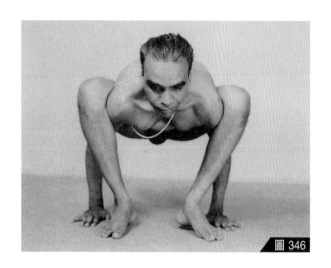

圖 346

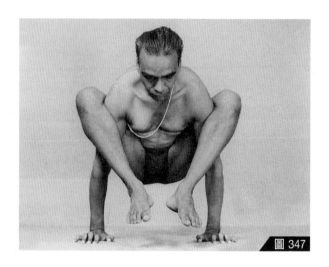

圖 347

● **步驟與技巧**

1. 從〔山式〕站姿開始（圖 1）。雙腳張開約 60 公分。

2. 身體彎腰向前，膝蓋彎曲。

3. 手掌放在雙腳間，分開約 45 公分（圖 346）。

4. 大腿後側靠在上臂後側，大腿放在上臂中間，即肩膀手肘之間的位置。

5. 大腿放在這個姿勢時，剛開始時將腳跟抬起。

6. 吐氣，慢慢將腳趾分別離開地面，用雙手保持平衡（圖 347）。然後雙腳在腳踝處交叉（圖 348）。剛開始時雙腿會下滑，難以保持平衡。

為了穩固平衡，試著盡量把大腿後側放在上臂高處。雙肘微彎。試著盡量伸展雙臂，頭往上抬。

7. 保持平衡，正常地呼吸，在手腕可以承受住身體的重量下，停留愈久愈好。然後鬆開雙腳，雙腿分別回到原位（圖349、圖350），雙腳放到地上。雙手從地面抬起，站起回到〔山式〕（圖 1）。

8. 調換雙腳交叉的位置，重複這個體位法。若一開始是右腳放在左腳踝上，那麼這次就把左腳放在右腳踝上。

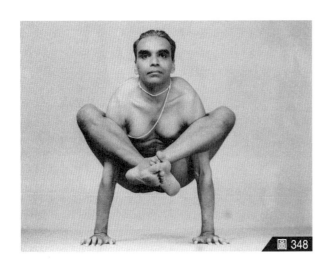

圖 348

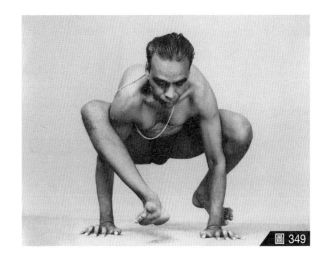

圖 349

● **功效**

練習這個體位法可以強化雙手和手腕；由於腹部要收縮，因此也增強腹肌力量。身體會感到輕盈。還能讓手臂小肌肉發達強健，不需仰賴特殊的器材或上健身房鍛鍊。身體的各個部位不僅提供重量也支撐重量，你所需要的就是意志力。

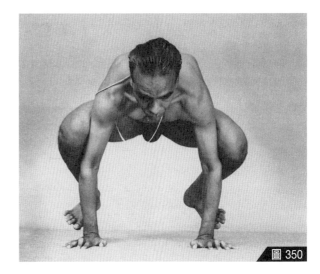

圖 350

第二章　瑜伽體位法、鎖印法、淨化法

239

梵文 Mayura 意思是孔雀。

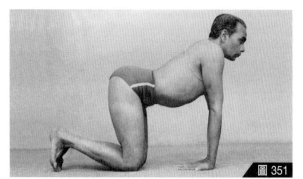

圖 351

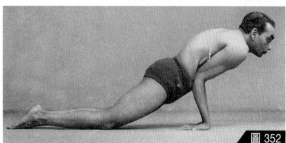

圖 352

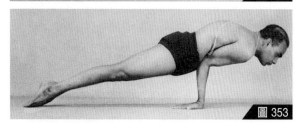

圖 353

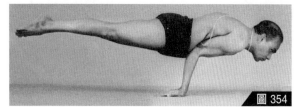

圖 354

● **步驟與技巧**

1. 跪在地上，膝蓋稍微分開。

2. 身體向前彎，手掌向內翻轉放在地上。兩手小指碰在一起，手指朝腳的方向（圖 351）。

3. 手肘彎曲，下臂靠在一起。將腹部橫膈膜靠在手肘上，胸部則靠著上臂的後側（圖 352）。

4. 雙腿一一伸直後再保持併攏（圖 353）。

5. 吐氣，身體的重量放在手腕和手上，從地面抬起雙腿（兩腿分別抬或一起抬皆可），同時身體和頭部向前伸展。保持整個身體與地面平行，雙腿伸直，雙腳併攏（圖 354）。

6. 在這個姿勢上能停留多久就停留多久，慢慢從 30 秒增加到 60 秒。不要向肋骨施加壓力。由於橫隔膜受到擠壓，呼吸會感到吃力。

7. 頭部放回到地面，然後放下雙腿。將膝蓋放在雙手旁邊，然後抬起雙手，放鬆。

8. 在熟練這個體位法後，試著把伸直的雙腿交盤成〔蓮花座〕（圖 104），這個變化式就叫做〔蓮花孔雀式〕（圖 355）。

梵文 Mayura 意思是孔雀。

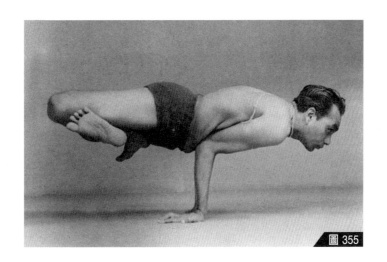

圖 355

● **功效**

這個體位法對強化腹部的效果非常好。由於手肘對腹部動脈造成的壓力，使腹部血液循環得很好。這個姿勢也能改善消化功能，治療胃和脾臟的疾病，預防不良飲食習慣造成的毒素累積。患有糖尿病的人可以從這個體位法中獲益。就像孔雀殺死毒蛇一樣，這個體位法能消除體內的毒素，同時也強健了下臂、手腕和手肘。

梵文 Hamsa 意思是天鵝。這個體位法除了手的擺放位置不同以外，看來和〔孔雀式〕很像（圖 354）。在〔孔雀式〕中，兩手的小指併攏，手指朝腳的方向，但在〔天鵝式〕中雙手則是這樣放置的：兩手的拇指併攏，手指朝頭的方向。這個姿勢很像現代體操中的平衡姿勢。

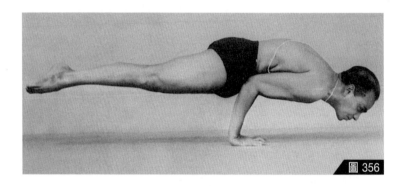

圖 356

● **步驟與技巧**

1. 跪在地上，膝蓋稍微分開。

2. 身體前彎，手掌放在地上。雙手拇指靠在一起，手指朝向前方。

3. 手肘彎曲，兩手的下臂併攏。橫膈膜靠在手肘上，胸部靠著上臂。

4. 雙腿分別伸直後再保持併攏。

5. 吐氣，身體向前，將身體的重量放在手腕和雙手上，抬起雙腿，伸直，雙腳併攏，與地面平行（圖356）。

6. 在不屏住呼吸的情況下，在這個姿勢保持平衡，能停留多久就停留多久。手的位置會使手腕承受很大壓力，所以下臂無法保持與地面垂直。在〔天鵝式〕中保持平衡要比在〔孔雀式〕中更難。由於橫膈膜受到壓迫，呼吸會感到困難且吃力。但和〔孔雀式〕不同的是，下臂不會承受身體的重量。

7. 吐氣，頭和腳趾放到地上，膝蓋放在雙手旁，身體重量從雙肘移開，抬起雙手和頭，放鬆。

● **功效**

這個體位法能強化腹部，由於手肘對腹部大動脈施加壓力，可以讓腹部器官的血液循環更好。也能增強消化功能，防止毒素在體內累積。這個體位法還能強化手肘、下臂和手腕。

梵文 Pincha 意思是下巴或羽毛；Mayura 是孔雀。當雨季來臨，孔雀就會翩然起舞。孔雀起舞前會抬起長長的尾羽，展開成扇形。這個體位法中，身體和雙腿離開地面，只靠下臂和手掌支撐。就像孔雀開始起舞的樣子。其中包括以下兩個階段：在第二階段中，雙手離地往上舉，手掌撐著下巴成杯形，身體的平衡靠手肘支撐。第二階段叫做〔臥榻式〕（圖 358）。

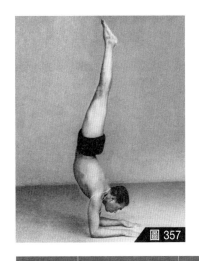

圖 357

● 步驟與技巧

1. 跪在地上，身體向前彎，將手肘、下臂和手掌放在地上。手肘間的距離不要超過肩寬。下臂和雙手彼此平行。
2. 伸展頸部，頭部盡量往上抬。
3. 吐氣，雙腿向上蹬，不要讓雙腿朝頭後面倒下，試著保持平衡（圖 357）。
4. 胸部垂直向上擴展，雙腿垂直向上伸直，膝蓋和腳踝併攏。腳趾向上指。
5. 從臀部和膝蓋來收緊腿的肌肉。平衡的時候，肩膀向上伸展，保持大腿拉緊。保持平衡 1 分鐘。這是第一階段。剛開始時可以試著靠牆練習，來保持身體平衡，就不會翻過去。漸漸學習伸展脊椎和肩膀，並保持頭部抬高，一旦掌握了平衡後，就可以在室內中央練習這個體位法。

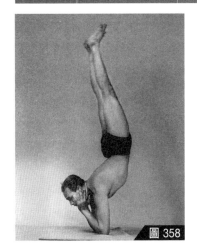

圖 358

6. 第一階段練好後，身體保持平衡時，雙手分別從地面抬起，手腕併攏，手掌環成杯形，墊在下巴下。身體僅靠手肘保持平衡，這是第二階段。這個姿勢很難，但只要有毅力地規律練習就可以成功。第二個階段也是所謂的休息式〔臥榻式〕。

● 功效

這個體位法讓肩部和背部的肌肉發達，也能強化脊椎，伸展腹部肌肉。

第二章　瑜伽體位法、鎖印法、淨化法

梵文 Adho Mukha 意思是臉朝下；Vrksa 是樹。這個體位法是現代體操中的手臂完全平衡。

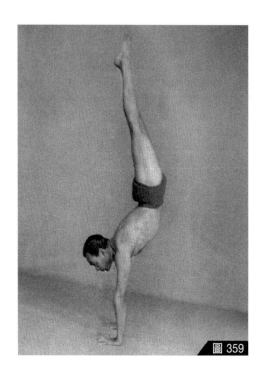

圖 359

● 步驟與技巧：

1. 從〔山式〕站姿開始（圖 1）。身體前彎，手掌放在地上，離牆 30 公分的距離。雙手之間的距離與肩同寬。手臂完全伸展。

2. 雙腿向後，膝蓋彎曲。吐氣，雙腿向上蹬靠在牆上，保持平衡。假如雙手離牆太遠，腿在靠牆時，脊椎的彎曲會很大，而引發更多的壓力，也會難以平衡。在這個姿勢停留 1 分鐘，正常地呼吸。

3. 練熟靠牆的平衡後，就可以練習讓雙腳離開牆面。然後試著在室內中央練習。雙腿完全伸展，腳趾朝上。頭部盡量往上抬（圖 359）。

● 功效

這個體位法能促進身體協調，還能強化肩膀、手臂和手腕，並讓胸部完全擴展。

梵文 Kurma 意思是烏龜。這個體位法是獻給毗濕奴的烏龜化身，祂是宇宙的守護者。許多神聖的寶物都在一場宇宙洪水中遺失，其中包括使眾神永保青春的甘露（armrta）。為了找回這些失落的寶物，眾神與魔鬼一起聯手，準備攪動這宇宙大海。毗濕奴化身為一隻巨龜潛入海底。龜殼上馱著的曼荼羅山（Mount Mandara）做為攪伴海洋的杵，山上盤繞著一條靈蛇（Vasuki）當做攪繩。在天神和惡魔合力之下，海水被搖動了。從攪動的海水中浮現出甘露和其他各式各樣的珍寶，其中還有包括毗濕奴的配偶——財富與美貌雙全的女神拉克希米（Laksmi）。

這個體位法分成三個階段。最後一個階段就像一隻頭和四肢都縮進殼裡的烏龜，因此被稱作〔睡龜式〕（圖 368）。

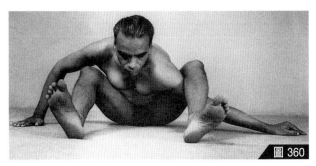

圖 360

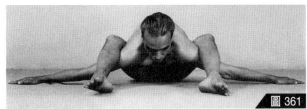

圖 361

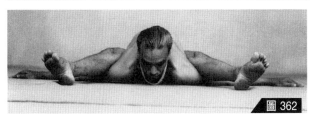

圖 362

● 步驟與技巧

1. 坐在地上，雙腿向前伸展（圖 77）。雙腿分開約 45 公分。

2. 膝蓋彎曲，雙腿往身體帶，抬高膝蓋。

3. 吐氣，身體前彎，雙手分別插到膝下（圖 360、圖 361），接著將雙臂伸到膝下，往兩側伸展。將肩膀放在地上，手掌也放在地上（圖 362）。停留一個呼吸。

4. 吐氣，伸展身體和頸部，逐步把前額、下巴、胸部往地面帶。然後雙腿伸直（圖 363、圖 364），膝蓋靠近腋窩，膝蓋後側則貼著上臂後側。

5. 逐漸加大伸展的幅度，直到下巴和胸部放在地上。雙腿完全伸展，腳跟往地面壓。這是第一階段。在這個姿勢停留 30 ～ 60 秒。

6. 翻轉手腕使手心朝上，而雙腿、身體以及頭部則保持原來的位置不變，雙臂向後伸直，下臂貼近

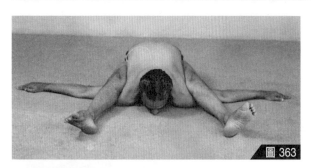

圖 363

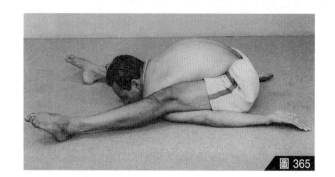

圖 365

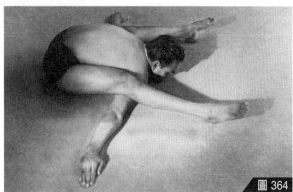

圖 364

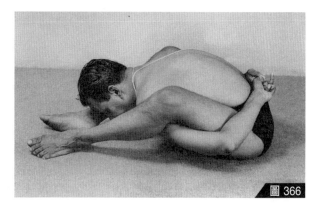

圖 366

髖關節（圖 365）。在手肘不彎曲的情況下，在這個姿勢停留 30 ～ 60 秒。這是第二階段。

7. 雙膝彎曲後抬起，胸部稍稍離開地面，手肘彎曲，雙手在背後相握（圖 366）。

8. 雙腳向頭部移。雙腳在腳踝處交叉，右腳放在左腳上或者相反皆可（圖 367）。

9. 吐氣，頭插入到雙腳之間，前額放在地面上。後腦杓碰觸交叉雙腳的腳踝處。這個最後階段就叫做〔睡龜式〕（圖 368）。

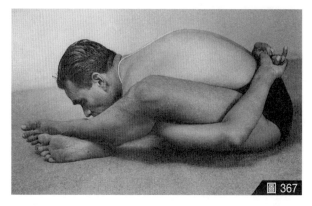

圖 367

在這個姿勢停留 1～2 分鐘。建議交換雙腳交叉的位置，如果一開始是右腳放在左腳上，那麼就換成左腳放在右腳上，有助於雙腿均衡地發展。

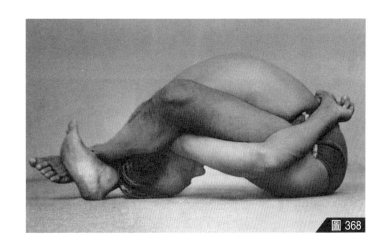

圖 368

10. 吸氣，抬頭，鬆開手腳，雙腿伸直放在地面上，放鬆。

11. 在上述三個階段中，保持正常地呼吸。

● **功效**

這個體位法對於瑜伽行者來說很神聖。當神向阿諸納描述一個完美之人的特質時說：「當他把感官由感覺對象中抽離時，就如同烏龜收起四肢縮在殼裡般，這樣他的智慧就會堅定。」（《薄伽梵歌》第二章第 58 節）

在〔烏龜式〕中，四肢收起，身體就像一隻烏龜。心靈會變得寧靜而沉著，無論是悲是喜練習者都會保持平靜。心靈會漸漸處於痛苦也不焦慮，處於快樂也不冷漠，而激情、恐懼及憤怒這些情緒對心靈的控制也會減弱。單純從身體角度來看，這個體位法的功效也非常大。它能強化脊椎，活化腹部器官，讓人保持健康並充滿活力。它能舒緩大腦神經，做完這個體位法後，會感到精神為之一振，如同剛從一場不受打擾的長覺中醒來。這個體位法為練習者步入瑜伽第五階段攝心（從外界事物中收回感覺）做好準備。

★ 15

梵文 Eka 意思是一個；Pada 是腿或腳；Sirsa 是頭。

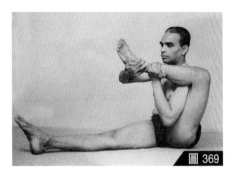

圖 369

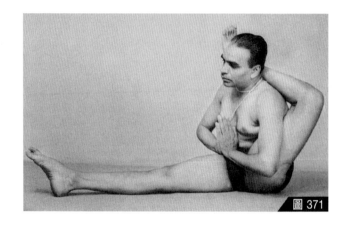

圖 371

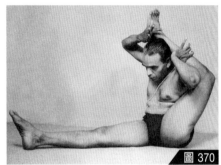

圖 370

觸左肩後側。假如頭無法正確地抬起，左腿就會從頸背滑落。右腿伸直平放在地上。整個右腿後側要緊貼地面，腳趾往前指。

5. 在這個姿勢停留 15 ～ 60 秒，深長地呼吸。

6. 手掌分開，雙手抓住左腳踝，將左腿帶回地面，伸直。

7. 在右側重複這個體位法，右腿放在頸子上。左腿伸直放在地上。兩側停留的時間相同。

● 步驟與技巧

1. 坐在地上，雙腿向前伸直（圖 77）。

2. 膝蓋彎曲，左腳抬起，用雙手抓住左腳踝往身體帶（圖 369）。

3. 吐氣，左大腿向上向後拉，身體稍微前彎，左腿放在頸子上（圖 370）。左小腿外側剛好位於頸後。

4. 抬起頸部和頭部，保持背部挺直，放開左腳踝，雙手在胸前合十（圖 371）。然後左大腿後側碰

● 功效

這個體位法能強化頸部和背部，大腿和腿部肌肉也能徹底伸展。腹部肌肉收縮，增強消化功能。練了這個體位法後，練習者才會感受到腿放在頸子上的重量和壓力。

● 單腿繞頭系列動作

以下的體位法可以做為〔單腿繞頭式〕（圖371）的延伸練習，不需要分開來做。首先，單腿繞頭系列的體位法先練習一邊的動作，休息1～2分鐘後，再換另一腿重複動作。這個系列的體位法都非常強烈，需要長時間的練習才能夠練得好。

賽犍陀（Skanda）是戰神迦帝羯耶的名字，他的誕生成為印度詩人迦梨陀娑所創作的史詩《戰神之誕生》的主題。眾神曾遭魔鬼塔拉迦（Taraka）所擾，而早有預言說只有濕婆和喜瑪拉雅的美麗女兒帕瓦蒂所生的兒子才能消滅惡魔。但是對眾神來說，期盼濕婆有個兒子似乎希望渺茫，因為濕婆自從妻子莎蒂死後，就一直處於冥想狀態。帕瓦蒂是莎蒂的轉世化身，被眾神派去侍候濕婆，儘管帕瓦蒂費勁心思希望獲得濕婆的注意，但是濕婆根本就沒有留意她。春神瓦桑塔（Vasanta）以及愛神卡瑪（Kama），傾全力幫助帕瓦蒂贏取濕婆的心。卡瑪把欲望之箭射向濕婆，企圖破壞濕婆的冥想。濕婆睜開祂的第三隻眼，從第三隻眼噴出火焰把卡瑪燒成灰燼。

帕瓦蒂為了贏得她前世丈夫濕婆的心，決定和濕婆一樣苦行。她褪去身上所有的飾物，到附近山巔上當隱修者，並在改頭換面下，引起了身中卡瑪欲望之箭的濕婆注意，最後墜入愛河。濕婆和帕瓦蒂舉行了盛大的婚禮，眾神都前往參加。帕瓦蒂生下了戰神賽犍陀，賽犍陀長大後，殺死了惡魔塔拉迦。

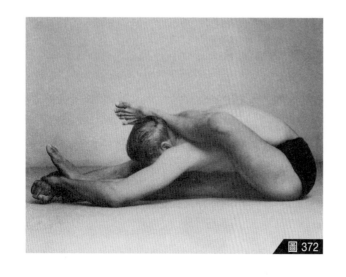

圖 372

● 步驟與技巧

1. 做〔單腿繞頭式〕（圖 371）。

2. 吐氣的同時身體前彎，雙手抓住在地上伸展的右腿，如同在〔西方伸展式〕中一樣（圖 160），下巴放在右膝上。

3. 為了防止腿從頸上滑落，要伸展下巴。

4. 在這個姿勢停留約 20 秒，深長地呼吸。

梵文 Buddha 意思是啟蒙。這個體位法是〔戰神式〕（圖372）的延伸動作。

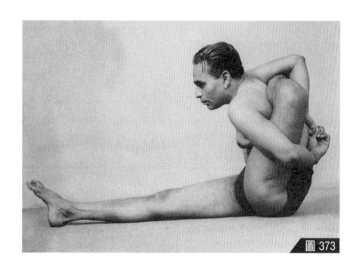

圖373

● **步驟與技巧**

1. 從〔戰神式〕（圖372）左腿放在頸子上開始，
   吸氣，抬起頭和身體。

2. 左手抓住左腳踝，把左腿再放低點。

3. 從肩膀抬起右臂往身後繞，並反轉手臂越過左腳
   踝，兩手互拉（圖373）。

4. 在這個姿勢停留 15 秒，深長地呼吸。吸氣，抬
   起頭和身體。

迦比拉（Kaplia）是一位聖哲，據說是數論派（Sankhya）哲學的創始人。這個體位法是〔佛陀式〕（圖 373）的延伸動作。

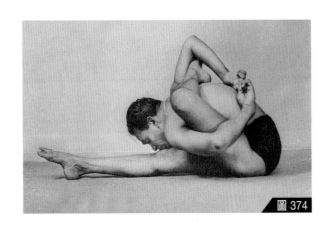

圖 374

● **步驟與技巧**

1. 繼續保持在〔佛陀式〕雙手互握的姿勢，左腿放在頸子上，吐氣，身體向前彎，下巴放在伸展的右膝上，就像在〔西方伸展式〕（圖 160）一樣。
2. 在這個姿勢停留 10～15 秒，深長地呼吸。吸氣，抬起頭和身體，手鬆開。

梵文 Bhairava 是恐怖的、令人敬畏的意思。這是濕婆神的八相之一。

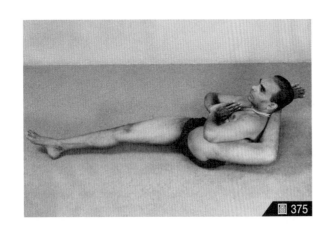

圖 375

● **步驟與技巧**

1. 在〔聖哲迦比拉式〕（圖 374）中鬆開雙手，吐氣，身體向後傾。
2. 雙手在胸前合掌。右腿在地上伸直（圖 375）。
3. 在這個姿勢停留 20 秒，深長地呼吸。

瑜珈之光

卡拉巴拉瓦（Kala Bhairava）是濕婆身為宇宙毀滅者最恐怖的一面，是毀滅法則的化身。

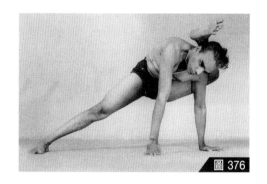

圖 376

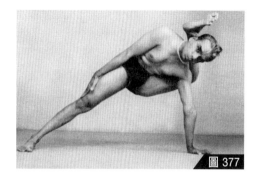

圖 377

● **步驟與技巧**

1. 在做〔濕婆恐怖相〕（圖 375）之後，手臂於胸前分開手掌，讓手掌撐地，回到〔單腿繞頭式〕。保持手掌放在臀部兩側。

2. 右腿向右側伸出。

3. 吐氣，身體從地面抬起（圖 376），停留兩個呼吸。

4. 吐氣，右臂離地，身體朝右轉，右手放在右大腿上（圖 377）。停留兩個呼吸。

5. 右臂垂直向上伸展（圖 378）。

6. 整個身體靠左手掌和右腳外側來保持平衡，右腿與地面成 30 度角。

7. 在這個姿勢停留約 20 秒，深長地呼吸。

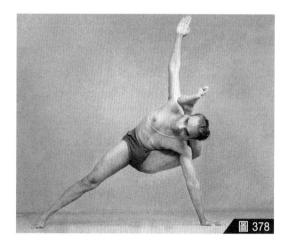

圖 378

梵文 Chakora 是指一種很像鷓鴣的鳥，據說以月光為食。

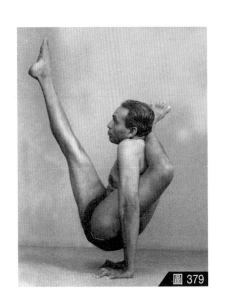

圖 379

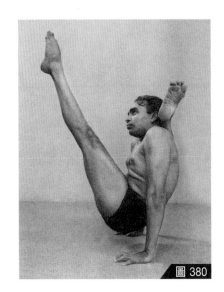

圖 380

● **步驟與技巧**

1. 從〔濕婆恐怖相〕（圖 375）開始，右手掌放在
   地上，右膝彎曲，左腿仍放在頸子上，然後回到
   〔單腿繞頭式〕（圖 371）。

2. 雙手掌在臀部兩側貼地。

3. 將臀部從地面抬起，靠手掌保持平衡。抬高伸
   展的右腿與地面成 60～75 度角（圖 379、
   380）。盡你所能停在這個姿勢，正常地呼吸。

杜爾瓦薩（Durvasa）是一位非常易怒的聖人，其暴躁的脾氣眾所周知。

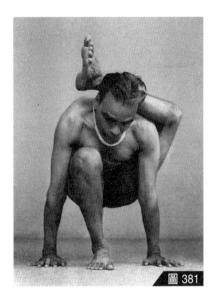 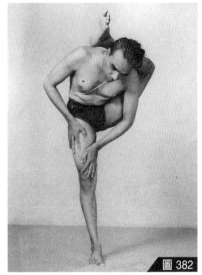 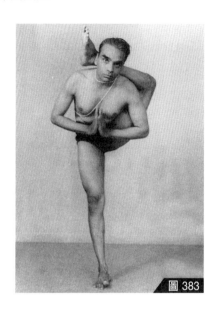

圖 381　　圖 382　　圖 383

● **步驟與技巧**

1. 從〔飲月光的鷦鴣式〕（圖 379）開始，伸出的右腿放回到地上。右膝彎曲，雙手撐在地上蹲著（圖 381）。

2. 雙手放在右大腿上。吐氣，手掌壓在大腿上，身體向上拉，慢慢靠右腿支撐站起來，腿部肌肉拉緊，讓腿挺直（圖 382）。

3. 腰部和胸部向上挺直，雙手在胸前合掌，靠右腿保持身體平衡（圖 383）。左腿放在頸子上。試著正常地呼吸。

4. 盡你所能在這個姿勢久一點。既然要保持平衡很困難，剛開始時可以靠牆來練習，或請朋友幫忙。

里奇卡（Richika）是一位聖哲，他是毗濕奴的第六個化身博伽梵·帕拉蘇茹瑪（Bhagavan Parasurama）的祖父。

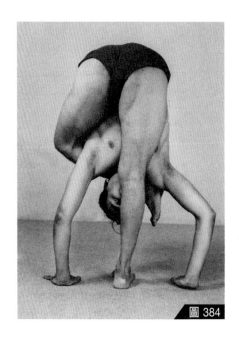

圖 384

● **步驟與技巧**

1. 做〔聖哲杜爾瓦薩式〕（圖 383）後，吐氣，身體向前彎，雙手放在右腳兩側（圖 384、圖 385）。

2. 頭放在右膝上，不要讓左腿從頸部滑落。然後慢慢伸展頸部，讓下巴碰到右膝，如在〔站姿直腿前彎式〕（圖 48）一樣。

3. 在這個姿勢停留大約 15 秒，正常地呼吸。

4. 右膝彎曲，坐在地上，左腿從頸子上放下，放鬆。

5. 然後把右腿放在頸後，重複上述的單腿繞頭系列的體位法，步驟中的左右互換即可。

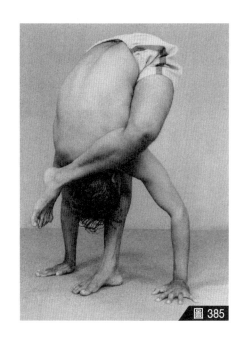

圖385

● **單腿繞頭系列動作的功效**

在這個系列中的各種體位法變化式,都能增強肌肉、神經和循環系統。脊椎獲得充足的血液供應,增加了脈輪(脊椎內的各種神經叢,人體內的飛輪)的神經能量。

這些體位法能強化胸部,使呼吸更加完全,身體更加強壯;阻止身體的神經性顫動和預防這類疾病。供應身體各部位純淨的血液,將充塞的血液帶回心臟並使

肺臟淨化,有助於清除毒素。練習這些體位法可以增加血液中的血紅素,身體和心靈會變得更有活力,工作能力也隨之增加。

威朗恰（Virancha 或者稱 Viranchi）是至上存在的梵天的名字之一，也是印度三位一體神中的首位神，是創造世界之神。

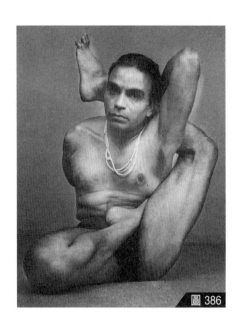

圖 386

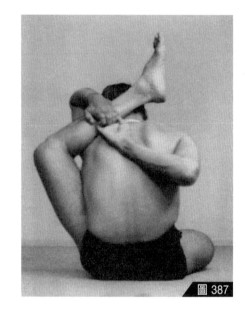

圖 387

● **步驟與技巧**

1. 坐在地上，雙腿向前伸直（圖 77）。

2. 右膝彎曲，右腳放在左大腿近根部，成半蓮花式。

3. 左膝彎曲，左腳拉近身體，雙手抓住左腳踝，吐氣，左大腿向上向後拉，身體稍微向前彎，左腿放在頸子上。左腿踝關節以上的外側碰觸頸子後側。

4. 頭和頸部抬起，背部挺直，放開左腳踝。

5. 左臂垂直向上抬起，左肘彎曲，向後越過頸後的左腿，放在頸後。右臂往下，手肘彎曲，右下臂在背後往上抬，讓右手位在兩肩胛骨間並與肩平。雙手在背後相握（圖 386、圖 387）。

6. 在這個姿勢停留 10 ～ 20 秒，正常地呼吸。鬆開雙手，放下左腿，伸直右腿，回到步驟 1。

7. 在另一側重複這個體位法，停留同樣的時間。

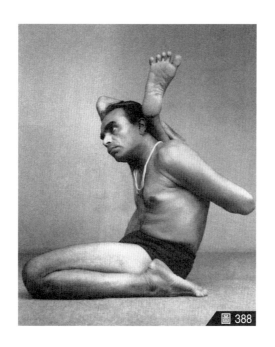

圖 388

● **步驟與技巧**

1. 坐在地上，雙腿向前伸直（圖 77）。

2. 左腿向後彎曲，左腳放在髖關節旁邊，左腳趾朝
   後。左腿成〔勇士式〕坐姿（圖 89）。

3. 然後按照〔梵天式 1〕（圖 386）中所述的技巧
   完成體位法。

● **功效**

可以強健背部和頸部，而肩膀也更加靈活。大腿肌肉
和腿筋完全伸展，腹部肌肉收縮，消化能力增強。

梵文 Nidra 意思是睡眠；Yoganidra 是處於清醒與睡眠之間的狀態。也指在紀元末沉睡中的毗濕奴。在這個體位法中，雙腿在頸子後交叉，雙手則在背後相握，仰臥。雙腿成為瑜伽行者的枕頭，背部則是他的睡椅。練習這個體位法可以很快地暖身，因此那些居住在高海拔地區的瑜伽修行者常用這個體位法來保暖。

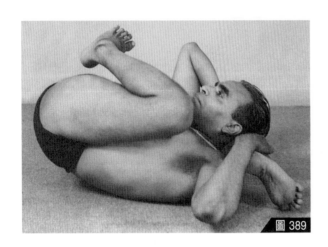

圖 389

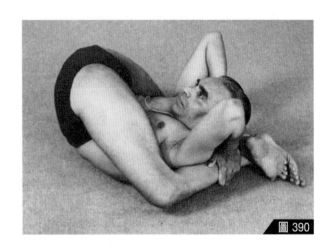

圖 390

● 步驟與技巧

1. 仰臥在地上（圖 219）。

2. 雙膝彎曲，雙腿越過頭部。

3. 吐氣，用雙手抓住右腳，右腿從右肩後拉到頸後如〔單腿繞頭式〕（圖 389）。

4. 保持右腿的位置，停留幾個呼吸。

5. 吐氣，在左手掌協助下，左腿從左肩後拉到右腿下面（圖 390）。雙腳腳踝相勾。

6. 肩膀抬起，手臂移到背後，十指交扣（圖 391），

上臂後側靠在大腿後側上。停留幾個呼吸。

7. 吐氣，胸部挺起，頸子向後伸展。這是體位法的最後完成動作（這也是〔睡龜式〕（圖 368）的反轉體位法），在此停留 30～60 秒，試著正常地呼吸。

8. 吐氣，鬆開雙手和雙腿。

9. 雙腿伸直，在地上放鬆。

10. 然後重複這個體位法，停留相同的時間，一開始先把左腿放在頸後，再把右腿放在左腿下面。

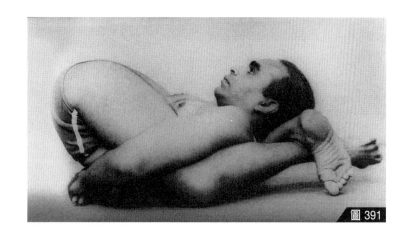

圖 391

11. 鬆開雙腿和雙手，在地上放鬆。

12. 不要一開始就先交叉雙腿放在頸子上，這樣無法感受這個體位法的正確位置。記得要先把一條腿放在頸子上，再把另一條腿放在前面那條腿的下面。把交叉的雙腿靠在頸上之前，先抬起頸部和背部，同時肩膀也要伸展，這樣肩膀就不會擠在胸部和兩腿之間，才能確保體位法做得正確。

● **功效**

在這個體位法中，脊椎徹底向前伸展，背部會感到很舒服。這也是最佳前彎體位法其中一種。即便是〔西方伸展式〕（圖 160）中最大的伸展，也沒有正確練習〔瑜伽睡眠式〕時，得到所有舒適和休息的感受。在後彎的動作中，肺部和腹部肌肉伸展到極致。在這個體位法中，肺部和腹部則完全收縮。在短時間內，練習這個體位法就可強化腎臟、肝臟、脾臟、腸、膽囊、前列腺以及膀胱。持續練習，可使腹部器官免於疾病之苦，還能活化生殖腺，釋放人體系統中的能量和活力，神經系統得以休息，將能量儲存在體內，可以好好思考、工作。

梵文 Dwi Pada（dwi ＝兩個或兩者；pada ＝腿或腳）意思是雙腳。在〔單腿繞頭式〕（圖371）中，一條腿放在頸上；而在這個體位法中，雙腿都放在頸上，雙手在胸前合掌，身體僅靠臀部近尾骨的一小部分保持平衡。這個體位法有難度，會容易往後倒。這個體位法與〔瑜伽睡眠式〕（圖391）非常相似，但此式身體垂直，而〔瑜伽睡眠式〕則是背部躺在地上。

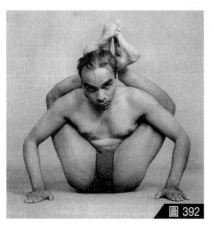
圖 392

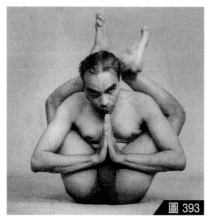
圖 393

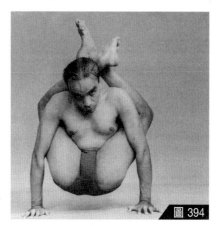
圖 394

● **步驟與技巧**

1. 坐在地上，雙腿向前伸直（圖 77）。

2. 雙膝彎曲，雙腳往身體拉近。

3. 吐氣，雙手抓住右腳踝，右大腿向上向後拉，身體稍微向前彎，右大腿放在頸上如〔單腿繞頭式〕。然後右大腿後側碰觸右肩後側。鬆開雙手，停留幾個呼吸。

4. 吐氣，左手抓住左腳踝，左大腿向上向後拉，用上述方法把左腿放在右腿上。鬆開左手，雙腳腳踝勾在一起。手放在臀部兩側的地上，靠臀部與

尾骨附近來保持身體平衡直立（圖 392）。這需要多加練習。試著正常地呼吸。

5. 雙手離地，在胸前合掌，保持平衡幾秒，或盡你所能停留 10 ～ 30 秒（圖 393）。這是體位法的最後完成動作。

6. 然後手掌放回臀部兩側的地上，吐氣，雙臂伸直，靠雙手撐起身體。不要鬆開勾住的雙腳（圖394）。盡量在這個位置停留 10 ～ 20 秒。

7. 雙腳鬆開，雙腿垂直向上伸展，靠雙手保持平衡，這就叫做〔螢火蟲式〕（圖 395）。

梵文 Tittibha 是像螢火蟲的昆蟲。在這個姿勢停留幾秒鐘後，雙膝彎曲，身體放回到地面，雙腿從手臂上鬆開，雙腿向前伸直，休息幾秒鐘。

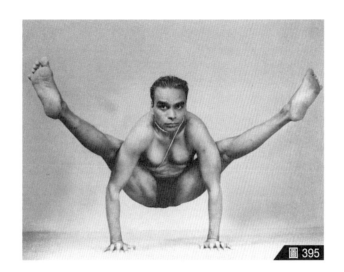

圖 395

8. 重複這些動作，停留同樣的時間。這次先把左腿放在頸上，再將右腿放在左腿上。最後，在地上放鬆。

● 功效

這個體位法能使肺部和腹肌做強烈收縮，脊椎也徹底向前伸展，腹部器官很快就可以從練習中獲益。這個體位法和〔瑜伽睡眠式〕（圖 391）具有相同的功效，但是在這裡大腿的伸展會更強烈，頸部、腰椎和腹部也感到更緊繃。

婆吒（Vasistha）是位知名聖哲或先知，是太陽族的家族祭司，也是好幾部吠陀詩篇的作者，特別是《梨俱吠陀》第七卷〈曼荼羅〉的作者。他是婆羅門尊貴和權力的典型代表，也是大熊七星的七聖賢之一。他與另一位貴族聖人毗斯瓦蜜多羅（Visvamitra）之間的相互敵對，成為很多傳奇故事的題材。毗斯瓦蜜多羅是剎帝利（ksatriya，印度的武士種姓），以自己的虔誠和苦行晉升到婆羅門階層。這個體位法是獻給聖哲婆吒。

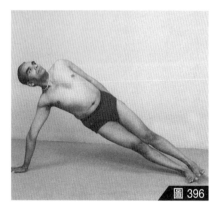
圖396

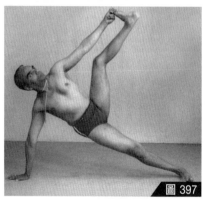
圖397

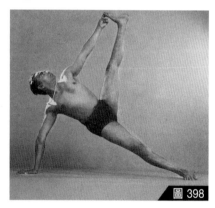
圖398

● 步驟與技巧

1. 從〔山式〕站姿開始（圖1）。身體向前彎，雙手放在地上，雙腿向後移約120～150公分如〔下犬式〕（圖75）。

2. 整個身體向右轉，僅靠右手和右腳保持平衡。右腳外側牢牢地踩穩在地上。左腳放在右腳上，左手掌放在左臀上，保持平衡，身體要挺直（圖396）。要學會如何在這個體位法上平衡，可以靠牆，將右腳內側抵住牆面練習。

3. 吐氣，屈左膝彎左腿，身體稍微向前，用左手大拇指、食指和中指勾住左腳拇趾（圖397），將

左臂和左腿垂直向上拉（圖398）。抓住腳趾的體位法很像前面描述的〔臥姿手抓腳趾伸展式〕（圖284）。在這個姿勢保持平衡20～30秒，雙臂、雙腿都要伸直，深長地呼吸。

4. 鬆開抓著的腳趾，左腳再次放回右腳上，左手放回左臀上。

5. 吐氣，身體往左轉，靠左手和左腳保持平衡。在這一側照上面的技巧重複體位法，停留同樣的時間。

● 功效

可以強化手腕，活動腿部，強化腰部和尾骨。

這個體位法是獻給聖哲迦葉波（Kasyapa），他是聖哲摩利奇的兒子，摩利奇是梵天之子。迦葉波在創世過程中擔任重要的角色。據說，迦葉波娶了達剎的十三個女兒，由阿底提（Aditi）生了十二位天神（Adityas），由底提（Diti）生下群魔（Daityas）。他和其他妻子留下很多形形色色的後裔，比如毒蛇、爬蟲、鳥類、月亮仙女等等。由於迦葉波是太陽神蘇利耶以及所有生物的父親，因此也常被稱為生主（Prajapati，始祖）。

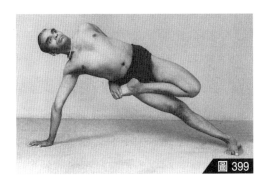

圖 399

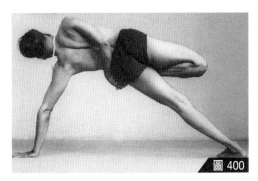

圖 400

● 步驟與技巧

1. 從〔山式〕站姿開始（圖 1）。身體向前彎，手掌放在地面上如同〔站姿直腿前彎式〕（圖 47）一樣，雙腿向後移約 120 ～ 150 公分如〔下犬式〕（圖 75）。

2. 身體向右轉，僅靠右手和右腳保持平衡。右腳外側牢牢地踩穩在地上。左腳放在右腳上，左手放在左臀上，保持身體挺直（圖 396）。

3. 吐氣，左膝彎曲，左腳放在右大腿近根部成半蓮花式。左臂從肩膀往後轉，在背後用左手抓住左腳拇趾。這是體位法的最後完成動作（圖 399、圖 400）。深呼吸，在這個姿勢停留一會兒。整個胸部和伸展的右臂要在同一個平面上。

4. 吐氣，鬆開左腳，把它再次放在右腳上，左手放在左大腿上（圖 396）。做幾個深長的呼吸。

5. 吐氣，身體向左轉，靠左手和左腳保持平衡。右腳放在左大腿近根部成半蓮花式，在背後用右手抓住右腳大拇趾。在兩側停留的時間相同。

6. 吐氣，鬆開右腳放在左腳上，右手放在右大腿上。

7. 右手放到地上，回到〔站姿直腿前彎式〕（圖 47），停留幾個呼吸，然後吐氣，再回到〔山式〕站立（圖 1）。

● 功效

能強健雙手，舒緩脊椎薦骨部位的疼痛和僵硬。

毗斯瓦蜜多羅是著名的聖哲。他原本曾是個剎帝利（武士階層），曲女城國（Kanyakubja）的國王。一天他外出打獵，來到聖哲婆吒隱居的地方，看到了眾牛之母（Kamadhenu），於是提出無數財寶的條件要和婆吒交換這頭牛，卻遭到拒絕，於是國王打算以武力強奪。經過長時間的比劃較量，國王被婆吒擊敗了。儘管國王非常惱怒，但他從此對婆羅門教本身的力量印象深刻。此後，國王投身最嚴格的苦行，終於成功，獲得貴族聖哲（Rajarsi）、聖哲（Risi）、偉大的聖哲（Maharsi）以及最終的婆羅門聖哲（Brahmarsi）的地位和稱號，但直到婆吒本人也稱呼他為婆羅門才感到滿足。在他艱難的苦修過程中，天仙梅娜卡（Menaka）誘惑他，並為他懷孕生下女兒沙恭達羅（Sakuntala）——印度詩人迦梨陀娑名劇中的女英雄。這個體位法是獻給聖哲毗斯瓦蜜多羅。

● **步驟與技巧**

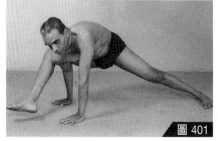

圖 401

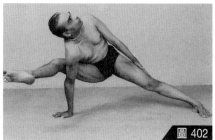

圖 402

1. 從〔山式〕站姿開始（圖1）。身體向前彎，手掌放在地上，雙腿向後移約 120～150 公分如〔下犬式〕（圖75）。

2. 吐氣，右腿往前繞過右手，右大腿後側靠在右上臂後側（圖 401）。

3. 馬上將身體向左轉，左臂放在左大腿上，保持平衡（圖402）。

4. 左腳轉向一邊，腳底和腳跟壓在地上。

5. 右腿向上伸直，停留兩個呼吸。

6. 吐氣，左臂垂直向上伸展，眼睛注視伸出的左手（圖403）。

7. 在這個姿勢停留 20～30 秒，眼睛注視伸出的左手（圖403）。

8. 吐氣，放鬆右腿，回到步驟1。

9. 在另一側重複這個體位法，停留相同的時間。

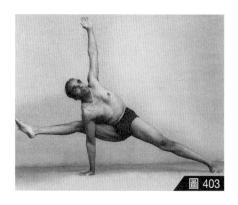

圖 403

● **功效**

這個體位法能增強雙手和腹部器官，並鍛鍊大腿肌肉。

梵文 Baka 意思是鶴。在這個體位法中，身體像一隻鶴涉水而過的樣子，因而得名。

下面的技巧分為兩種，一種是針對初學者，另一則是針對高級程度者。

● **初學者的練習步驟與技巧**

1. 雙腳併攏，蹲坐在地上。腳底和腳跟完全放在地上。從地上抬起臀部，保持平衡（圖317）。
2. 膝蓋打開，身體向前彎。
3. 吐氣，雙臂繞在彎曲雙膝上，手掌放地上（圖318）。
4. 手肘彎曲，腳跟離地，身體再向前彎，脛骨靠在上臂後側，靠近腋窩（圖404）。停留兩或三個呼吸。
5. 吐氣，身體前傾，腳趾離地（圖405）。
6. 雙臂伸直，身體靠雙手保持平衡（圖406）。
7. 在這個姿勢停留 20 ～ 30 秒，正常地呼吸。
8. 吐氣，雙手肘彎曲，身體放下，雙腿鬆開，蹲坐於地上放鬆。

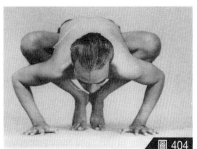

圖 404

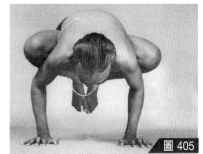

圖 405

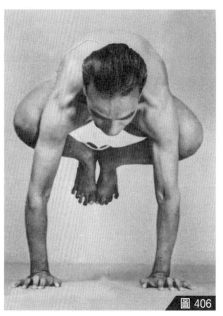

圖 406

● **高級程度者的練習步驟與技巧**

1. 做〔頭倒立式2〕（圖192）。
2. 吐氣，膝蓋彎曲，放下雙腿，使大腿碰觸到胃部和胸部。
3. 右膝盡可能地放在右上臂靠近腋窩處，然後左膝同樣放在左臂上。雙腳併攏（圖407）。在這個姿勢穩住，保持平衡，平穩地呼吸。
4. 吐氣，身體向上提，頭部離地（圖408）。雙臂伸直，臀部抬起（圖409）。伸展頸部，頭盡量

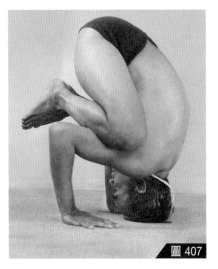

圖 407

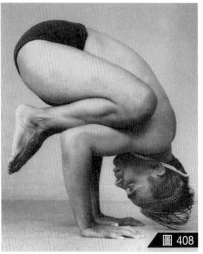

圖 408

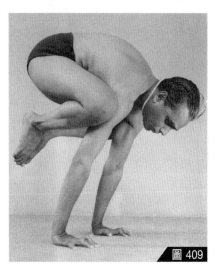

圖 409

抬高（圖 410）。

5. 收縮橫膈膜部位的肌肉，靠雙手在這個姿勢平衡
   幾秒鐘。試著正常地呼吸。

6. 吐氣，頭放回地上，回到〔頭倒立式 2〕。然後
   雙腿放回地上，休息。進階練習者可以在從〔頭
   倒立式 2〕放下雙腿後練習〔上弓式 2〕（圖
   486），然後以〔山式〕站立（圖 1）。等熟練〔翻
   轉輪式〕（圖 488～圖 499）後，〔翻轉輪式〕
   可以做為練習〔上弓式〕的舒緩動作。

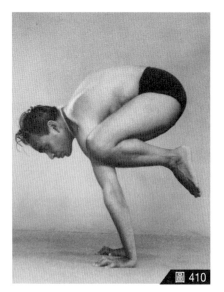

圖 410

●功效

這個體位法能強健手臂，而由於腹部器官收縮，也強
化了腹部器官。

梵文 Parsva 意思是一邊、側面或傾斜；Baka 是鶴或涉水的鳥。在這個體位法中，雙腿放在側面的位置。

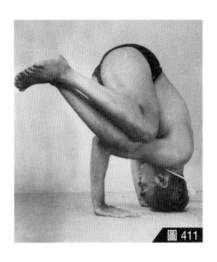
圖411

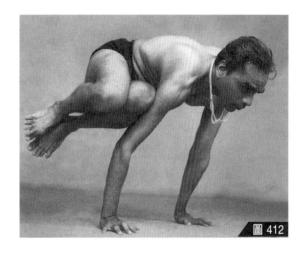
圖412

● **步驟與技巧**

1. 做〔頭倒立式2〕（圖192）。

2. 吐氣，膝蓋彎曲，使大腿碰觸胃部和胸部。

3. 雙膝、雙腳併攏。將彎曲的雙腿和身體向右側扭轉，左大腿放在右上臂後側，盡量靠近腋窩處（圖411）。停留幾個深呼吸，保持平衡。

4. 吐氣，頭部離地，收緊腹部橫膈膜附近的肌肉，雙臂伸直，靠雙手保持平衡（圖412）。在這個姿勢停留幾秒鐘，平穩地呼吸。看似沒有受壓的手臂會感到很大的壓力。

5. 手肘彎曲，頭放回地上（圖411）。再次回到〔頭倒立式2〕動作。

6. 然後膝蓋彎曲，雙腿彎向左側扭轉。右大腿放在左上臂後側，盡量靠近腋窩處，吐氣，抬頭，像步驟4那樣保持平衡。

7. 頭放回地上，再次回到〔頭倒立式2〕。然後雙腿放回地上放鬆，或者繼續練習〔上弓式2〕（圖486），然後以〔山式〕站立（圖1）。等熟練〔翻轉輪式〕（圖488～圖499）後，〔翻轉輪式〕可以做為練習〔上弓式〕的舒緩動作。

● **功效**

這個體位法能強健手臂。持續練習，腹部兩側的肌肉會更發達，腸子也會變得更強健。

梵文 Urdhva 意思是向上；Kukkuta 是公雞。在這個體位法中，身體像一隻昂首闊步的公雞，因而得名。

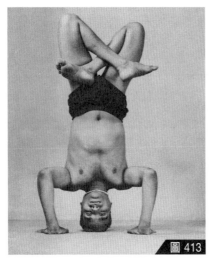

圖 413

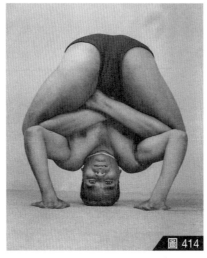

圖 414

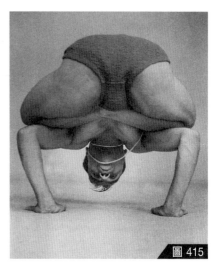

圖 415

● **步驟與技巧**

1. 做〔頭倒立式 2〕（圖 192）。

2. 在穩定後，右腳放在左大腿近根部，左腳放在右大腿近根部成〔蓮花座〕（圖 413）。然後吐氣，雙腿彎曲放在上臂後側，盡量靠近腋窩處（圖 414）。在這個姿勢穩定，保持平衡，平穩地呼吸。

3. 吐氣，雙手掌穩穩地壓在地上，抬起身體，頭部離地，接著身體按照圖 415 和圖 416 的步驟做。雙臂伸直，抬起臀部。伸展頸部，頭部盡量抬高（圖 417、圖 418、圖 419）。

4. 收緊腹部橫膈膜的肌肉，在這個姿勢靠雙手保持平衡幾秒鐘。試著正常地呼吸。

5. 吐氣，手肘彎曲，按照圖 414 和圖 413 所示把頭部放到地上，並鬆開雙盤的腿，回到〔頭倒立式 2〕。

6. 再次將雙腿盤成〔蓮花座〕，這次先把左腳放在右大腿近根部，再將右腳放在左大腿近根部。然後按照上面的技巧重複這個體位法。

7. 在兩側停留相同的時間，回到〔頭倒立式 2〕，雙腿放回到地上，放鬆。進階練習者也可以繼續練習〔上弓式 2〕（圖 486），雙腿往後放，雙臂伸直，然後以〔山式〕站立（圖 1）。熟練〔翻轉輪式〕（圖 488 ～圖 499）後，〔翻轉輪式〕可以做為練習〔上弓式〕後的舒緩動作。

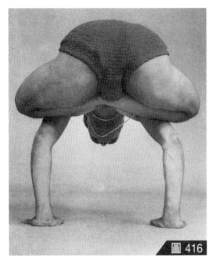

圖 416

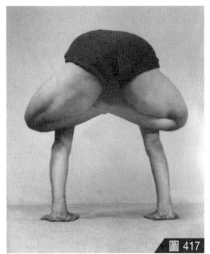

圖 417

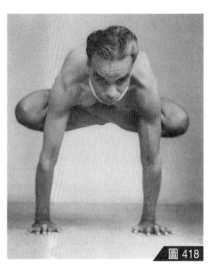

圖 418

●功效

這個體位法讓脊椎徹底伸展,還能在很短的時間內得
到做〔西方伸展式〕(圖 160)的功效。而且手臂和
腹部器官也會變得強壯。所有這些複雜困難的體位法
比簡單的體位法見效更快。身體變得更加柔軟後,簡
單的體位法功能就變得較小或沒有效果了。

因此,聰明的練習者放棄簡單體位法而去練習複雜的
體位法,就好像學者不會每日複習字母表一樣。不過,
正如舞蹈家每天都會練基本動作,瑜伽練習者也應該
每天持續練習〔頭倒立式〕(圖 184～圖 218)、〔肩
立式〕及其體位法系列(圖 234～圖 271)。

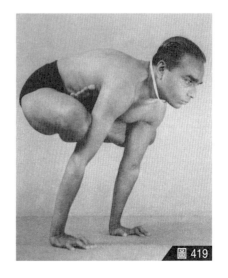

圖 419

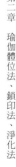

第二章 瑜伽體位法、鎖印法、淨化法

271

梵文 Parsva 意思是一邊、側面或傾斜；Kukkuta 是公雞。

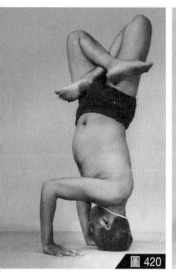

圖 420

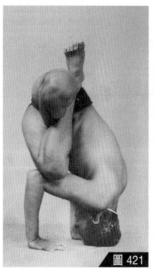

圖 421

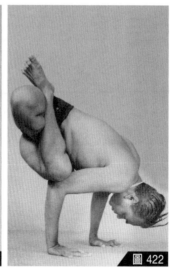

圖 422

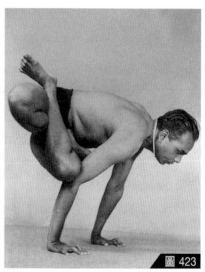

圖 423

● 步驟與技巧

1. 做〔頭倒立式 2〕（圖 192）。

2. 右腳放在左大腿近根部，然後左腳放在右大腿近根部成〔蓮花座〕（圖 413）。在姿勢穩住後，吐氣，身體轉向右側（圖 420），雙腿放下，左大腿放在右上臂後側（圖 421）。在這個姿勢穩住並保持平衡一段時間，由於身體側面扭轉的關係，平穩但快速的呼吸。

3. 這個體位法有其難度，最難的地方就是把大腿放在另一邊的手上。一開始會發現要穩住大腿位置時很難保持平衡，而且也常會重重地摔到地上。

4. 吐氣，雙手穩穩地壓在地上，頭從地上抬起（圖 422），拉起身體（圖 423）。伸直雙臂並抬起臀部。頸部向前伸展，頭部盡量抬高（圖 424）。

5. 這是體位法的最後完成動作。身體靠雙手平衡，能停留多久就多久。左臂會感到很大的壓力。

6. 吐氣，手肘彎曲，頭部放回地上，回到〔頭倒立式 2〕。然後鬆開雙盤的〔蓮花座〕。

7. 以〔頭倒立式〕休息一會兒。再次進入〔蓮花座〕，這次先把左腳放在右大腿近根部，然後把右腳放在左大腿近根部。在左側重複這個體位法

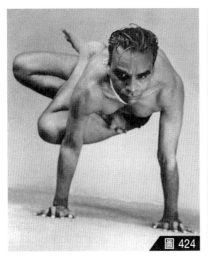

圖 424

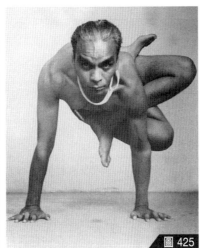

圖 425

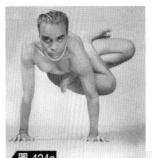

圖 424a

圖 425a

（圖 425）。這次換右腿放在左上臂後側。身體在左側保持平衡的時候，有必要調換一下盤腿的位置。假如不交換雙腿的位置，那麼把大腿放在另一邊的手臂上就會特別困難。

8. 兩側停留的時間相同。

9. 按照步驟 4 和步驟 7 所述的技巧，做完體位法後，可以試著在不鬆開步驟 6 交叉的雙腳的情況下，將身體向左扭轉，右大腿放在左上臂上，頭從地面抬起，保持平衡（圖 424a）。

10. 回〔頭倒立式 2〕。接著完成步驟 7 後，身體轉向右側，不鬆開交叉的雙腿。試著把左大腿放在右上臂上，頭從地面抬起，保持平衡（圖 425a）。

11. 在這些姿勢停留的時間相同。然後回到〔頭倒立式 2〕，雙腿放回到地面，放鬆。或繼續練習〔上弓式 2〕（圖 486），然後以〔山式〕站立（圖 1）。等熟練〔翻轉輪式〕（圖 488～圖 499）後，〔翻轉輪式〕可以做為練習〔上弓式〕之後的舒緩動作。

● 功效

除了有〔向上公雞式〕（圖 419）的功效外，在這個變化式中脊椎往側面扭轉，而強化了脊椎，而且胸部、手臂，以及腹部肌肉和器官也更為強健，增強生命力。

格拉瓦（Galava）是一位聖哲，也是毗斯瓦蜜多羅的學生。這個體位法就是獻給他的。

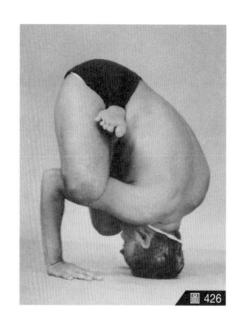

圖 426

● **步驟與技巧**

1. 做〔頭倒立式 2〕（圖 192）。

2. 然後雙腿成〔蓮花式〕（即把右腳放在左大腿近根部，左腳放在右大腿近根部，圖 413），吐氣，身體前彎，大腿碰觸胃部和胸部。

3. 停留幾個呼吸，然後身體向右側扭轉，吐氣，放下交盤的雙腿，將交盤的脛骨放在右上臂盡量靠近腋窩處（圖 426）。在這個姿勢穩定，停留幾個呼吸，保持平衡。

4. 吐氣，頭從地面抬起，身體向上拉，收緊腹部橫膈膜的肌肉，雙臂伸直，以雙手保持平衡（圖 427）。依個人能力在這個姿勢停留幾秒鐘；左肩和手臂會感到很大的壓力。

5. 手肘彎曲，頭放回到地上，回到〔頭倒立式 2〕，不要鬆開交盤的雙腳。

6. 吐氣，身體彎曲，雙腿放在左上臂後側上，保持平衡，如前述在右邊所做的一樣（圖 428）。

7. 手肘彎曲，頭部放回地上，回到〔頭倒立式 2〕，

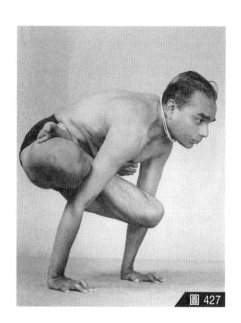

圖 427

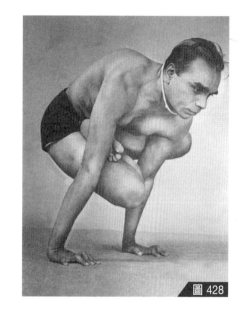

圖 428

鬆開交盤的雙腿。然後再次雙腿成〔蓮花座〕，這次先把左腳放在右大腿近根部，右腳放在左大腿近根部，按照上面所述的技巧重複這個體位法。

8. 頭部放回地上，回到〔頭倒立式 2〕。然後雙腿放回到地面，放鬆或繼續做〔上弓式 2〕（圖486），然後以〔山式〕站立（圖1）。等到熟練〔翻轉輪式〕（圖 488～圖 499）後，〔翻轉輪式〕可以做為練習〔上弓式〕後的舒緩動作。

● 功效

不斷練習這個體位法，手腕和腹部器官將會更加強健，腹部兩側的肌肉也會更發達。脊椎會更有彈性，頸部和肩膀會更有力。這個體位法結合了〔頭倒立式1〕（圖184）、〔蓮花座〕（圖 104）和〔西方伸展式〕多個體位法的功效。

梵文 Eka 的意思是一個；Pada 是腿；Galava 是聖哲格拉瓦的名字。

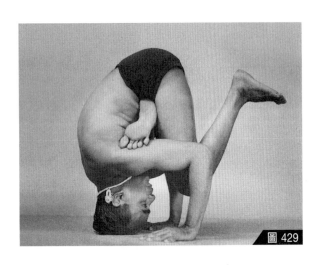

圖 429

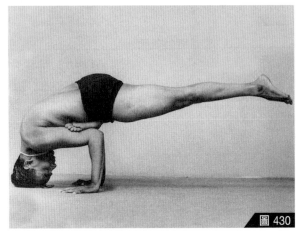

圖 430

● 步驟與技巧

1. 做〔頭倒立式 2〕（圖 192）。

2. 吐氣，右腳放在左大腿近根部成半蓮花式，身體彎曲，雙腿與地面平行。

3. 然後左腿彎曲，深呼吸幾次。吐氣時，右腳放在左上臂上。放腳的時候，把腳翻轉使腳趾與手指的方向一樣。右膝放在右上臂上（圖 429）。

4. 右腿姿勢穩住後，停留幾個呼吸。左腿伸直，與地面平行（圖 430）。

5. 吐氣，頭部離開地面使身體上抬。左腿保持挺直並與地面平行。雙肘保持彎曲，上臂與地面平行，下臂則地面垂直（圖 431）。

6. 伸展頸部，盡量把頭抬高。在這個姿勢停留幾秒鐘。由於橫膈膜受到擠壓，因此呼吸會變得急促且費力。

7. 左膝彎曲，頭放回地上，回到〔頭倒立式 2〕。

8. 深呼吸幾次，重複這個體位法，這次換左腿彎曲成半蓮花式，把左腳放在右上臂上，左膝放在左上臂上，然後頭部離地（圖 432、圖 433）。兩側停留的時間相同。回到〔頭倒立式〕。

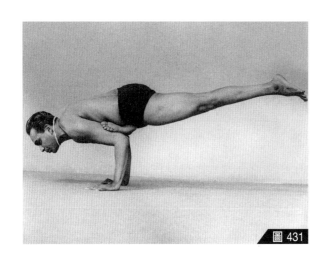

21

圖 431

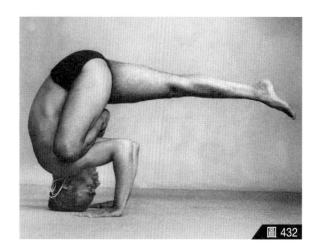

圖 432

9. 練習者可以將雙腿放回到地面完成這個體位法，
   也可以繼續練習〔上弓式2〕（圖486），然後
   以〔山式〕站立（圖1）。等熟練〔翻轉輪式〕（圖
   488～圖499）後，〔翻轉輪式〕就可以做為練
   習〔上弓式〕後的舒緩動作。

● **功效**

這個體位法可強化手腕，腳抵住腹部的壓力也有助於
按摩腹部器官。

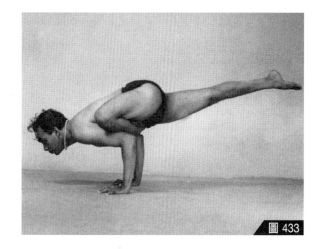

圖 433

梵文 Dwi Pada（dwi ＝兩個或兩者；pada ＝腿或腳）意思是雙腳。康迪亞（Koundinya）是一位聖哲，屬於婆吒家族，創立了康迪亞種姓（gotra）。這個體位法就是獻給他的。

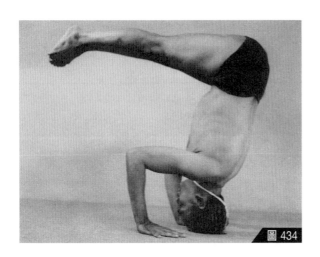

圖 434

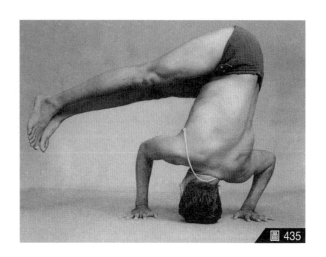

圖 435

● 步驟與技巧

1. 做〔頭倒立式 2〕（圖 192）。

2. 吐氣，雙腿併攏伸直往下放到與地面平行（圖 434）。停留在此幾個呼吸。

3. 吐氣，身體稍微往右轉，雙腿移向右側（圖 435），雙腿併攏往下放到右臂上，使左大腿外側盡量靠在右臂後側近腋窩處（圖 436）。

4. 保持平衡，停留幾個呼吸。然後吐氣，雙手穩穩地壓住地面，頭部離地（圖 437）。然後身體抬起，伸展頸部（圖 438）。這是體位法的最後完成動作，此時雙腿在半空中幾乎與地面平行，由於身體的扭轉，呼吸會變得急促。盡你所能在這

個姿勢停留 10 ～ 20 秒。左肩和左臂會感到巨大的壓力。

5. 彎曲膝蓋，頭放到地上，回到〔頭倒立式 2〕。休息一會兒，然後在左側重複這個體位法，這次把右大腿放在左上臂上，兩側保持體位法的時間相同。回到〔頭倒立式〕。

6. 有兩種方式結束這個體位法：雙腿放回到地面，然後放鬆，或者繼續做〔上弓式 2〕（圖 486），然後以〔山式〕站立（圖 1）。等熟練〔翻轉輪式〕（圖 488 ～圖 499）後，〔翻轉輪式〕可以做為練習〔上弓式〕的舒緩動作。

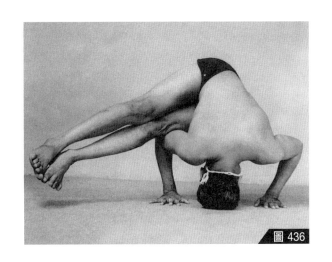

22

圖 436

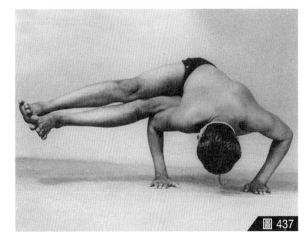

圖 437

● **功效**

這個體位法能強化腹部器官,讓結腸蠕動得更好,可排除體內毒素。想在雙腿完全伸展的情況下保持平衡,需要一些經驗。側面的動作使脊椎變得更有彈性,頸部和手臂變得更為有力。

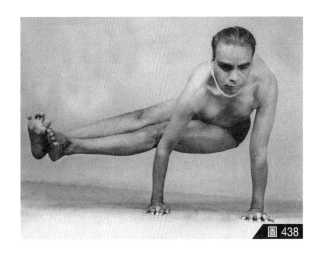

圖 438

第二章　瑜伽體位法、鎖印法、淨化法

梵文 Eka 意思是一個；Pada 是腿或腳。Koundinya 是聖哲康迪亞。

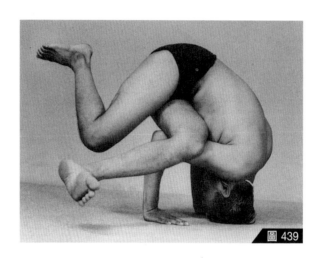

圖 439

● **步驟與技巧**

1. 做〔頭倒立式 2〕（圖 192）。

2. 吐氣，雙腿併攏伸直放下，與地面平行（圖 434）。在這裡停留幾個呼吸。

3. 吐氣，雙腿彎曲，左腿往右側移，左腿放在右上臂後側上，使左大腿外側盡量靠近右腋窩（圖 439）。停留幾個呼吸，保持平衡。

4. 左腿朝側面伸直，右腿向後伸直（圖 440）。停留兩個呼吸。

5. 吐氣，頭部從地面抬起，伸展手臂，靠雙手保持平衡。保持雙腿伸直並拉緊，膝蓋上提（圖 441），這是體位法的最後完成動作。盡你所能在這個姿勢停留到 30 秒，正常地呼吸。

6. 雙膝彎曲，吐氣，頭放回地上，回到〔頭倒立式〕。休息一會兒，正常地呼吸。

7. 在另一側重複這個體位法，停留同樣的時間。這次把右大腿放在左上臂上，左腿向後伸直。然後再次回到步驟 6 的〔頭倒立式〕。

8. 有兩種方式結束這個體位法：將雙腿放回到地面放鬆休息；或者是做〔上弓式 2〕（圖 486），

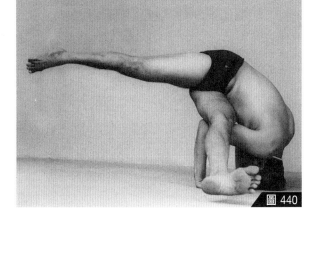

23

圖 440

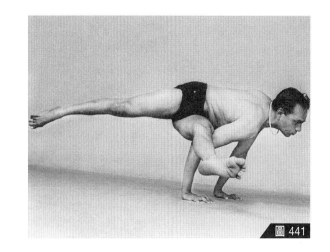

圖 441

然後以〔山式〕站立（圖1）。等熟練〔翻轉輪式〕
（圖488～圖499）後，〔翻轉輪式〕可以做為
練習〔上弓式〕的舒緩動作。

● **功效**

由於雙腿對腹部施加壓力，因此按摩了腹部器官，而
脊椎的扭轉則能活化且強化脊椎，並使手臂和頸部也
變得有力。

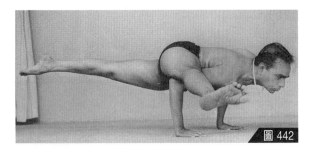

圖 442

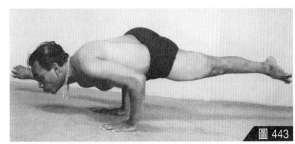

圖 443

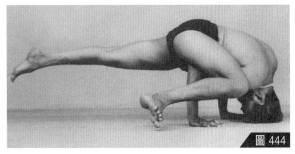

圖 444

2. 吐氣，左手放在地上。頭和身體朝地面移動。手肘彎曲，使身體與地面平行，雙腿伸直，腳趾離開地面。盡量靠雙手保持平衡。左腿朝後伸直，右腿則向右伸直。右大腿的內側放在右上臂後側上（圖 442、圖 443）。

3. 這個體位法非常強烈，需要不斷努力才能熟練。呼吸會變得急促、困難。伸展頸部，頭部往上抬。

4. 左腿回到地面，右腿從右臂上移開，放鬆一會兒。

5. 在另一側重複這個體位法，這次把左腿放在左上臂後側上，右腿向後伸直。兩側停留的時間相同。

6. 進階練習者可以從〔頭倒立式 2〕（圖 192）開始，按照〔單腿康迪亞式 1〕（圖 441）的技巧進行練習，把一條腿放在同一側的手臂後側上如圖 444 所示，頭部離地，雙腿伸直，與地面平行。

7. 在另一側重複這個體位法，然後回到〔頭倒立式 2〕（圖 192），再繼續練習〔上弓式 2〕（圖 486），之後以〔山式〕站立，或者練習〔翻轉輪式〕（圖 488～圖 499）。

● 功效

這個體位法能強健手臂、腹部器官和大腿肌肉。

● 步驟與技巧

1. 做〔聖哲毗斯瓦蜜多羅式〕（圖 403），將右腿放在右上臂後側。

梵文 Eka 意思是一個；Pada 是腿或腳；Baka 是鶴。

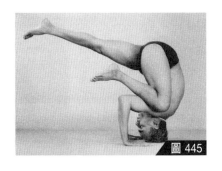
圖 445

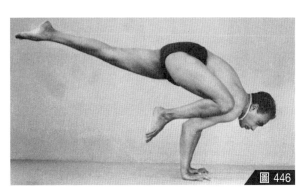
圖 446

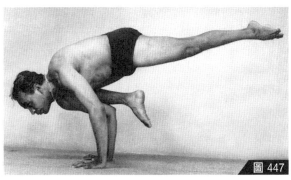
圖 447

● **步驟與技巧**

1. 做〔頭倒立式 2〕（圖 192）。

2. 吐氣，雙腿放下直到與地面平行（圖 434）。右膝彎曲，右脛骨盡量放在右上臂靠近腋窩處。保持左腿在半空中與地面平行（圖 445）。在這個姿勢穩定，保持平衡，平穩地呼吸。

3. 吐氣，身體向上抬，頭部離地，頸部向前伸展。試著保持身體與地面平行，不要把身體任何部位靠在左肘上（圖 446、圖 447）。

4. 脊椎和左腿完全伸展，在這個姿勢停留 10～20 秒。試著正常地呼吸。這是一個很難的平衡體位法。

5. 左腿彎曲，頭放回地面。吐氣時回〔頭倒立式 2〕。

6. 在左側重複這個體位法，停留同樣的時間，右腿在空中伸直與地面平行。

7. 回到〔頭倒立式 2〕，放低雙腿回到地面，然後休息。進階練習者可以繼續練習〔上弓式 2〕（圖 486），然後以〔山式〕站立（圖 1）。等熟練〔翻轉輪式〕（圖 488～圖 499）後，〔翻轉輪式〕可以做為練習〔上弓式〕的舒緩動作。

● **功效**

這個體位法在腹部器官的一側要收縮，而另一側則伸展。在這個姿勢中保持平衡時，腹部肌肉和器官活動的程度會比手臂大。

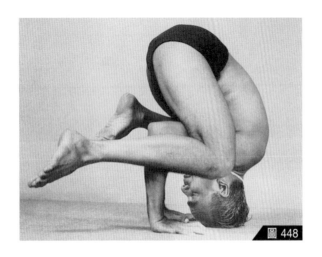

圖 448

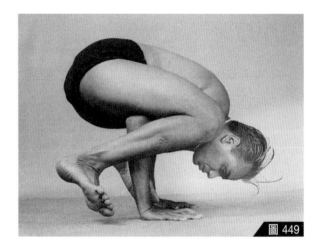

圖 449

● **步驟與技巧**

1. 做〔頭倒立式 2〕（圖 192）。

2. 吐氣，雙腿放下直到與地面平行（圖 434）。左膝彎曲，盡可能把左脛骨放在左上臂靠近腋窩處，和在〔鶴式〕（圖 410）中一樣。右腿向右移，右腿伸展超過右臂，右大腿內側碰觸右上臂後側（圖 448）。

3. 吐氣，身體向上抬，頭部離地，頸部向前伸展（圖 449、圖 450）。右腿向前伸直，不要碰地。手臂伸直，保持平衡（圖 451）。

4. 在這個姿勢停留 10 ～ 20 秒，脊椎和右腿要完全伸展。試著正常地呼吸。

5. 右膝彎曲，頭部放回地面，回〔頭倒立式 2〕（圖 192）。

6. 在另一側重複這個體位法，停留同樣的時間，左腿向前伸直，右腿彎曲放在右上臂後側上（圖 452）。

7. 結束這個體位法有兩種方式：你可以彎曲向前伸展的腿，然後回到〔頭倒立式〕，雙腿放下。熟練這個方式後，可以試試另一種方式；向前伸直的腿繼續挺直，雙肘彎曲，將彎曲的腿向後伸直，腿不碰地而是與地面平行，整個身體和頭部離地。你現在是在〔單腿康迪亞式 2〕（圖 442、圖 443）。然後吐氣，頭放回地面，雙腿彎曲，

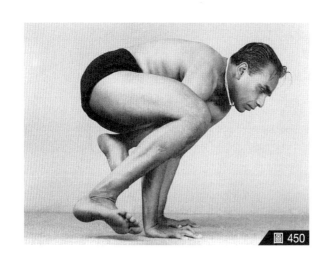

圖 450

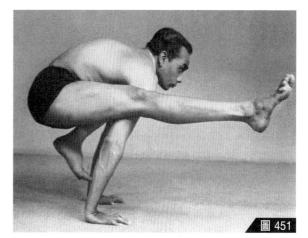

圖 451

回到〔頭倒立式 2〕。然後繼續依次練習〔上弓式 2〕（圖 486）和〔翻轉輪式〕（圖 488 ～圖 499）。

● **功效**

這個體位法能讓腹部器官和肌肉，以及手、胸部和背部變得更強壯。在這個體位法中，我們自己的身體好像起重機一樣，朝不同方向移動時，身體承受重量的部位也跟著改變，使得這些身體部位變得更有力。

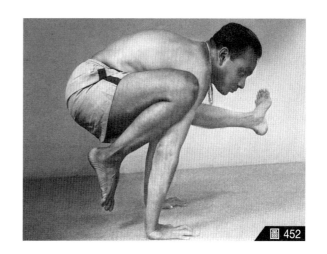

圖 452

梵文 Yogadana 意思是瑜伽行者的手杖。在這個姿勢裡，瑜伽行者坐著，以一條腿放在腋下做為手杖，因而得名。

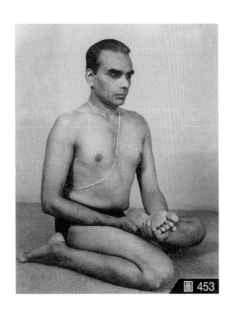

圖 453

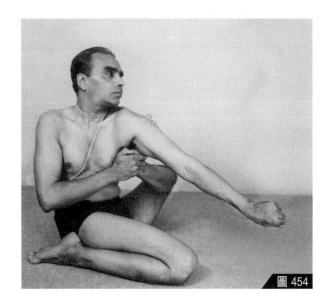

圖 454

● **步驟與技巧**

1. 坐在地上，雙腿向前伸直（圖 77）。

2. 右腿彎曲，右腳放在右臀側。右腿成〔勇士式〕坐姿（圖 86）。

3. 左腿向左移，拉寬雙腿間的距離，彎左腿使左腳貼近右膝（圖 453）。

4. 右手抓住左腳，身體轉向右側，吐氣，左腳往上翻帶到胸前，但左臀保持著地。停留幾個呼吸，

吐氣，左腳放在左腋下，左腳底碰觸左腋，如同一把拐杖（圖 454）。

5. 停留幾個呼吸後，吐氣，左臂從肩膀繞過左腳擺到背後（圖 455）。右臂從肩膀往後擺，抓住左下臂，頭轉向右側，抬起下巴，兩眼注視上方（圖456）。

6. 在這個姿勢停留 30 秒，深長地呼吸。

7. 鬆開雙手，伸直雙腿，放鬆。

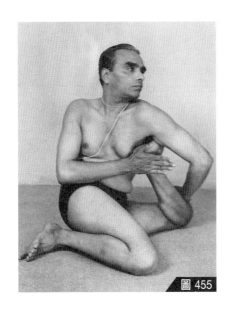

圖 455

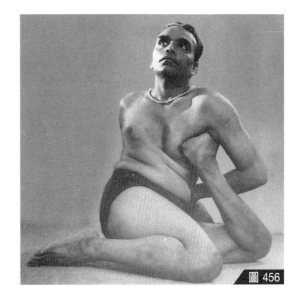

圖 456

8. 在另一側重複這個體位法，停留相同的時間。左
   腿彎曲，左腳放在左臀側，右腳放在右腋窩下如
   同拐杖，然後在背後用左手握住右下臂。

9. 這個體位法需要一段時間的練習才會覺得舒適，
   但一旦做到，就會有休息的感覺。

● **功效**

這個體位法讓脊椎得到休息，身體也獲得放鬆，並使
膝蓋和腳踝更加靈活。

梵文 Supta 意思是躺下；Bheka 是青蛙。這個體位法是〔青蛙式〕（圖 100）的反向體位法。

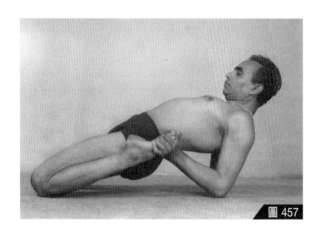

圖 457

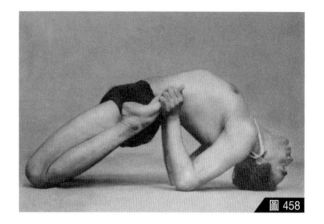

圖 458

● **步驟與技巧**

1. 以〔勇士式〕坐下（圖 86）。

2. 兩手心朝上，分別插入兩腳下。用手把腳抬離地面，身體向後躺下。停留幾個呼吸。

3. 吐氣，臀部抬起離地（圖 457），大腿向上帶，身體拱起，頭頂抵在地面（圖 458）。

4. 身體靠頭頂和肘部、膝部支撐，下臂與地面垂直，雙手抓住兩腳外側靠小腳趾處。試著將腳趾提起與髖關節一樣高。

5. 在這個姿勢停留 20 ～ 30 秒，正常地呼吸。

6. 頭抬起，雙手從腳上移開，雙腿放下成〔勇士臥式〕（圖 96）。

7. 以〔勇士式〕坐起，伸直雙腿，放鬆。

● **功效**

這個體位法能強化脊椎。在這個姿勢中，膝蓋、腳踝、臀部以及頸部的血液循環得很好，可以減輕背痛，也解決了膝關節內部移位的問題。雙手對雙腳形成的壓力可以強化足弓，對治療扁平足很有益處。腿部肌肉萎縮以及其他腿部疾病，都可以經由不斷練習這個體位法來治療。肺部獲得完全的伸展，對腹部器官也很有好處。

梵文 Mula 意思是根、基礎、開始或基本；Bandha 的意思是腳鐐、束縛或姿勢。

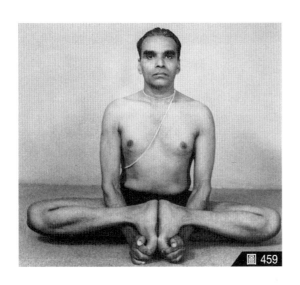

圖 459

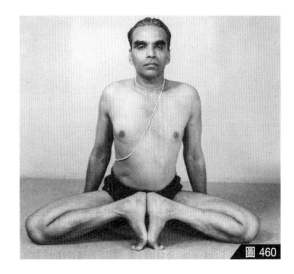

圖 460

● **步驟與技巧**

1. 以〔束角式〕坐下（圖 101）。

2. 雙手插入大腿和小腿之間，分別抓住雙腳。

3. 把雙腳腳底和腳跟互相靠在一起。抬起腳跟，腳趾仍然放在地上，雙腳拉近會陰處（圖 459）。

4. 在這個姿勢停留，雙手移開，手掌放在臀後（圖 460）。

5. 靠雙手的幫助將身體從地面抬起，臀部往前推（圖 461）。同時翻轉腳和膝蓋，在不移動腳位置的情況下把腳跟向外壓（圖 462、圖 463）。

6. 身體放在腳趾和兩膝上，在這個姿勢停留 30 ～ 60 秒，深長地呼吸。

7. 鬆開這個位置的方法是，將雙手移到身體前面，身體的重量移到手上。抬起身體，腳跟轉回到原來的位置，然後伸直雙腿。鬆開的時候，不要把重量放在腿上。

● **功效**

這個體位法活化了海底輪、前列腺和性腺，對於性慾旺盛的控制也有很好的效果，有助於保存能量，而且

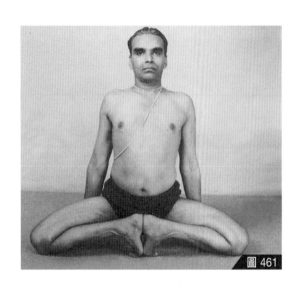

圖461

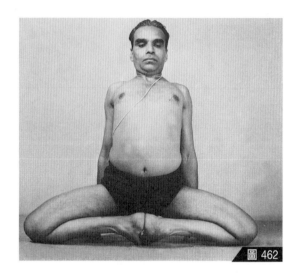

圖462

對控制、保持心靈寧靜很有幫助。「心靈是感官的主人（Indriyas，感覺的器官）；呼吸是心靈的主人；融合或專注是呼吸的主人；而融合有賴於內在聲音。當心靈達到融合，就叫做解脫；但是有些人不認為那是解脫；然而，當呼吸和心靈能融合後，將經驗無法言喻的喜悅。」（《哈達瑜伽經》第四章第29～30節）

〔束角式〕（圖101）和〔根部鎖印式〕對於性慾旺盛的人來說很有幫助。當性慾得到控制後，能量就得以昇華，生命的真正喜悅是無限的。

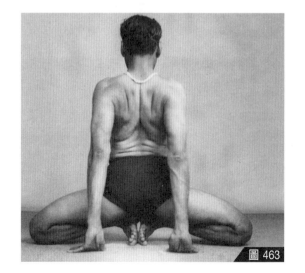

圖463

瓦摩提婆（Vamadeva）是一位聖哲的名字，也是濕婆的名字，是印度三位一體神的第三個
神，被委派摧毀世界。

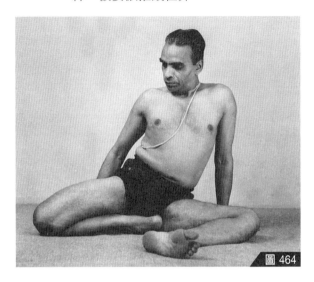

圖 464

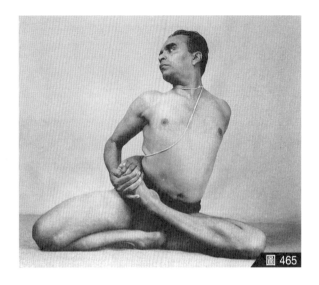

圖 465

● 步驟與技巧

1. 從〔束角式〕坐姿開始（圖 101）。

2. 右手插到右大腿和小腿間。右腳趾不離地，抬起右腳跟，將腳拉近會陰。把右手移開，腳跟往前壓向地面，將身體抬離地面，右臀往前移，右膝放在地上。右腳成〔根部鎖印式〕（圖 464）。

3. 把左腳放在右大腿近根部，成〔蓮花座〕（圖 104）。

4. 左臂從肩膀往後擺到背後，吐氣，從背後抓住左腳拇趾，右手抓住左腳背。

5. 頸向右轉（圖 465）保持平衡 30 秒，深長地呼吸。

6. 從這個姿勢鬆開，回到〔束角式〕。在另一側重複這個體位法，按照上述技巧左右互換，停留同樣的時間。

● 功效

這個體位法能治療腿部僵硬，舒緩疼痛，還能使生殖器官保持健康，強化脊椎，並有助於消化。

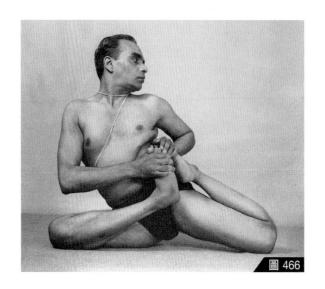

圖 466

● **步驟與技巧**

1. 坐在地上，大腿張開。

2. 左膝彎曲，左小腿貼著左大腿後側。

3. 左手將左腳往上提，讓左腳跟碰到左髖關節。左手像在〔青蛙式〕（圖 100）中那樣抓住左腳。

4. 右手抓住右腳，放到左大腿近根部如同〔蓮花座〕（圖 104）一樣。

5. 雙手壓雙腳，讓腳底相碰（圖 466）。

6. 做〔蓮花座〕時身體會往前傾，所以雙手抓緊腳，以保持平衡，在這個姿勢停留 30 秒，深長地呼吸。

7. 鬆開雙手和雙腿，在另一側重複這個體位法，右腳彎成〔青蛙式〕，左腳成半蓮花式。兩側停留的時間相同。

● **功效**

這個體位法能舒緩疼痛，治療腿部僵硬，讓生殖器保持健康，也能強化脊椎，並改善消化功能。

梵文 Kanda 意思是球莖、結。《哈達瑜伽經》第三章的第 107、113 節，提到根部（kanda）如下：

第 107 節：拙火沉睡在根部之上（位於肚臍附近，能量通道的聚合中心）。拙火帶給瑜伽行者解脫，帶給無知者束縛。知此者，才可謂知道瑜伽。

第 113 節：其根部在肛門上方約有 30 公分高，兩邊寬 10 公分。樣子圓潤，彷彿被一塊白布包裹著（文本使用的詞是 vitasti，意思是 12 指幅寬，即張開手從拇指到小指之間的距離）。

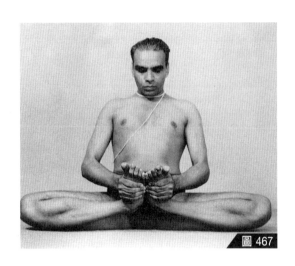

圖 467

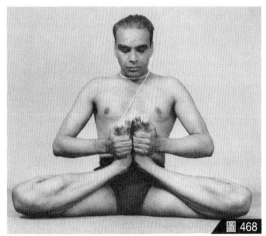

圖 468

● 步驟與技巧

1. 坐在地上，雙腿向前伸直（圖 77）。彎曲膝蓋，大腿分開，兩腳往身體帶，腳跟貼近會陰處，保持膝蓋在地上。這個體位法與〔束角式〕相似（圖 101）。

2. 右手抓住右腳，左手抓住左腳。

3. 在雙手的幫助下，雙腳朝身體抬高，翻轉腳踝（圖 467），拉膝蓋和大腿（圖 468），腳跟和雙腳

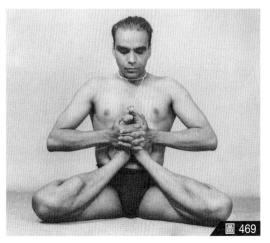

圖 469

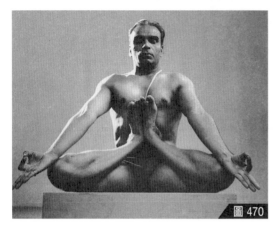

圖470

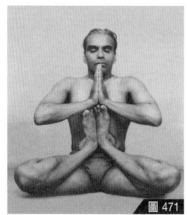

圖471

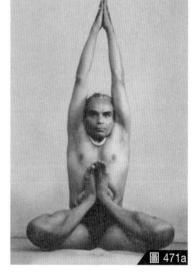

圖471a

外側分別抵著肚臍和胸部（圖469）。一開始腳很容易往下滑，要多練習
幾個星期，雙腳才會牢牢抵住胸部。

4. 鬆開雙手，伸展手臂，手背放在膝蓋上（圖470），或是雙手在胸前合掌
（圖471）。保持背部挺直，在這個姿勢停留30秒，深長地呼吸。

5. 進階練習者可以雙手合掌，高舉過頭頂（圖471a）。然後也可以試著在
背後合掌，保持平衡（圖471b）。這是這個體位法最困難的部分。

6. 雙手抓住雙腳，並向下帶回地面休息。

7. 因為轉動了骨盆和大腿的其他關節，所以需要長時間的練習才能熟練這個
體位法。

● 功效

鍛鍊到肚臍下的每塊肌肉，也可以治療臀部、膝蓋和踝關節的僵硬，恢復性能
量，控制性慾。同時也鍛鍊到生殖輪和臍輪，可以幫助消化。

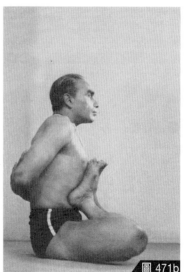

圖471b

哈努曼（Hanuman）是一隻擁有超凡力量的神猴將領。他是風神（Vayu）和阿迦南（Anjana）的兒子，也是毗濕奴的第七個化身羅摩（Rama）最忠實的朋友和僕人。當羅摩和妻子希多以及兄弟羅什曼那（Laksmana）被放逐在丹達喀（Dandaka）森林隱居，楞迦島（Lanka 即錫蘭）的魔王羅婆那（Ravana）假扮成苦行修道者來到他們隱居處，趁羅摩和羅什曼那外出打獵，擄走希多帶到錫蘭。兩兄弟遍尋不著希多，最後向猴王蘇梨（Sugriva）和其將領哈努曼求助。哈努曼前往尋找希多，縱身一躍就跨過海峽，在羅婆那的宮殿裡找到希多，並回報羅摩這個消息。

在大批猴軍團的幫助下，羅摩修建了一條穿越大海通往錫蘭的石頭砌道，並經歷一場激烈的戰鬥，殺了羅婆那及其大軍，救出希多。在戰鬥中，羅什曼那身中一箭，倒在地上不省人事，據說只有喜馬拉雅山的一種藥草才能救活他。哈努曼便跨一大步躍過大海，到達喜馬拉雅山，從山頂摘回藥草，救了羅什曼那一命。這個體位法就是獻給哈努曼的，以紀念他那神奇的一躍。在這個體位法中，練習者雙腿水平劈開坐在地上，雙手在胸前合掌，看似西方芭蕾舞中的劈腿動作。

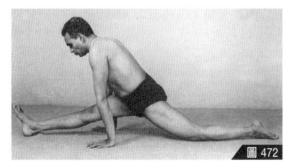

圖 472

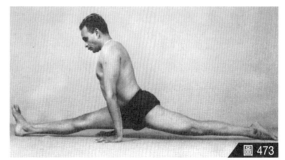

圖 473

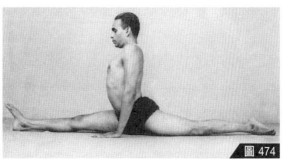

圖 474

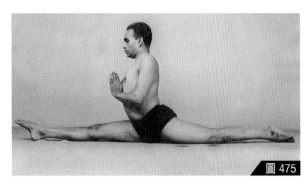

圖475

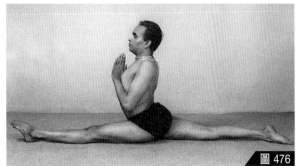

圖476

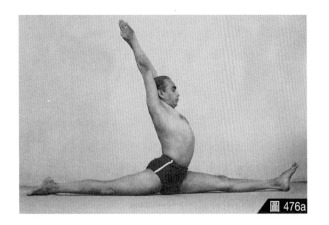

圖476a

● **步驟與技巧**

1. 跪在地上（圖40）。

2. 手掌分開30公分放在身體兩側的地上。

3. 抬起膝蓋，右腿向前伸，左腿往後伸（圖472）。吐氣，試著伸直雙腿，臀部上提（圖473）。再將雙腿和臀部往地面壓，用雙手支撐身體重量（圖474）。

4. 要熟練這個姿勢需要很長的時間，必須要每天練習好幾次，將雙腿伸直放在地上，臀部著地。前腿後側和後腿前側緊貼地面。

5. 一旦雙腿可以伸直，坐在地上，雙手在胸前合掌，保持平衡（圖475）。在這個姿勢停留10～30秒，正常地呼吸。

6. 在雙手的幫助下，抬起臀部，並換邊重複這個體位法，停留相同的時間，左腿在前，右腿在後（圖476）。

7. 記住，前腿膝關節後側和後腿的膝蓋都要碰地。

8. 進階練習者可以把雙手高舉過頭頂，向上伸展，合掌，保持平衡（圖476a）。這樣能使雙腿獲得額外的伸展，舒緩背部張力。

● **功效**

這個優美的體位法有助於治療坐骨神經痛和其他腿部問題，也能增強腿部肌肉，保持腿部健康，建議跑步者和短跑選手定期練習，能放鬆強化大腿的外展肌。

梵文 Sama 意思是同樣、相像、一致或筆直；Kona 的意思是角度、羅盤上的一點。在這個體位法中，雙腿朝兩側劈開，雙手在胸前合掌。這個體位法比〔哈努曼猴式〕還要難（圖475），雙腿和骨盆成一直線。

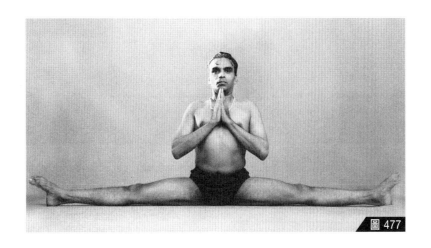

圖 477

● **步驟與技巧**

1. 從〔山式〕站姿開始（圖1）。雙手放在臀上，雙腿盡可能往兩側打開（圖29）。

2. 手掌放在地上（圖30），吐氣，雙腿繼續往兩側伸展，直到坐在地上，雙腿向兩側打開成一直線。整個腿的後側，尤其是膝蓋後側要放在地上。

3. 雙手在胸前合掌（圖477），在這個姿勢停留幾秒鐘。

4. 手掌放在地上，臀部抬起，兩腿慢慢拉近，直到你能用〔站姿直腿前彎式〕（圖47）站起。然後以〔山式〕站立（圖1），放鬆。

● **功效**

這個體位法能鍛鍊髖關節，使雙腿往各個方向都可以活動自如。由於脊椎獲得伸展，可以治療脊椎下半部的相關疾病。這個體位法像〔哈努曼猴式〕（圖475）一樣，可以加強腿部肌肉，使雙腿更為勻稱。還能防止疝氣，舒緩坐骨神經痛，對骨盆和生殖器官的血液循環有幫助，保持健康。

梵文 Supta 意思是躺靠。帝利毗伽羅摩（Trivikrama）（tri＝三；vikrama＝一步）是毗濕奴的名字。這個體位法是獻給毗濕奴的侏儒化身瓦摩那（Vamanavatar）的。據說普拉赫拉達的孫子巴里（Bali）魔王掌控了世界。巴里苦修使自己的力量大增，甚至威脅眾神，眾神向毗濕奴求救。毗濕奴來到人間，成為婆羅門聖哲迦葉波和妻子阿底提所生的侏儒兒子。在一次巴里舉行的祭牲大會上，毗濕奴化身為侏儒瓦摩那出現在巴里面前，向巴里要求能夠讓他擁有三步內的所有土地。向來以慷慨聞名的巴里，聽了這個要求毫不猶豫地答應了。於是侏儒變成巨人，走了三大步。第一步覆蓋了整個人間，第二步涵蓋了天堂，已經沒有地方可以再邁出第二步了，於是巴里把自己的頭伸出去，給毗濕奴踏第三腳。毗濕奴將巴里和他的軍隊送到陰間（Patala），讓他做陰間的統治者。整個宇宙再次回歸眾神。這個體位法比〔哈努曼猴式〕（圖 475）更難。在這個體位法中，練習者仰臥在地面，然後劈開雙腿，握住一隻腳的腳跟放在頭側，而另一隻腳的腳跟仍舊放在地面。

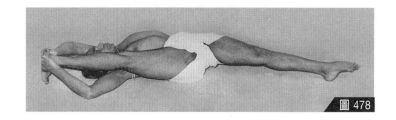

圖 478

● 步驟與技巧

1. 仰臥在地上，雙腿伸直（圖 219）。

2. 抬起右腿。手指相扣，伸展手臂，將交扣的手握住右腳跟。

3. 吐氣，在頭後將右腿往下拉，讓右腳大拇趾碰地，手要握緊腳跟（圖 478）。右小腿內側貼著右耳，手肘稍微打開。左腿保持在地上伸直。

4. 盡你所能在這個姿勢停留，正常地呼吸。

5. 鬆開右腳跟，右腿放回到左腿旁。

6. 重複這個體位法，停留同樣的時間。握住左腳跟，右腿在地面上伸直。

7. 完成這個很強烈的體位法後，休息一會兒，放鬆。

● 功效

這個體位法讓雙腿完全的伸展，能預防和治療疝氣，也可以降低性慾，讓心靈平和寧靜。

梵文 Urdhva 意思是向上；Dhanu 是弓。在這個體位法中，身體靠手掌和腳掌支撐，向後成拱形。

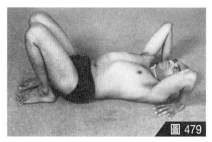

圖 479

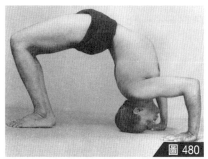

圖 480

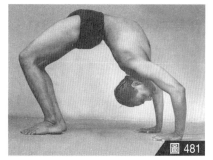

圖 481

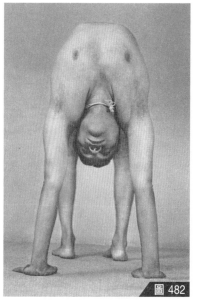

圖 482

● 初學者的練習步驟與技巧

1. 仰臥在地上（圖219）。

2. 手肘彎曲抬起過頭，手掌放在肩膀下面。兩手之間的距離不超過肩寬，手指朝後指向腳的方向。

3. 膝蓋彎曲抬起來，將雙腳盡量往臀部貼近（圖479）。

4. 吐氣，抬起身體，頭頂抵住地面（圖480）。停留兩個呼吸。

5. 吐氣，抬起身體和頭，拱背，身體的重量僅靠手掌和腳掌支撐（圖481）。

6. 從肩膀將雙臂伸直，讓手肘伸直，同時大腿肌肉往上拉（圖482）。

7. 為了伸展得更好，吐氣時，腳跟提起離開地面，讓大腿肌肉拉得更多。擴展胸部，伸展脊椎薦骨，讓腹部肌肉收得像鼓面一樣緊繃，然後放下腳跟，保持脊椎伸展。

8. 在這個姿勢停留半分鐘到1分鐘，正常地呼吸。

9. 吐氣，將兩膝和雙肘彎曲，身體放下回到地面。

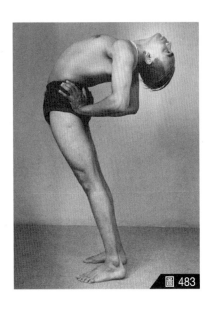

圖 483

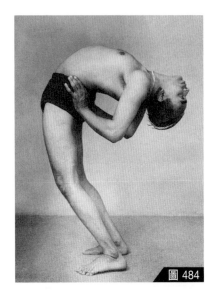

圖 484

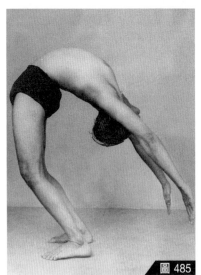

圖 485

● **進階者的練習步驟與技巧**

1. 站立，雙腳張開約 30 公分，手掌放在臀部上。

2. 骨盆稍向前推（圖 483），吐氣，身體向後彎，使身體的重量放在大腿和腳趾上（圖 484）。

3. 抬起雙臂伸展過頭，然後將手臂落向地面（圖 485）。馬上伸直雙臂，手掌放在地上（圖 486）。手掌碰地時，雙肘如果不能馬上伸直，頭就很可能會碰到地面。

4. 在這個姿勢穩住後，將雙腿和雙臂伸直（圖 487）。

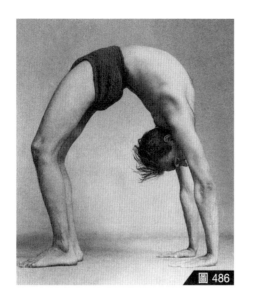

圖 486

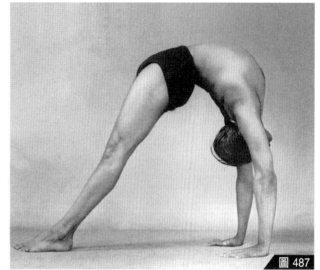

圖 487

5. 練習這個體位法時，可以請朋友幫忙或者自己靠
   著牆練習會很有幫助。背部靠牆站立，與牆之間
   保持 90 公分的距離。身體向後彎，頭部往牆靠
   近，舉起手臂過頭，手掌放在牆上。骨盆向前推，
   使身體的重量放在大腿上，手掌順著牆面往下
   移，直到手掌碰到地面。起身時，也可以用同樣
   的方式靠著牆抬起。在熟練這個體位法後，可以
   依靠牆的幫助將身體抬起一半。最後試著在室內
   中央不靠牆練習這個體位法。

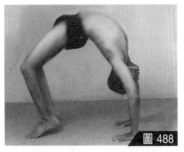

圖488

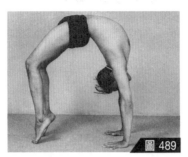

圖489

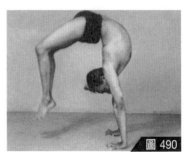

圖490

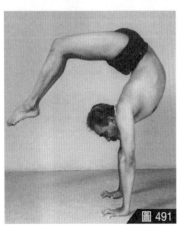

圖491

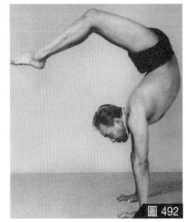

圖492

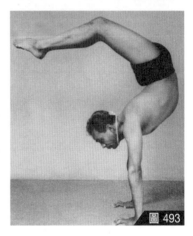

圖493

● 高級程度者的練習步驟與技巧

1. 站直。身體向前彎,手掌放在地上。吐氣,雙腿蹬起彷彿在做手的倒立姿勢(圖359)。雙膝彎曲,背部成拱形,雙腿放在頭後(圖486)。

2. 雙腿從頭前到頭後逐漸放下時,縮臀,背部向上拱起,伸展肋骨和腹部,伸直雙臂。做的時候要注意這些細節,否則就會跌坐在地上。

3. 等熟練這些步驟後,試著練習從圖488到圖499所示的雙腿往後翻,做向後翻筋斗的動作,回到前彎的姿勢,就叫做〔翻轉輪式〕(Viparita =翻轉、相反、對面、反轉;Chakra =輪子)。不過大多數人要透過有經驗的老師指導,才能學會這個體位法。

4. 假如沒有老師可以請教,而你對自己有信心,可

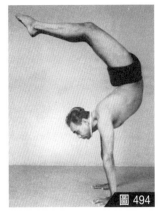

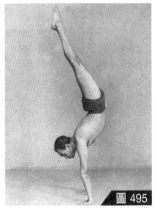

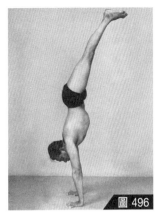

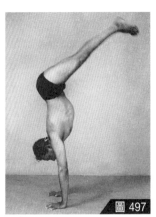

以試著照下面的方式練習向後翻筋斗動作。靠著牆做〔上弓式〕，腳對著牆距離約 30 公分。吐氣，身體朝肩部移動，身體的重量由手腕部和肩膀支撐。然後抬起一條腿，腳放在離地約 60 公分的牆上，腳往牆面壓，再將另一條腿抬起，吐氣，雙腿蹬起過頭，向後翻筋斗。多試幾次後，就會有信心，學會把身體前後搖，以及在後翻中利用雙腿向後的動作，使身體朝肩膀擺。等對雙腿離開地面有把握後，就可以試著在室內中央不靠牆練習〔翻轉輪式〕。我就是這樣學會〔翻轉輪式〕中的後翻動作。

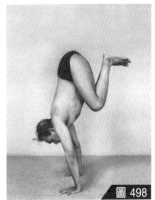

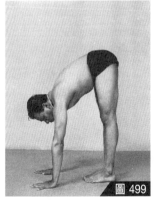

● **功效**

這個體位法是高難度的進階後彎體位法的預備式動作。脊椎完全伸展，可以強化脊椎，也讓身體保持柔軟和敏捷。背部會感覺強健有力，充滿活力。還能強化手臂和手腕，對於頭部有很好的舒緩效果。一旦熟練〔翻轉輪式〕，可以一天練習幾次，能帶來旺盛的活力和能量，以及輕鬆的感覺。

梵文 Eka 意思是一個；Pada 是腿；Urdhva 是向上；Dhanu 是弓。

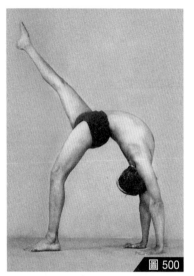

圖 500

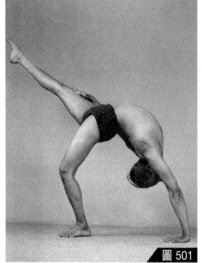

圖 501

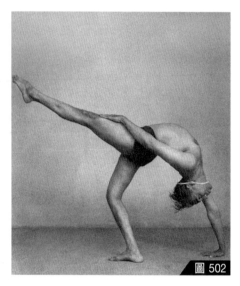

圖 502

● 步驟與技巧

1. 做完〔上弓式 2〕（圖 486）後，吐氣，把右腿從地面抬起。

2. 右腿伸直，與地面成 45 度角（圖 500）。

3. 右手離開地面，將手放在右大腿上（圖 501）。身體靠左手和左腳保持平衡。在這個姿勢停留10 ～ 15 秒，正常地呼吸。

4. 吐氣，放下手和抬起的右腿，回到〔上弓式〕。

5. 換邊重複體位法，抬起左腿，左手放在左大腿上，身體靠右手和右腿保持平衡（圖 502）。停留相同的時間。

● 功效

除了有練習〔上弓式 2〕（圖 486）的功效以外，這個優美的體位法還能增加平衡感，使體態更為優雅平穩。

梵文 Kapota 意思是鴿子。在這個體位法中，胸部擴展如一隻凸胸鴿子，因而得名。

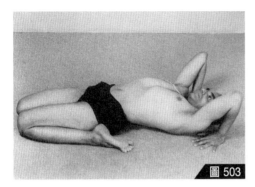

圖 503

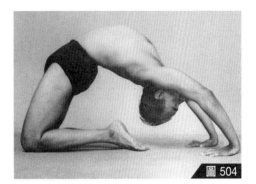

圖 504

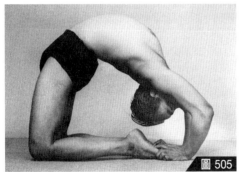

圖 505

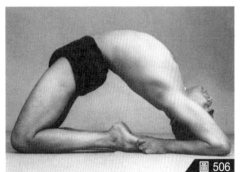

圖 506

● **步驟與技巧**

1. 以〔勇士式〕坐在折疊的毯子上（圖 90）。

2. 身體後仰臥在毯子上，成〔勇士臥式〕（圖 95）。雙臂伸展過頭，手肘彎曲，手掌放在耳邊，手指朝向肩膀（圖 503）。

3. 將身體的重量放在手掌上，吐氣。手臂伸展。大腿伸展的同時，將身體從膝部整個抬起，膝蓋併攏（圖 504）。

4. 縮臀，伸展整個脊椎，手肘彎曲，手抓住腳趾（圖 505）。然後手肘平放在地上（圖 506）。橫膈膜完全收縮時，呼吸會變得急促且費力。

5. 快速呼吸幾次，吐氣，收緊大腿肌肉將骨盆抬起。慢慢將雙手貼近腳跟，頭移向雙腳，雙手抓住雙腳，頭頂靠在腳底上（圖 507）。

6. 在這個姿勢停留幾秒。依你的能力漸漸增加停留的時間到 1 分鐘。

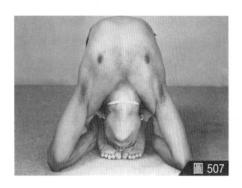

圖 507

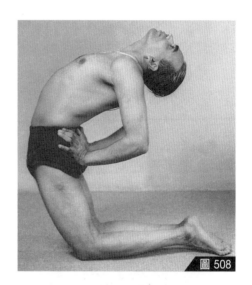

圖 508

7. 吐氣，手鬆開雙腳，放下頭部和身體，再次回〔勇
   士臥式〕（圖95）。雙腿分別伸直，在地上放鬆。

● **高級程度者的練習步驟與技巧**

1. 雙腳與膝蓋併攏，跪在折疊的毯子上。手放在臀
   上，伸展大腿，使大腿與地面垂直（圖40）。

2. 吐氣，伸展整個脊椎，如圖508和圖509所示，
   身體向後彎。雙臂朝腳的方向伸展過頭，手掌抓
   住腳跟（圖510），呼吸會變得急促費力。快速
   呼吸幾次。

3. 吐氣，脊椎再往後延展，手肘彎曲放在地面上（圖
   511）。

4. 頸部向後延展，頭頂放在腳底上。縮臀，骨盆抬
   高，大腿伸展，手抓住腳踝（圖512）。

5. 盡你所能在這個姿勢停留約60秒，有節奏地呼
   吸。

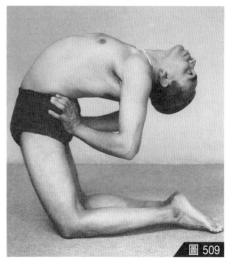

圖 509

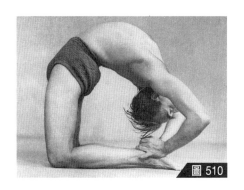

圖 510

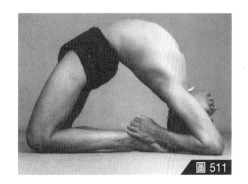

圖 511

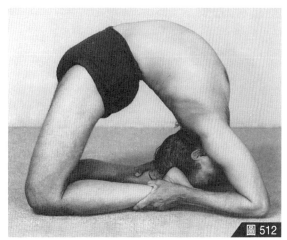

圖 512

6. 手鬆開雙腳，雙臂伸展，身體向前回到膝蓋跪地
的姿勢。在地上休息，放鬆。

●功效

這個體位法能使血液在脊椎循環得很好，可以強化整
個脊椎。骨盆區的伸展讓生殖器官得以保持健康。由

於橫膈膜往上提，輕柔地按摩了心臟，有助於增強心
臟功能，胸部也得到完全的伸展。在練習更難的背部
後彎體位法前，有必要先熟練〔鴿子式〕，因為如果
沒有熟練〔鴿子式〕、〔反向雙腿杖式〕（圖 516）
和〔曼荼羅式〕（圖 525～圖 535），就無法做那些
更難的後彎動作。

梵文 Laghu 意思是小巧、小型、輕巧可愛、瀟灑、美麗；Vajra 意思是雷電，是眾神之王因陀羅的武器。

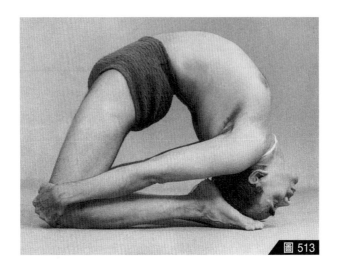

圖 513

● 步驟與技巧

1. 雙腳雙膝併攏，跪在地上。雙手掌放在腰兩側（圖40）。

2. 吐氣，脊椎後彎成拱形，同時收緊大腿肌肉（圖508、圖509）。

3. 臀部向前推，脊椎往後彎，讓頭頂放在腳底上。要多加練習，脊椎才會有足夠的彈性。身體的重量僅靠膝蓋來支撐。

4. 做到上述的姿勢後，雙手從腰部拿開，雙臂從肩膀伸直，雙手分別抓住膝蓋（圖513）。

5. 由於脊椎的伸展和腹部受到的壓力，會使呼吸變得急促且費力。試著在這個姿勢停留10～15秒，正常地呼吸。

6. 吐氣，膝蓋穩住，抬起頭部和身體回到膝蓋跪立的姿勢，然後坐在地上，休息。

● 功效

能強化脊椎神經，鍛鍊尾骨（脊椎骨的尾端）。規律練習可以舒緩脊椎下端的疼痛和椎間盤錯位。由於身體成拱形，腹部肌肉和胸部得以完全伸展。

梵文 Dvi Pada 意思是雙腳；Viparita 是翻轉、反轉；Danda 是棒子或拐杖、一種象徵、權威或懲罰，也代表身體和俯臥。印度教的信徒向真神膜拜致敬時，臉朝下俯臥在地，雙手向前伸。瑜伽行者則以下述優美的後翻拱形姿勢致敬。

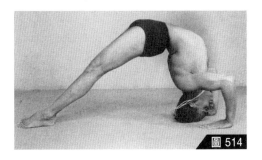

圖 514

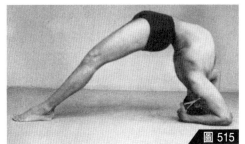

圖 515

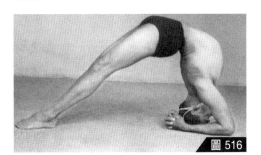

圖 516

● 初學者的練習步驟與技巧

1. 仰臥在地上（圖 219）。

2. 雙臂伸展過頭，手肘彎曲，手掌放在肩膀下，手指朝向腳的方向。膝蓋彎曲並抬起，雙腳貼近臀部，放在地上（圖 479）。

3. 吐氣，同時抬起頭和身體，頭頂抵在地上（圖 480）。停留幾個呼吸。

4. 吐氣，雙腿伸直，重量放在雙手、頭和頸部（圖 514）。

5. 右手離開地面放在腦後，右肘放在地上（圖 515）。停留兩個呼吸。

6. 接著左手離開地面放在腦後，左肘放在地上。雙手手指相扣成杯形放在腦後。這是體位法的最後完成動作（圖 516）。在這個姿勢中，頭部與雙手的位置和〔頭倒立式 1〕（圖 190）中一樣。

7. 由於橫膈膜收縮，因此呼吸會變得急促。停留幾個呼吸，然後吐氣，盡你所能抬高肩膀，同時也將胸部、身體、臀部、大腿和小腿抬起。雙腿從骨盆到腳踝都要伸直。腳跟緊緊抵住地面，盡你所能在這個姿勢停留 1～2 分鐘。

8. 雙腳朝頭部貼近，膝蓋彎曲，鬆開相扣的手指，頭部從地面抬起，身體放回地面，放鬆。

9. 頸部、胸部和肩膀完全伸展，骨盆盡可能地抬高。一開始頸部無法保持與地面垂直，而且頭和下臂有容易滑動的傾向。可以先把腳抵著牆，或者請朋友幫忙壓住手肘，讓脊椎和雙腿完全伸展後，適當地調整雙腳與頭之間的距離。

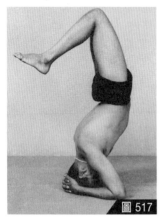

圖 517

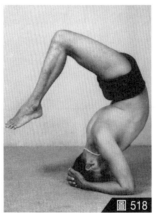

圖 518

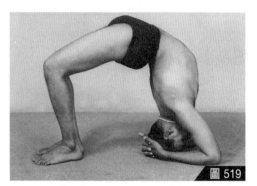

圖 519

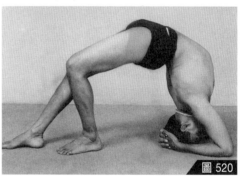

圖 520

●進階者的練習步驟與技巧

1. 做〔頭倒立式1〕（圖190），膝蓋彎曲，按照圖517、圖518和圖519所示，把雙腿向後放到地面。

2. 在做上述動作時，手肘不要離開地面，也不要移動頭在地上的位置。

3. 雙腿分別伸直（圖520、圖516），同時抬起並伸展胸椎和腰椎。腳跟穩穩地往地面壓。

4. 縮臀，骨盆向上抬。膝蓋、大腿和小腿收緊。

5. 試著在這個姿勢停留1～2分鐘，正常地呼吸。

6. 然後膝蓋彎曲，吐氣，雙腿往上蹬回到〔頭倒立式1〕。休息幾秒鐘，深呼吸，然後雙腿回到地面。鬆開雙手，頭部從地面抬起，放鬆，或者練習〔上弓式2〕（圖486），並以〔山式〕站立（圖1），或是練習〔翻轉輪式〕（圖488～圖499）。

●功效

這個令人振作的體位法能使脊椎保持健康，胸部獲得完全的伸展，也會感受到〔頭倒立式〕的功效。要想舒緩尾骨區的疼痛，建議練習這個體位法。這個體位法還能舒緩心靈，當受到情感困擾時練習這個動作會很有幫助。

梵文 Eka 意思是一個；Pada 是一條腿或一隻腳；Viparita 是翻轉、反轉；Danda 是一根棍子或拐杖，一種權威或懲罰的象徵，也代表身體。這個體位法是〔反向雙腿杖式〕（圖516）的進階體位法。

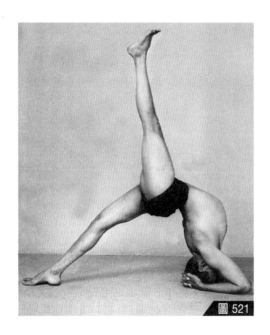

圖 521

● **步驟與技巧**

1. 做〔反向雙腿杖式〕（圖516）。
2. 吐氣，左腿向上垂直抬起，右腿放在地面成〔反向單腳杖式〕（圖521）。
3. 在這個姿勢停留 10 秒鐘，正常地呼吸。
4. 左腿放回到〔反向雙腿杖式〕。然後吐氣，重複這個體位法，這次換右腿與地面垂直，並停留同樣的時間。
5. 回到〔反向雙腿杖式〕，然後在地上放鬆。
6. 進階練習者可以在吐氣時，將雙腿往上蹬到〔頭倒立式 1〕（圖190），然後雙腿放回到地板，放鬆，或者繼續練習〔上弓式 2〕（圖486），並以〔山式〕站立（圖1），或繼續練習〔翻轉輪式〕（圖488～圖499）。

● **功效**

這個體位法能強化脊椎，使胸部完全的伸展，同樣也具有〔頭倒立式 1〕（圖190）的功效。這個令人振作的體位法也能舒緩心靈。

這個體位法的強度比〔反向單腳杖式 1〕還要強烈。

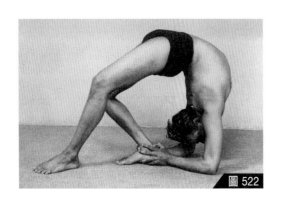

圖 522

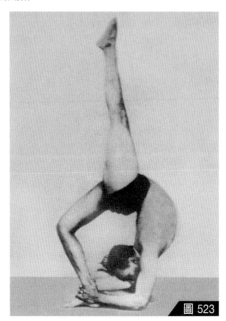

圖 523

● **步驟與技巧**

1. 做〔反向雙腿杖式〕（圖 516）。

2. 雙腳往頭部方向移。

3. 雙手鬆開，手腕打開，手掌放在地上。

4. 吐氣時，頭部離地，頸部朝腳的方向伸展，右腿帶往雙手的位置。

5. 雙手抓住右腳踝，整個腳放在地上（圖 522）。

6. 雙手牢牢地抓住腳踝後，吐氣，肩膀向上伸展，並伸展脊椎，左腿向上垂直抬起。保持左腿肌肉拉緊，膝蓋上提（圖 523）。

7. 在這個姿勢停留 10～15 秒。由於腹部肌肉收縮，呼吸會變得急促且費力。

8. 左腿放回到地面。

9. 鬆開右腳踝，改抓住左腳踝，依上述步驟重複體位法，把右腿向上垂直抬起。停留的時間與另一

側相同。然後放下右腿。

10. 鬆開左腳踝，吐氣時，雙腿往上抬回〔頭倒立式 1〕（圖 190），然後雙腿放回到地上，放鬆。或者繼續練習〔上弓式 2〕（圖 486），並以〔山式〕站立（圖 1），或繼續練習〔翻轉輪式〕（圖 488～圖 499）。

● **功效**

這個體位法中鍛鍊到腹部肌肉，強化脊椎，由於伸展得更為強烈，因此功效也更大。

梵文 Chakra 意思是神經中樞，人體內的脈輪；Bandha 意思是腳鐐或束縛。這些脈輪位於脊椎內能量相互交會的地方。在人體內有七個脈輪，分別是：海底輪（骨盆神經叢），生殖輪（下腹部神經叢），臍輪（太陽神經叢），心輪（心臟神經叢），喉輪（咽喉神經叢），眉心輪（兩眉之間神經叢），頂輪（千瓣蓮花，大腦頂部中心）。這些脈輪非常精微，不容易意識到。儘管在這裡把這些脈輪與不同的神經叢相對應，但是不該認為神經叢本身就是脈輪。

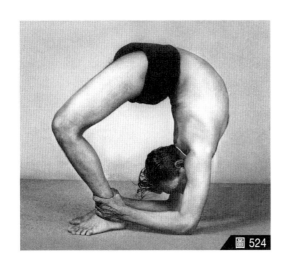

圖 524

5. 右手抓住右腳踝，左手抓住左腳踝，兩腳都放在地面。停留兩個呼吸。

6. 牢牢地抓住腳踝，吐氣時，雙腳和手肘往地面壓，伸展肩膀和大腿，使身體拱起（圖 524）。

7. 在這個姿勢停留 10～15 秒。呼吸會變得急促。

8. 鬆開腳踝，頭頂抵住地面，手指在腦後相扣。吐氣，雙腿往上抬到〔頭倒立式 1〕（圖 190），然後雙腿再放回地面，放鬆。或者繼續練習〔上弓式 2〕（圖 486），並以〔山式〕站立（圖 1）。或是繼續練習〔翻轉輪式〕（圖 488～圖 499）。

● 步驟與技巧

1. 做〔反向雙腿杖式〕（圖 516）。

2. 吐氣時，雙腳往頭部移。

3. 鬆開雙手，手腕打開，把下臂放在地面，手指朝向腳的方向。停留兩個呼吸。

4. 吐氣時，頭部離地，頸部朝腿的方向伸展，雙腳往雙手靠近。

● 功效

這個體位法刺激了所有的神經中樞，有助於保持腎上腺健康，也活動了直腸、腎臟、頸部和眼肌。

梵文 Mandala 意思是輪子、指環、圓周
或軌道。頭部和雙手成〔頭倒立式 1〕
（圖 190），身體繞著頭順時針轉，然
後逆時針轉，頭保持不動，腳繞著頭形
成一個圓圈或軌道。

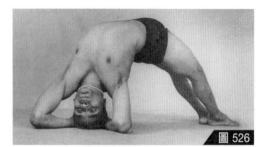
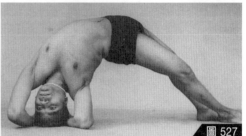
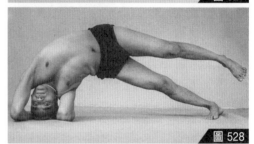

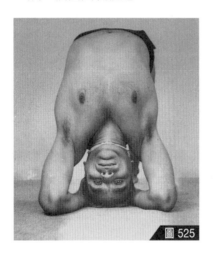

圖 525

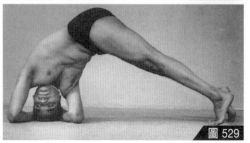

● 步驟與技巧

1. 做〔反向雙腿杖式〕（圖 516）。

2. 頭的位置保持不動，肩膀和胸部盡量向上抬起。

3. 雙腿繞著頭側面做順時針朝移動，當雙腿移到 3
   點和 9 點的位置時，把倒立的肩膀稍微抬起，胸
   部向上向前挺起，把身體如圖 525 到圖 535 所示
   那樣旋轉。脊椎做 360 度完全旋轉。

4. 在完成一次順時針環繞後，休息一會兒，配合幾

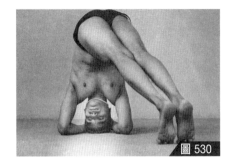

圖 530

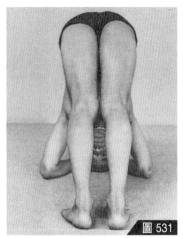

圖 531

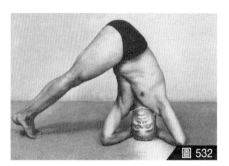

圖 532

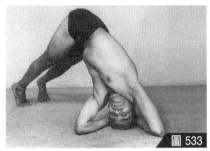

圖 533

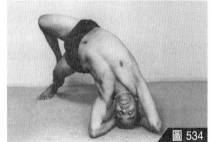

圖 534

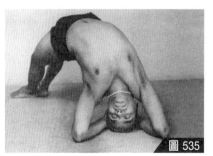

圖 535

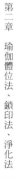

次深長地呼吸。然後按照圖示完成逆時針環繞。

5. 為了獲得練習這個體位法所需的足夠的彈性，有
　必要先練習〔翻轉輪式〕（圖 488 ～圖 499）和
　〔上弓式 2〕（圖 486）使脊椎柔軟。一開始頸
　部和肩膀會朝地面往下垂。隨著頸部和肩膀足夠
　有力和背部更有彈性後，這個體位法就會變得很
　容易了。

● 功效

做旋轉時身體和腹部在一側收縮，另一側伸展，能使
脊椎和腹部器官保持健康，讓人長壽。

梵文 Vrschika 意思是蠍子。蠍子為了刺到獵物，會把尾巴拱起高過背部，向前攻擊頭部前方的獵物。這個體位法就如同一隻正在攻擊獵物的蠍子，因而得名。

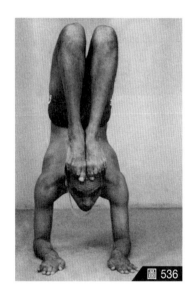

圖 536

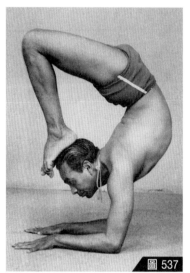

圖 537

● **步驟與技巧**

1. 跪在地上，身體前彎，把手肘、下臂和手掌放在地面，相互平行。下臂之間的距離不要超過肩寬。

2. 頸部伸展，盡你所能把頭部抬離地面。

3. 吐氣，雙腿和身體向上蹬起，試著保持平衡，不要讓雙腿掉下來超過頭部。胸部挺直向上伸展，上臂與地面垂直。雙腿向上垂直伸展，並保持平衡。這是〔孔雀開屏式〕（圖 357）。

4. 靠下臂保持平衡後，吐氣，膝蓋彎曲，盡可能把頸部和頭部抬高，從肩部伸展脊椎，放下雙腳，將腳跟放在頭頂上（正面：圖 536）。在熟練這個體位法後，試著使兩膝和兩腳腳踝併攏，腳趾往前指（側面：圖 537）。兩腿從腳跟到膝蓋要與頭垂直，脛骨和上臂相互平行。

5. 在這個體位法中，由於頸部、肩膀、胸部、脊椎和腹部都在伸展，因此呼吸會變得非常急促沉重。試著正常地呼吸，盡你所能在這個姿勢停留約 30 秒。

6. 盡你所能停留之後，雙腿越過頭放回到地面，手肘離開地面，伸直雙臂做〔上弓式 2〕（圖 486）。

7. 然後以〔山式〕站立（圖 1），或者練習〔翻轉輪式〕（圖 488～圖 499）。

8. 要舒緩〔蠍子式〕引起的背部緊繃，可以將身體前彎，膝蓋伸直，手掌觸地，即成〔站姿直腿前彎式〕（圖 48）。

這個體位法比〔蠍子式 1〕更難，因為完全是手平衡，即〔手倒立式〕練習（圖 359）。

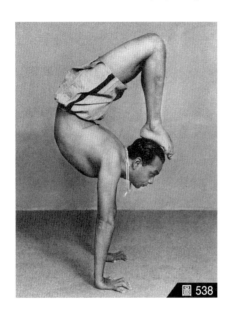

圖 538

● 步驟與技巧

1. 從〔山式〕站姿開始（圖 1）。身體向前彎，手掌放在地面，兩手間的距離與肩同寬，兩臂完全伸展。

2. 雙腿抬起，彎曲膝蓋。吐氣，身體和雙腿垂直往上蹬，身體靠雙手保持平衡。盡可能抬高頸部和頭。這是〔手倒立式〕（圖 359）。

3. 在平衡穩住後，吐氣，膝蓋彎曲，伸展脊椎和胸部，放下雙腳，將腳跟放在頭頂上，腳趾往前指。保持平衡的同時，試著讓膝蓋和腳踝併攏，脛骨與頭垂直，兩臂與地面垂直。脛骨和兩臂彼此平行（圖 538）。

4. 在這個姿勢要保持平衡非常困難，比前面的〔孔雀開屏式〕（圖 357）更難。

5. 這個體位法手腕要非常強而有力，同時要持之以恆的努力才能熟練。呼吸會變得急促且費力，這是由於頸部、肩膀、胸部和脊椎的伸展，以及腹部收縮造成的。試著正常地呼吸，盡你所能在這個姿勢停留 10 ～ 15 秒。

6. 雙腿越過頭放回到地面做〔上弓式 2〕（圖 486），以〔山式〕站立（圖 1），或者繼續做〔翻轉輪式〕（圖 488 ～圖 499）。

7. 要舒緩〔蠍子式〕引起的背部緊繃，可將身體前彎，膝蓋伸直，手掌觸地，即成〔站姿直腿前彎式〕（圖 48）。

● 功效

這個體位法使腹肌伸展，肺部完全擴張，強化整個脊椎，保持脊椎健康。此外，這個體位法在心理上也有意義。頭腦是知識和力量的發源地，也是驕傲自滿、憤怒、仇恨、嫉妒、偏狹和怨恨的所在，這些情緒比蠍子的毒刺更毒。瑜伽行者以雙腳按壓頭部，試圖根除這些自我毀滅的情緒和強烈的情感。藉由踢自己的頭，瑜伽行者尋求發展自己謙卑、平和寬容的品性，不受自我控制；征服了自我，就能帶來和諧與快樂。

梵文 Eka 意思是一個；Pada 是腿或腳；Kapota 是鴿子；Rajakapota 是鴿王。

在這個體位法中，胸部往前挺像一隻凸胸鴿子，因而得名。

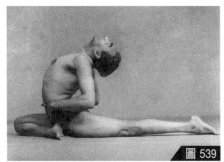

圖 539

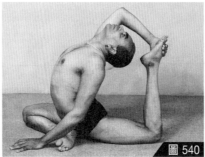

圖 540

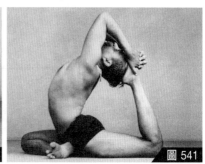

圖 541

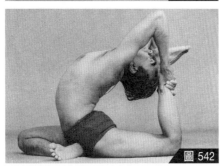

圖 542

●步驟與技巧

1. 坐在地上，雙腿向前伸直（圖 77）。

2. 右膝彎曲，右腳放在地上，使右腳跟貼著左側鼠蹊部。右膝放在地上。

3. 左腿向後放在地上伸直，左大腿前側、膝蓋、脛骨和腳趾前端貼在地上。

4. 手掌放腰上，胸部向前推，伸展頸部，頭盡可能地向後，在這個位置上保持平衡一段時間（圖 539）。

5. 雙手放在前方地上，左膝彎曲，左腳上抬靠頭部。收緊左大腿肌肉，讓左腿膝蓋到腳踝與地面垂直。

6. 吐氣時，右臂高舉起過頭，用右手抓住左腳（圖 540），停留幾個呼吸。然後再次吐氣，左手也抓住左腳，頭靠在左腳上（圖 541）。

7. 胸部向前推，雙手再往下移，抓住左腳踝，頭後仰使上唇碰到左腳跟（圖 542）。在這個姿勢停留約 10 秒。隨著胸部完全擴張而腹部收縮，呼吸會變得急促。試著正常地呼吸。

8. 分別鬆開雙手，手掌放回到地面。左腿伸直回到身體前方，然後伸直右腿。

9. 在另一側重複這個體位法，停留同樣的時間。這次左腳放在右側鼠蹊部，右大腿向後伸展，雙臂高舉伸展過頭，抓住右腳。

瓦拉克利亞（Valakhilya）是指神聖的拇指精靈，從造物者的身體生成。據說，精靈們走在太陽戰車之前，數量有 6 萬之多。印度詩人迦梨陀娑曾在史詩《羅怙》（*Raghuvamsa*）中提到此精靈。這個較難的體位法是〔單腿鴿王式 1〕（圖 542）的進階動作（等能夠輕鬆而優美地做到〔單腿鴿王式 1〕，時，再練習這個體位法）。

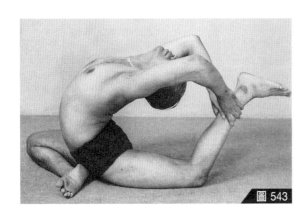

圖 543

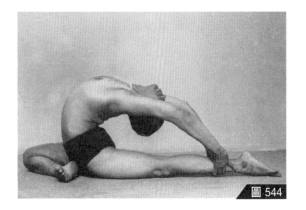

圖 544

● **步驟與技巧**

1. 做〔單腿鴿王式 1〕（圖 542）。雙手牢牢地抓住左腳踝後，縮臀，尾骨向上提。不要鬆開腳踝，左腿向後伸展（圖 543）。停留幾個呼吸。

2. 吐氣，雙臂再延展，將左腿下壓，讓左腿平放在地面。整個左腿前側從大腿到腳趾都要貼在地面（圖 544）。

3. 在這個位置停留幾秒鐘。隨著胸部完全伸展而腹部器官收縮，呼吸會變得急促且費力。

4. 鬆開腳踝，背部挺直，休息一會兒。

5. 在另一側重複這個體位法，停留同樣的時間。

● **功效**

這個體位法是〔坐姿單腳前彎式〕（圖 127）的反向體位法，能增進下半部脊椎的活力。恥骨區血液循環增加，保持健康。練習這個體位法和其他的鴿王系列動作，可以調理泌尿系統失調，也徹底活動了頸部和肩膀的肌肉。甲狀腺、副甲狀腺、腎上腺和生殖腺都得到充足的血液供應，增加活力。練習這動作及鴿王系列動作中的其他體位法，可以控制性慾。

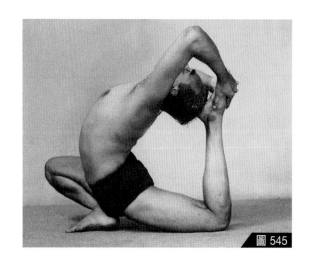

圖 545

● 步驟與技巧

1. 坐在地上，兩腿向前伸直（圖 77）。

2. 右膝彎曲，右腳底和腳跟平放在地面。右腿脛骨幾乎與地面垂直，小腿貼著大腿後側。右腳跟貼近會陰處。右大腿成〔聖哲摩利奇式 1〕（圖 144）。

3. 左腿向後將整條腿貼在地面。

4. 左膝彎曲，左腿脛骨與地面垂直，身體靠右腳和左膝平衡。為了保持平衡，右膝向前推，讓右大腿與地面平行，右腿脛骨幾乎與地面成 40 度。

5. 吐氣時，抬右臂伸展過頭，右手牢牢地抓住左腳，

停留幾個呼吸；再次吐氣後，抬左臂伸展過頭，左手也抓住左腳。頭放在左腳上（圖 545）。

6. 胸部向前推，在這個姿勢停留 15 秒。

7. 因為胸部伸展而腹部收縮，呼吸會變得急促。試著保持正常地呼吸。

8. 鬆開腳踝，雙腿伸直。

9. 在另一側重複這個體位法。這次左腿成〔聖哲摩利奇式 1〕，雙手抓住右腳，頭放在右腳上，保持平衡。兩側停留的時間相同。

10. 這個體位法比前面的〔精靈瓦拉克利亞式〕要容易，一旦掌握平衡，就能掌握這個體位法。

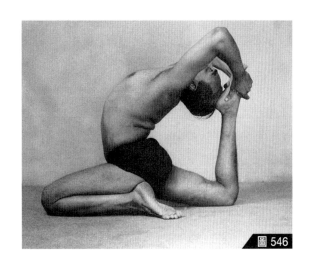

圖 546

● **步驟與技巧**

1. 坐在地上，兩腿向前伸直（圖 77）。

2. 左膝彎曲，腳趾朝後，左臀著地。左小腿內側貼著左大腿外側，左膝放在地上。左腿成〔勇士式〕坐姿（圖 89）。

3. 右腿向後伸展，整條腿伸直放在地面。

4. 手掌貼地，吐氣，右膝彎曲，右腳往上抬貼近頭部。收緊右大腿肌肉，讓右腿脛骨與地面垂直。停留幾個呼吸。

5. 吐氣，伸展脊椎和頸部，頭向後仰，雙手分別舉過頭抓住右腳，頭放在右腳上（圖 546）。保持

平衡約 15 秒，試著正常地呼吸。

6. 鬆開雙手，雙腿伸直。

7. 在另一側重複這個體位法。右腿成〔勇士式〕坐姿，雙手舉過頭抓住左腳，頭放在左腳上。

第二章　瑜伽體位法、鎖印法、淨化法

321

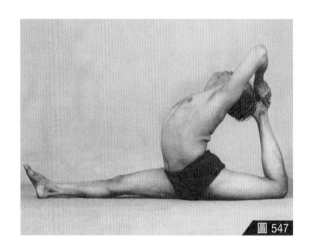

圖 547

● 步驟與技巧

1. 跪在地上，手掌放在身體兩側。雙膝抬起，吐氣時右腿向前左腿往後伸直。後腿的前側和前腿的後側貼在地面。雙腿成〔哈努曼猴式〕（圖475），如同西方芭蕾中的劈腿。

2. 胸部向前推，頸部伸展，頭盡量後仰。左膝彎曲，左腳向上抬貼近頭部。左腿脛骨與地面垂直。

3. 吐氣時，左臂高舉過頭頂，用左手抓住左腳。停留幾個呼吸後，再次吐氣，右臂高舉過頭頂，右手也抓住左腳，頭靠在左腳上（圖547）。

4. 在這個姿勢停留約10秒。鬆開雙手，回〔哈努曼猴式〕（圖475）。手掌放在地面，臀部從地面抬起。

5. 再回到〔哈努曼猴式〕，這次左腿在地上往前伸展。右膝彎曲，右腳往上抬貼近頭部。

6. 雙手分別抓住右腳，頭放在右腳上。停留的時間與另一側相同。

● 鴿王系列動作的功效

這些體位法能增加脊椎的腰椎和胸椎的活力，徹底活動頸部和肩膀的肌肉，腿的各種變化位置能強化大腿和腳踝。甲狀腺、副甲狀腺、腎上腺和生殖腺都得到充足的血液供應，保持正常運作就能增加活力。在這些體位法中，恥骨區的血液循環增加，以保持此區的健康。泌尿系統失調及需要控制性慾的人，建議多練習這些體位法。

梵文 Bhujange 意思是毒蛇。這個體位法是〔鴿王式〕（圖 551）的預備式，像是一條正準備攻擊的毒蛇。

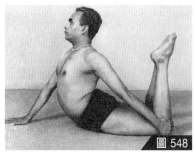

圖 548

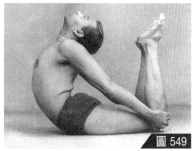

圖 549

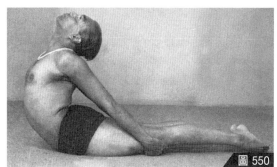

圖 550

5. 再加大右手的壓力，左手從地面抬起，深深地吐氣，左臂從肩部往後擺，左手抓住左膝蓋骨（圖 548）。停留幾個呼吸後，快而深深地吐氣，右臂向後擺，右手抓住右膝蓋骨（圖 549）。

6. 兩手不要鬆開，兩腿在地上再次伸直。頸部伸展，頭盡量向後仰（圖 550）。慢慢將膝蓋靠攏。

7. 縮肛，收緊大腿，在這個姿勢停留約 15 ～ 20 秒。由於脊椎、胸部和肩膀完全伸展，而腹部收縮，因此呼吸會變得急促且費力。

8. 雙膝彎曲，雙手分別鬆開，回到地面休息。

● 步驟與技巧

1. 俯臥地上。手肘彎曲，手掌放在腰兩側的地上。

2. 吐氣，雙臂伸直，頭和身體抬起向後仰，恥骨和雙腿不動（圖 73）。

3. 在這個姿勢停留幾秒，正常地呼吸。

4. 吐氣，膝蓋彎曲，雙腳抬起，身體的重量由骨盆、大腿和雙手支撐。停留幾個呼吸。

● 功效

這個體位法是〔眼鏡蛇式 1〕（圖 73）的強化進階版，功效也更大，活動薦椎、腰椎和胸椎，頸部和肩部肌肉也完全伸展。在這個體位法中，恥骨區血液循環增加，保持骨盆健康。甲狀腺、副甲狀腺、腎上腺和生殖腺都有充足的血液供應，增強身體活力。胸部也完全擴張。

梵文 Rajakapota 意思是鴿王。這是一個非常有吸引力，但也非常難的體位法。
胸部向前挺起如同一隻凸胸鴿子，因而得名。

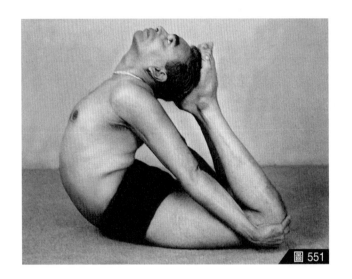

圖 551

● **步驟與技巧**

1. 俯臥在地上，手肘彎曲，手掌放在腰兩側的地面。

2. 吐氣，雙臂伸直，頭和身體抬起後仰，恥骨和雙腿不動。在這個姿勢停留幾秒，正常地呼吸。

3. 吐氣，兩膝彎曲，雙腳抬起。身體的重量由骨盆和大腿支撐。停留幾個呼吸。

4. 壓力放在右手上，左手離地，快而深地吐氣後，左臂往後擺，左手抓住左膝蓋骨（圖 548）。停留幾個呼吸，快而深地吐氣後，右臂往後擺，右手抓住右膝蓋骨（圖 549）。

5. 胸部抬起，利用雙手抓住膝蓋為槓桿，讓脊椎和頸部再往後仰，頭放在腳底和腳跟上。雙腳併攏，膝蓋盡可能地靠攏（圖 551）。

6. 盡你所能在這個姿勢停留約 15 秒。由於脊椎和胸部完全伸展，而腹部往地面壓，因此呼吸會變得急促且費力，在這個姿勢停留 15 秒會感覺像是過了一世紀。這個體位法很像〔小雷電式〕（圖 513），不同之處在於身體的重量放在骨盆區和大腿上，而不是放在腳趾到膝蓋之間的小腿上。

7. 雙腿再次伸直，放鬆膝蓋，手掌分別放回身體前

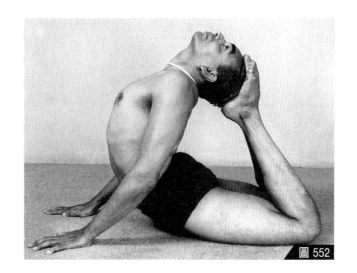

圖 552

方。雙手若同時鬆開，由於脊椎緊繃，練習者很容易往前摔在地上受傷。雙手分別放回身體前後，胸部靠在地面，放鬆。

8. 如果這樣做很困難，就把手掌放在地面，把頭頂放在腳上（圖 552）。

●功效

在〔鴿子式〕（圖 512）中伸展了腰椎。在〔鴿王式〕中不但伸展了腰椎和胸椎，也完全伸展和活動了頸部和肩部肌肉。由於身體的重量放在骨盆區，骨盆區的血液循環因而增加，可以保持健康。腹部器官往地面壓，也按摩了這些器官。甲狀腺、副甲狀腺、腎上腺和生殖腺都有充足的血液供應，增強身體活力。泌尿系統失調的人建議練習這個體位法。與〔球根式〕（圖 471）和〔毗濕奴臥式〕（圖 478）一樣，需要控制性慾的人也可多練習〔鴿王式〕。

第二章 瑜伽體位法、鎖印法、淨化法

325

梵文 Pada 意思是雙腳；Angustha 是腳拇趾；Dhanu 是弓。這是〔弓式〕（圖 63）的加強版本。在這個體位法中，身體從肩膀到膝部像一張拉滿的弓，雙腿從兩膝到腳趾和伸展過頭的兩臂，如同拉緊的弓弦。這個體位法包括以下三個動作。

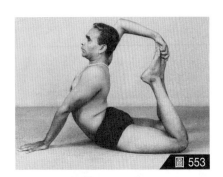

圖 553

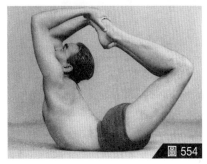

圖 554

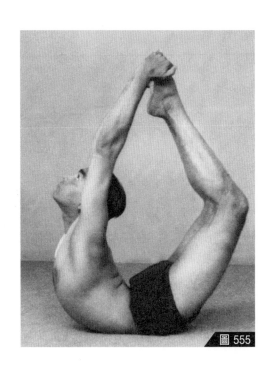

圖 555

● **步驟與技巧**

1. 俯臥在地上。

2. 雙手手掌放在胸部兩側，往下壓，手臂伸直，頭和身體抬起離地，就像在〔眼鏡蛇式 1〕（圖 73）中一樣。雙膝彎曲，雙腳往上抬。吐氣，雙腳和頭相互貼近，試著用腳去碰頭（圖 552）。

3. 一腳放在另一腳上，接著將更多的重量放在一側的手上，另一隻手抬離地面。快而深地吐氣後，將抬起的那隻手臂舉過頭頂，抓住腳趾（圖 553）。吐氣，從地上抬起另一隻手，也抓住腳趾。牢牢地抓住腳趾，右手緊抓住右腳拇趾，左手抓住左腳拇趾（圖 554）。停留幾個呼吸。

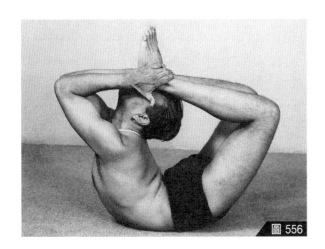

43

圖 556

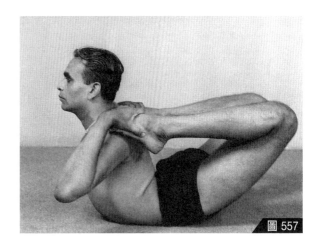

圖 557

4. 牢牢地抓住腳趾，否則會從手中滑下。吐氣時，手臂和兩腿盡量向上伸展過頭，兩臂試著伸直。這是第一個動作（圖555），這個姿勢停留15秒。

5. 繼續抓著腳趾，手肘彎曲，雙腳放下，讓腳跟放在頭上。逐步增加強度，讓腳跟先靠在前額、眼睛，最後嘴唇上（圖556），這是第二個動作。在這個姿勢停留幾秒鐘。

6. 仍然牢牢抓住腳趾，雙腳放下，分別碰到肩膀（圖557），這是第三個動作。在這個姿勢停留幾秒鐘。

7. 完成第三個動作後，吐氣，雙腿和雙臂向上伸展，分別鬆開雙腿，迅速把雙手放下，否則由於脊椎的反作用力，臉很容易撞傷。然後在地上放鬆。

8. 由於頸部、肩膀、胸部和脊椎的伸展，且腹部壓在地面，因此呼吸會變得非常急促且費力。試著在這三個動作中保持正常地呼吸。

● 功效

這個體位法能讓整條脊椎骨從伸展中受益，整個身體承受張力而變得更有彈性。身體的重量放在腹部靠近肚臍的地方，對腹部大動脈形成壓力，使腹部器官周圍的血液循環良好，可以保持健康和改善消化功能。在這個體位法中，肩胛骨也有很好的伸展，可以舒緩肩膀僵硬。最值得注意的功效是，在激烈的動作中，心靈還能保持順服和寧靜。也有助於保持體型年輕健美，心靈警醒、充滿活力。

格蘭達（Gheranda）是一位聖哲，著有《格蘭達集》，這個體位法就是獻給他的。這個體位法結合〔青蛙式〕（圖 100）和〔完全弓式〕（圖 555），一側的手臂和腿是〔青蛙式〕，另一側的手臂和腿則成〔完全弓式〕。

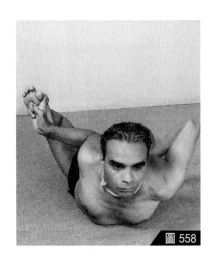

圖 558

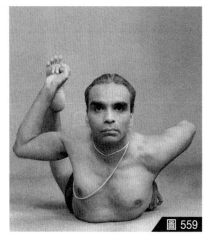

圖 559

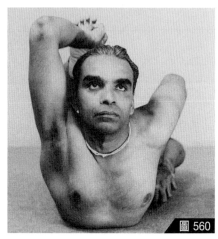

圖 560

● **步驟與技巧**

1. 俯臥在地上。

2. 吐氣，左膝彎曲，左腳往左臀移。

3. 左手抓住左腳底，停留幾個呼吸。翻轉左手，讓手掌貼著左腳前端，腳趾和手指往頭的方向指。

4. 吐氣，左手把左腳向下壓，讓左腳底和腳跟貼近地面，頭和胸部抬離地面。左手臂和左腿成〔青蛙式〕（圖 100），停留幾個呼吸。

5. 右膝彎曲，右手抓住右腳拇趾（圖 558）。轉右肘和右肩（圖 559），右臂和右腿向上伸展（圖

560）。停留幾個呼吸。

6. 吐氣，右臂和右腿向上垂直抬起，不要鬆開右腳拇趾（圖 561、圖 562）。右臂和右腿成〔完全弓式〕（圖 555）。

7. 在這個姿勢停留 15～20 秒。由於腹部抵住地面的壓力，因此呼吸會加快。

8. 吐氣，伸展頸部，頭部後仰。右肘和右膝彎曲，右腿往下拉，將右腳碰觸左肩（圖 563）。

9. 在這個姿勢停留幾秒鐘。

10. 吐氣時，回到步驟 6（圖 561）。

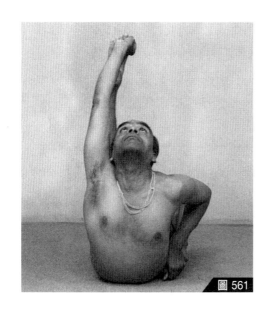

44

圖 561

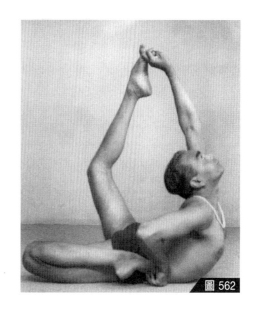

圖 562

11. 鬆開雙腳，在地上伸展雙腿，頭部與胸部放下，
    放鬆一會兒。

12. 重複這個體位法，這次把右臂和右腿成〔青蛙
    式〕，左臂和左腿成〔完全弓式〕。停留相同
    的時間。照著上述的技巧，左邊換成右邊、右
    邊換成左邊做。

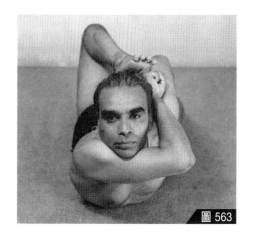
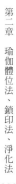

圖 563

在這個體位法中，一側的手臂和腿成〔鎖蓮式〕（圖 118），另一側的手臂和腿成〔完全弓式〕（圖 555）。

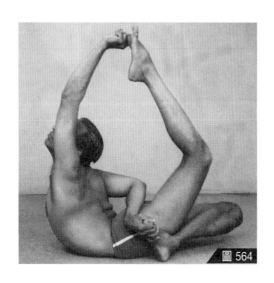

圖 564

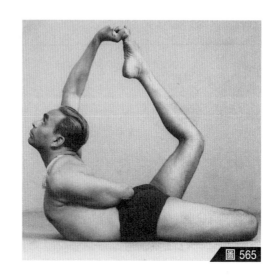

圖 565

● **步驟與技巧**

1. 坐在地上，雙腿向前伸展（圖 77）。把右腳放在左大腿近根部，然後仰臥在地上。

2. 右腳位置保持不動，翻身以腹部著地。吐氣，右臂從肩膀轉到背後，右手抓住右腳拇趾，右臂和右腿成〔鎖蓮式〕（圖 118）。停留幾個呼吸，頭和胸部離地。

3. 吐氣，左膝彎曲，左手抓住左腳拇趾。轉左臂和

左肩，不要鬆開左腳拇趾，左臂和左腿抬起成〔完全弓式〕（圖 564、圖 565）。

4. 在這個姿勢停留 15 秒。由於腹部抵住地面的壓力，因此呼吸會變得急促且費力。

5. 然後吐氣，伸展頸部，頭部後仰，左肘和左膝彎曲，左腿往下拉，將左腳碰觸右肩（圖 566）。

6. 這個姿勢停留幾秒鐘，由於腹部收縮，所以呼吸會較吃力。

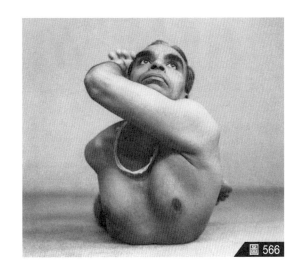

圖 566

7. 吐氣時，回到步驟 3（圖 564）。

8. 鬆開雙腳，雙腿伸直放下，胸部和頭回到地面，放鬆一會兒。

9. 在另一側重複這個體位法，停留同樣的時間。這次左臂和左腿成〔鎖蓮式〕，而右臂和右腿成〔完全弓式〕。依照著上述的技巧，左邊換成右邊、右邊換成左邊做。

●功效

這個體位法讓整個脊椎從強烈的伸展中受益，全身變得更柔軟。身體的重量放在腹部靠近肚臍的地方，對腹部大動脈形成壓力，使腹部周圍的血液循環良好，保持腹部器官健康，改善消化功能。肩胛骨完全伸展，可以舒緩肩關節僵硬。而且能強化膝蓋，舒緩由風濕和痛風引起的膝關節疼痛。雙手對兩腳形成的壓力可以矯正足弓，有助於治療扁平足。也能強化腳踝，舒緩腳跟的疼痛，對有跟骨刺的患者很有幫助。

梵文 Kapinjala 意思是一種像鷓鴣的鳥類，查塔卡鳥（Chataka）據說只以水和露珠為食。
這個體位法結合〔側平板式〕（圖 398）和〔完全弓式〕（圖 555），是一個很難的體位法。

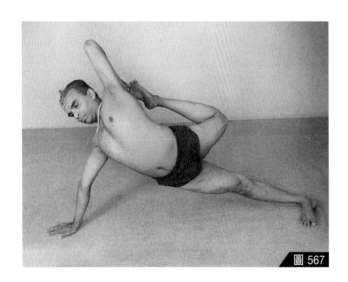

圖 567

● 步驟與技巧

1. 從〔山式〕站姿開始（圖 1）。身體向前彎，手掌放在地上，雙腿向後移約 120～150 公分，就像做〔下犬式〕一樣（圖 75）。

2. 整個身體朝右側轉，靠右手掌和右腳保持平衡。右腳外側牢牢地貼在地面。

3. 左腳放在右腳上，左手掌放在左臀上，保持平衡身體不要移動（圖 396）。身體右側成〔側平板式〕。

4. 吐氣，左膝彎曲，用左手大拇指、食指和中指牢牢地勾住左腳拇趾。

5. 轉左肘和左肩，在背後伸展左臂和左腿成弓形，不要鬆開左腳拇趾（圖 567）。左臂和左腿成〔完全弓式〕。

6. 保持身體平衡幾秒鐘，右臂和右腿伸直，左手牢牢地抓住左腳拇趾。由於脊椎、胸部、頸部和肩膀完全伸展，以及腹部收緊，因此呼吸會變得吃力。

7. 鬆開左腳拇趾，伸直左腿，左腳放在右腳上，左手放在左臀上。雙手掌和雙腳像步驟 1 那樣放在地上。然後在另一側重複這個體位法，停留同樣的時間。這次身體左側成〔側平板式〕（圖 398），而右側則成〔完全弓式〕（圖 555）。照著上述的技巧，左邊換成右邊、右邊換成左邊做。

● 功效

這個體位法可以強化手腕，充分活動肩胛骨，並舒緩肩關節僵硬。雙腿變得更為強健，脊椎也受益。胸部完全擴張，腹部肌肉變得更有力。這個體位法有助於讓整個身體保持良好狀態。

梵文 Sirsa 意思是頭；Pada 是腳。這是所有後彎體位法中最難的，在做〔頭倒立式1〕（圖190）以頭保持平衡時練習這個體位法。在這個體位法中，頭倒立後將背部成拱形，雙腳放下直到兩腳腳跟放在頸後，雙手抓住腳拇趾碰觸後腦杓。

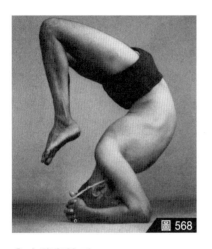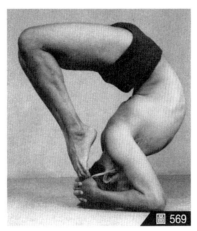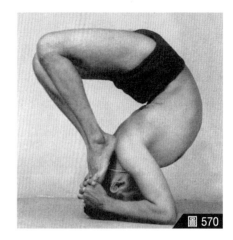

圖 568　圖 569　圖 570

● **步驟與技巧**

1. 把毯子鋪在地面，雙腳跪在毯子上，做〔頭倒立式1〕（圖190）。

2. 兩膝彎曲，雙腿往下放到背後（圖517、圖518）。吐氣，伸展脊椎，收縮臀部，大腿和雙腳再往後放低（圖568），讓腳趾碰到後腦杓（圖569）。不要移動手肘，手腕稍微離開地面，雙手抓住兩腳拇趾，不要鬆開（圖570）。胸部向前推，盡你所能在這個姿勢停留幾秒鐘。

3. 在其他後彎體位法中，可以借助其他外力伸展脊椎。但是在這個體位法中，為了做到必要的脊椎彎曲，整個脊椎必須完全不靠任何外力來伸展。

4. 由於脊椎、胸部、肩膀和頸部完全伸展，以及腹部收縮，因此很難正常地呼吸。回到〔頭倒立式1〕（圖190），雙腿回到地面，放鬆，或者繼續練習〔上弓式2〕（圖486），並〔山式〕站立（圖1），或是繼續練習〔翻轉輪式〕（圖488～圖499）。

● **功效**

這個體位法除了有〔頭倒立式1〕（圖190）的功效外，整個脊椎充分活動；脊椎供血增加，因此神經就不會退化萎縮。腹部器官也經由伸展而強化。

梵文 Ganda 意思是面頰，包括太陽穴在內的整個臉部；Bherunda 是可怕的、令人敬畏的意思，也指鳥類的一種。這個有難度的後彎體位法，將分兩個階段敘述。

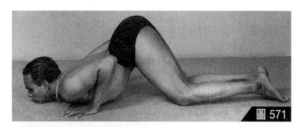

圖 571

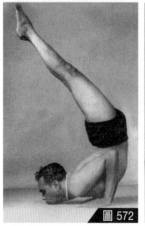

圖 572

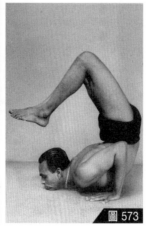

圖 573

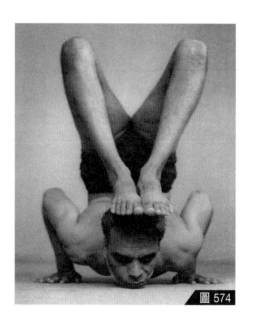

圖 574

向。膝蓋彎曲，雙腳貼近胸部，胸部稍微離地（圖571）。

3. 吐氣，手掌往地面壓，雙腿上蹬並伸直（圖572）。只有下巴、頸部、手臂和上面的肋骨接觸毯子。

4. 身體的重量移向頸部和下巴，膝蓋彎曲（圖573），雙腳往下放在頭上（圖574）。停留幾個呼吸。

● 步驟與技巧

1. 把毯子折疊後鋪在地面，俯臥在毯子上，雙手向後伸展。伸展頸部，下巴牢牢地放在毯子上，否則很容易被地面刮到。

2. 手肘彎曲，手掌放在胸部兩側，手指朝頭的方

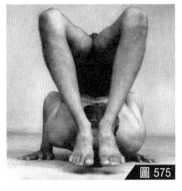

圖 575

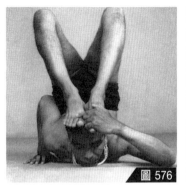

圖 576

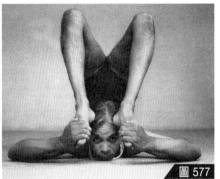

圖 577

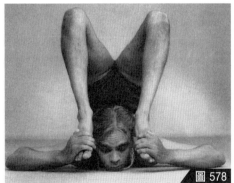

圖 578

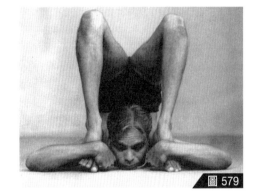

圖 579

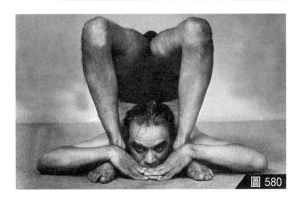

圖 580

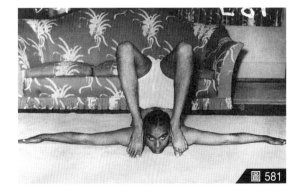

圖 581

第二章　瑜伽體位法、鎖印法、淨化法

335

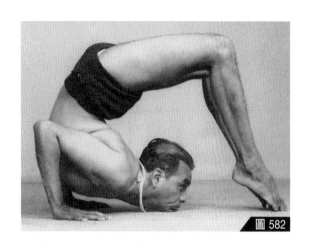

圖 582

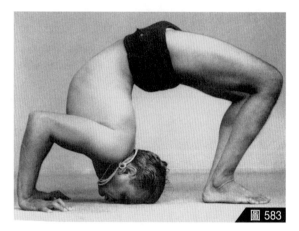

圖 583

5. 吐氣，雙腿再往下放在頭的前面（圖 575）。

6. 手掌離地，手臂從肩部向外打開，雙手分別放在頭前，雙手分別握住雙腳（圖 576、圖 577）。停留兩個呼吸。

7. 吐氣，把雙腳往靠近臉頰兩側和太陽穴的地面帶（圖 578），腳跟碰到肩膀。用手腕和下臂將腳趾往下壓（圖 579）。

8. 十指相扣，以手腕壓雙腳前端，雙手手掌放在地面（圖 580）。這是第一階段。

9. 在這個姿勢停留幾秒鐘。由於脊椎的強烈伸展和腹部的收縮，呼吸會變得非常急促且費力。不要屏住呼吸。

10. 手臂往兩側伸直，如滑行的鳥的翅膀一樣，保

持平衡幾秒鐘（圖 581）。這是比第一階段更難的第二階段。

11. 雙手手掌放在地面，身體靠下巴往前翻（圖 582、圖 583），進入〔上弓式 2〕（圖 486），然後以〔山式〕站立（圖 1），放鬆，或是繼續練習〔翻轉輪式〕（圖 488～圖 499）。

● 功效

這個體位法除了強化整個脊椎和腹部器官以外，還能刺激海底輪、腹輪和喉輪的神經中樞，以及這些地方的腺體，使腺體得到充足的血液供應，令腺體功能增強、更有活力。

梵文 Viparita 意思是反轉、相反或倒置；Salabha 是蝗蟲。在這個體位法中的伸展比〔雙頭鳥式〕（圖 580、圖 581）還要強烈，動作與〔犁式〕（圖 241）相反。

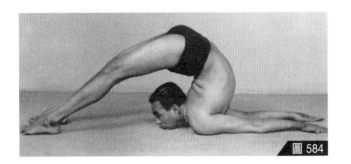

圖 584

● **步驟與技巧**

1. 把毯子折疊後鋪在地面，然後俯臥在毯子上。伸展頸部，把下巴牢牢地放在毯子上，否則下巴很容易被地面刮到。

2. 手肘彎曲，手掌放在胸部兩側，手指朝頭的方向。

3. 吐氣，膝蓋彎曲，雙腳貼近胸部，胸部稍微離地（圖 571）。

4. 停留幾個呼吸，吐氣時，雙腿往上蹬，身體向上伸展，保持平衡（圖 572）。身體的重量放在下巴、頸部、肩膀、手肘和手腕上。試著正常地呼吸。

5. 吐氣，膝蓋彎曲（圖 573），雙腿放下，將雙腳越過頭部，讓腳趾放在地上（圖 582）。雙腳盡量遠離頭部，雙腿盡可能伸直。手臂向後伸展，手掌朝下（圖 584）。

6. 在這個姿勢停留幾秒鐘，現在身體看上去成反向〔犁式〕（圖 241）。由於脊椎完全的伸展和腹部的壓力，呼吸會變得急促且費力。不要屏住呼吸。

7. 手肘彎曲，手臂往外撐開。把雙手貼近肩膀，手掌放在地面。膝蓋彎曲，雙腳貼近頭部（圖 582），身體靠下巴往前翻（圖 583），練習〔上弓式 2〕（圖 486），然後以〔山式〕站立（圖 1），放鬆，或吐氣時練習〔翻轉輪式〕（圖 488～圖 499），然後放鬆。

● **功效**

這個體位法的功效和〔雙頭鳥式〕（圖 580、圖 581）相同；這兩個體位法的目的都是為了喚醒拙火。拙火是我們體內神聖的宇宙能量，它的象徵是一條蜷曲著沉睡的蛇，潛伏在位於脊椎底部的最低神經中心。瑜伽行者有意識地喚醒這種潛在的能量，引導它沿脊椎上行到大腦（頂輪或位於大腦頂部中心的千瓣蓮花），然後為了從世俗的束縛中解脫，藉由專注於所有能量的神聖之源，而把自我完全沉浸其中。「如同河流匯入大海會失去名字和形狀，智者也擺脫名與形的束縛，達到了梵天，自我覺知和無限的境界。」

梵文 Tirieng 意思是傾斜的、橫向的、水平的、相反的或者顛倒的；Mukha 是臉，也有首領、最主要的或最突出的意思；Uttana 是刻意或深度的伸展。在這個後彎體位法中，頭部倒立，手臂、雙腿和整個身體都呈現深度的伸展。

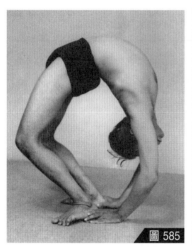 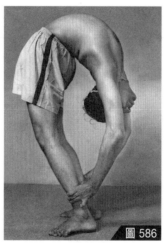

圖 585　　圖 586

● 步驟與技巧

1. 從〔山式〕站姿開始（圖 1）。雙腿張開約 30 公分，手掌放在臀部。

2. 骨盆稍微向前推（圖 483），吐氣，身體向後彎，身體的重量由大腿和雙腳支撐（圖 484）。

3. 雙臂高舉過頭頂，雙手落在地上（圖 485）。隨即伸直手臂，手掌貼地。這是〔上弓式 2〕（圖 486）。

4. 腳跟不要動，腳趾向兩側分開，使雙腳成一個角度而不是彼此平行。

5. 吐氣，身體盡可能向上伸展，雙手慢慢貼近雙腳。頭部和頸部盡可能地向後仰，雙手觸碰雙腳（圖585），停留幾個呼吸。由於腹部、胸部和背部的強烈伸展，因此呼吸會變得急促且費力。

6. 深長地吐氣後，雙手離開地板，分別抓住腳踝上方的脛骨（圖 586）。腳趾向內移動，保持平衡。這是體位法的最後完成動作。依自己所能停留幾秒鐘後，把雙手放回地面，回到〔上弓式 2〕（圖 486），然後以〔山式〕站立（圖 1）。在熟練了這個體位法的技巧後，練習者可以鬆開雙手，不回到〔上弓式〕，而是直接回到〔山式〕站姿。

● 功效

這個有難度的體位法可以強化雙腿，加強並活化脊椎和腹部器官。由於胸部和肩關節完全伸展，骨盆區血液供應充足，因而身體會更健康。

那塔羅闍（Nataraja，nata＝舞者；raja＝王）是舞王濕婆的名字。濕婆不僅是神祕的靜謐之神、死亡和毀滅之神，也是舞蹈之神。在他位於凱拉薩山上（Mount Kailasa）的喜瑪拉雅居所，以及位在南方的居所奇丹巴拉姆（Chidambaram）神廟中，濕婆都在起舞。神創造出了一百多支舞蹈，有些沉靜溫和，有些則激烈恐怖。

恐怖舞蹈中最著名的是宇宙毀滅之舞（Tandava），在毀滅之舞中，濕婆充滿了對他的岳父達剎殺死自己深愛的妻子莎蒂的憤怒，在侍從圍繞下，以一種狂野的節奏擊打，摧毀達剎，並威脅整個世界。舞王濕婆的舞蹈成為很多印度精美雕塑和南部青銅藝術品靈感的源泉。這個優美而充滿活力的體位法就是獻給濕婆神，他是舞蹈之王，也是瑜伽之源。

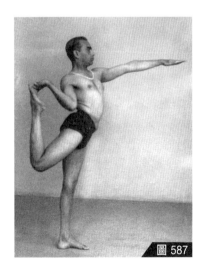

圖 587

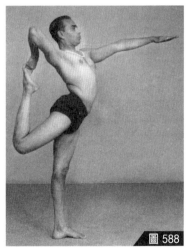

圖 588

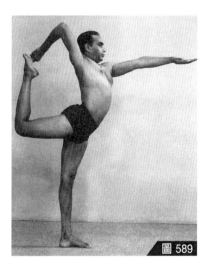

圖 589

● **步驟與技巧**

1. 從〔山式〕站姿開始（圖1）。左臂朝前伸展與地面平行。

2. 右膝彎曲，抬起右腳。用右手大拇指、食指和中指勾住右腳拇趾。抬起彎曲的右膝，右腿向上向後拉（圖587）。

3. 右手大拇指和其他手指繞著右腳拇趾翻轉，同時轉右肘和右肩，右臂在頭後方向上伸展，不要鬆

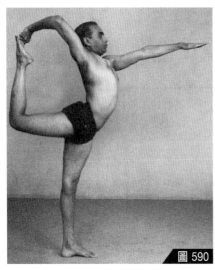

圖 590

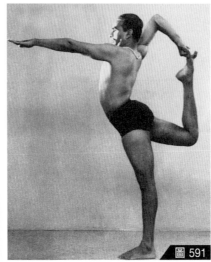

圖 591

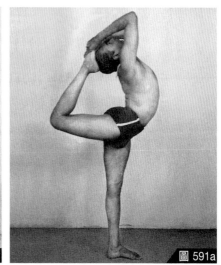

圖 591a

開拇趾（圖 588）。再次把右臂和右腿向上拉，在背後形成弓形（圖 589）。右大腿與地面平行，右腿脛骨與地面垂直（圖 590）。

4. 左臂向前伸展與肩平，手指朝前（圖 591）。

5. 膝蓋骨往上提，使左腿挺直與地面垂直。

6. 保持穩固的平衡 10～15 分鐘，平穩深長地呼吸。

7. 鬆開右腳，雙臂放下，重新以〔山式〕站立（圖 1）。在另一側重複這個體位法，停留同樣的時間。這次以右腿保持平衡，在背後用左手抓住左腳拇趾，右臂向前伸展。

8. 進階練習者可以用雙手抓住腳，放在頭上，保持平衡（圖 591a）。

● **功效**

這個有難度的平衡體位法可以發展均衡、優雅的姿態，同時也強健腿部肌肉。肩胛骨完全活動，胸部完全擴展。整個脊椎從這個體位法中獲得益處。

梵文 Sava 或 Mrta 都是屍體的意思。這個體位法的目標是模擬一具屍體。一旦生命消逝，身體保持靜止，不再有任何活動。保持不動一段時間，使心靈在完全覺知的情況下靜止，你將學會放鬆。這種有覺知的放鬆能鼓舞和活躍身心。但是讓心靈靜止比身體靜止更難。因此，這個看上去很簡單的體位法，也是最難掌握的體位法之一。

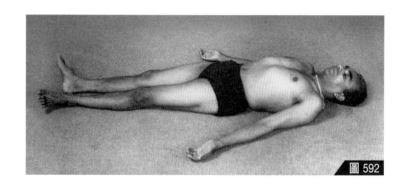

圖 592

● **步驟與技巧**

1. 完全平躺在地面，像一具屍體。雙手離開大腿一段距離，掌心向上。

2. 閉上雙眼。如果可能的話，把一塊黑布折疊四次後蓋在眼睛上。腳跟併攏，腳趾張開。

3. 一開始深長地呼吸。隨後呼吸變得細微緩慢，不要有急促的呼吸動作干擾脊椎或身體。

4. 專注於深長地吐氣，鼻孔不該感受到呼吸的溫熱。

5. 下顎放鬆而不是收緊。舌頭不受干擾，即使是雙眼瞳孔也處於完全自然放鬆狀態。

6. 完全地放鬆，緩慢地吐氣。

7. 假如心智在漫遊，那麼就在每次緩慢的吐氣後不要有任何壓力地停止這種漫遊。

8. 在這個姿勢停留 15 ～ 20 分鐘。

9. 剛開始練習很容易睡著。等練習者的神經漸漸處於放鬆狀態時，就會感到全然放鬆、恢復精力。在徹底放鬆後，練習者會感覺到能量從腦後朝著腳跟的方向流動，而不是反方向，也會感到身體彷彿被拉長。

● **功效**

《哈達瑜伽經》第一章第 32 節中這樣寫道：「如同死屍般背躺在地面，這就叫做攤屍式。此式可以消除由

其他體位法所引起的疲勞，使心靈平靜。」

《格蘭達集》第二章第 11 節中這樣描述：「像一具屍體（背）平躺在地面，就叫做攤屍式。這個體位法消除疲勞，讓心靈的激動平靜下來。」

「心靈是感官的主人；呼吸是心靈的主人；融合或專注是呼吸的主人；而融合有賴於內在聲音。當心靈達到融合，就叫做解脫；但是有些人不認為那是解脫。然而，當呼吸和心靈能融合後，將經驗無法言喻的喜悅。」《哈達瑜伽經》第四章第 29 ～ 30 節。

為了馴服呼吸就要依賴神經。穩定、流暢、細微、深長地呼吸，沒有急促動作，即能舒緩神經，讓心靈平靜。現代文明對於人類的神經造成很大的壓力，〔攤屍式〕正是最好的解藥。

｜鎖印法和淨化法的步驟、技巧與功效｜

梵文 Uddiyana 意思是飛起來。嚴格說來這並不是體位法，而是一種鎖印法（bandha）。正如電容器、保險絲和開關控制電流，鎖印法則控制生命能量（prana）的運行。在這個鎖印法中，氣息或能量從下腹部往頭部移動。鎖印法和能量的詳細討論參見第三章調息法。

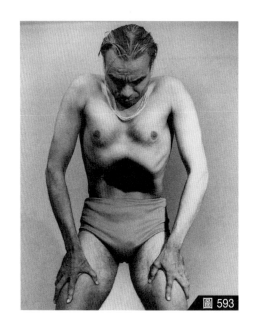

圖 593

● **步驟與技巧**

1. 從〔山式〕站姿開始（圖 1）。

2. 雙腿張開約 30 公分。

3. 稍微彎腰向前，膝蓋微彎，雙手分別放在左右大腿上，手指完全張開。

4. 雙手放下，下巴靠在胸骨上方的鎖骨中間凹陷處。

5. 深深地吸氣，再快速吐氣，讓所有空氣從肺部奔流而出。

6. 做停息（即不要吸氣）。整個腹部朝脊椎方向內縮，往胸骨上方提，雙手同時緊壓大腿（圖 593）。

7. 保持腹部緊縮，雙手離開大腿，放在臀上。

8. 伸直雙腿，挺直背部，不要放鬆緊縮的腹部，下

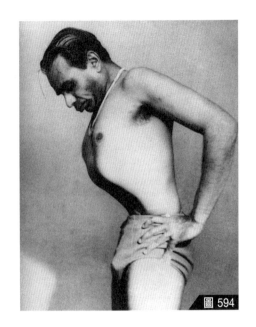

圖 594

巴也不要離開鎖骨（圖594）。

9. 放鬆腹部肌肉，但是不要移動下巴和頭。如果頭移動了，心臟馬上就會感受到壓力。

10. 緩慢深長地吸氣。

11. 從步驟6到9不要吸氣。依個人所能做停息，但停留不要超過5～10秒鐘。

12. 做幾個呼吸，然後重複步驟1到10的動作。但是在24小時內不要練習這個動作超過6～8次。只有在有經驗的瑜伽導師親自指導下，才可以增加停息的時間或者練習的次數。

13. 整個循環一天只練一次。

14. 在排淨膀胱和大腸的廢棄物質後，空腹練習。

15. 先以站姿練習，再以坐姿練習，當做是呼吸控制（調息法）的預備體位法。

16. 在吐氣和停息的時候練習這個體位法，關於停息將在第三章的各種調息法中講述。

● **功效**

能強化腹部器官，增加胃火，消除消化道的有毒物質。

在梵文字典中找不到 Nauli 這個字。梵文 Ullola 意思是大浪，這裡傳達了 Nauli 過程中某種感覺。在這個過程中，以滾動的方式使腹部肌肉和器官向兩側和垂直上下地運動；Nau 的意思是一條船；li 的意思是緊抓不放、依賴、躲藏或覆蓋。一條在波濤洶湧的海上顛簸的小船，傳達了 Nauli 過程中的某種感覺。這是一種淨化法（kriya），並非一種體位法。練習時要小心，否則會導致很多疾病。因此建議一般練習者不要嘗試。試著練習吊胃旋轉之前，要先熟悉臍鎖；吊胃旋轉的步驟與技巧在《格蘭達集》中勞利吉（Lauliki）人名條目下有詳細的描述。

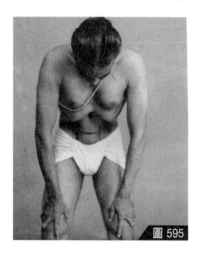

圖 595

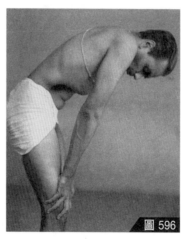

圖 596

6. 做停息（即不要吸氣）。整個腹部向後朝脊椎方向收縮。

7. 腹壁的兩側浮肋以及骨盆之間成中空。同時把腹直肌向前推（正面：圖 595，側面：圖 596）。

8. 依個人所能在這個姿勢停留 5 ～ 10 秒。

9. 放鬆腹直肌，回到步驟 6。

10. 放鬆腹部，緩緩地吸氣。

11. 配合幾次深呼吸。重複上面從步驟 1 到 10 的循環，24 小時內不要練超過 6 ～ 8 次。

12. 在排淨膀胱和大腸廢物後，空腹練習。

● 步驟與技巧

1. 從〔山式〕站姿開始（圖 1）。

2. 兩腳張開約 30 公分，膝蓋微彎，身體稍微前彎。

3. 雙手放在兩大腿膝蓋上方，手指完全張開。

4. 低頭讓下巴靠在胸骨上方的鎖骨中間凹陷處。

5. 深深地吸氣，然後快速吐氣，使所有的空氣從肺部傾瀉而出。

● 功效

能強化腹直肌，其他的功效與臍鎖相同。

第三章

調息法

調息法注意事項

**在嘗試練習調息法（呼吸控制法）之前，
請先仔細閱讀並消化以下的提示和注意事項。**

適合練習的資格

01 正如培訓研究生是依據其能力以及主修科目所要求的條件；同樣地，練習調息法有賴於熟悉體位法並藉此產生力量和訓練。

02 是否適合練習調息法以及進階練習調息者，都需要經由有經驗的上師或瑜伽老師從旁把關，有老師親自指導是很重要的。

03 氣鑽機可以切穿最堅硬的岩石。在調息法中，瑜伽行者把肺當做氣動工具。如果無法正確地操作，不僅會摧毀工具本身，而且也會傷到使用工具的人。這一點在調息法練習來說也同樣適用。

潔淨和食物

04 人們不會帶著骯髒的身體或心靈進入神廟。瑜伽行者在進入自身的神廟前，要遵守潔淨原則。

05 在開始調息法練習前，大腸應該排淨，膀胱應該排空。這樣做淨化法時，感覺會比較舒適。

06 調息法最好在空腹的情況下進行，但如果難以做到，那麼就喝一小杯牛奶、茶、咖啡或可可。應該在用餐完至少 6 小時後才進行調息法練習。

07 在完成調息法練習後半小時，可以進食一些清淡的食物。

時間和地點

08 練習的最佳時間是清晨（最好在太陽升起前）和日落後。根據《哈達瑜伽經》所述，調息法應該每天練習四次，在清晨、中午、傍晚和午夜，每一次做八十回（第二章第 11 節）。生活在快節奏的現代，要這樣做幾乎是不可能的事。因此，每天至少練習 15 分鐘，每天八十回，但這是針對全心投身於瑜伽的練習者的建議，對於普通人則不適合。

09 開始練習調息法的最佳季節，是氣候變化較小的春季和秋季。

10 選擇一處乾淨通風，也沒有任何蟲害的地方進行調息法練習。噪音會使人不得安

寧，因此應該在安靜的時間練習。

11 練習調息法時應該要有決心、有規律，並在固定時間、同一地點，以相同的狀態進行練習。只有在練習不同的調息法時才允許有變化；也就是說，如果你是一天練習太陽貫穿調息法，那麼另一天就可以練習清涼調息法，第三天則可以練習風箱式調息法。但經絡清潔調息法則應該每天都練習。

姿勢

12 進行練習時，除了清涼調息法和嘶聲清涼調息法以外，都只用鼻子來進行呼吸。

13 練習調息法時最好是坐在地上，在一塊折疊的毯子上練習。適合練習的姿勢包括〔聖人式〕、〔勇士式〕、〔蓮花座〕和〔束角式〕。如果有其他姿勢能讓背部保持完全挺直的話，也可以此姿勢來練習。有些調息法則需要躺下進行，後面會有詳細敘述。

14 練習調息法時，面部肌肉、眼睛和耳朵，或頸部肌肉、肩膀、手臂、大腿和雙腳，都不應該感到任何壓力。在呼吸時大腿和雙臂容易處於不自覺的緊張狀態，因此應該讓它們處於有意識的放鬆狀態。

15 舌頭應該保持自然放鬆狀態，否則口腔內會積聚唾液。如果發生這種情況，在吐氣前嚥下唾液，不要停息。

16 在吸氣和停息時，胸腔應該朝前和朝兩側擴張，但是肩胛骨以下的區域和腋窩則只應該朝前擴展。

17 一開始練會出現冒汗和發抖現象，不過練習一段時間後，這些狀況就會消失。

18 在所有以坐姿進行的調息法中，頭部應該從項背開始低下，下巴放在胸骨上方鎖骨之間的凹陷處。除非有特別的說明，否則都應該採用這種喉鎖的姿勢來做調息法。

19 在整個練習過程中，都要保持雙眼閉上。否則練習時，很容易受到外在事物的干擾而分心。一旦眼睛睜開的話，視覺感官會變得比較強烈而且易興奮。

20 在練習調息法過程中，耳朵內部不應該感到任何壓力。

21 左臂保持伸直，手腕背面放在左膝上。食指朝大拇指方向彎，讓兩指尖相碰。這就是後面會提到的智慧手印。

22 右肘彎曲，將右手放在鼻子上以控制呼吸時氣流均勻，並對呼吸進行微調。從無名指和小指去控制左鼻孔、大拇指控制右鼻孔，這樣可以感受到呼吸的氣流。右手位置的擺放細節會在後面詳細敘述。有些調息法的方式，會採雙手都結智慧手印放在膝上。

23 當嬰兒自己學習走路時，母親的身體保持不主動，但是精神卻非常警覺。有緊急情

況例如嬰兒要摔倒時，她的身體就會馬上前去扶住孩子。同樣的，在調息法練習時，大腦始終保持不主動卻警醒的狀態。只要身體有任何器官無法正常工作，警覺的大腦就會發出警告。耳朵會去傾聽呼吸的聲音（下面會詳述）。手和鼻子則會觀察和感受呼吸時氣流通過鼻道的感覺。

24 或許有人會問，如果大腦需要對這些感官發出警訊，那麼要如何專注於呼吸呢？畫家在專心作畫時，可以同時觀察到各種細節，例如透視和構圖，色調以及明暗，前景和背景，畫筆的畫法等。音樂家在演奏時，會注意自己手指的動作以及音調、樂器音色等。儘管畫家和音樂家都對細節進行觀察和調整，但是他們仍集中精神於工作上。因此，瑜伽練習者也應該觀察一些細節，例如時間、狀態和均勻的呼吸節奏，同時對於體內的氣息流動始終保持警醒和敏感。

25 就像一個謹慎的母親教孩子輕鬆地走路一樣，瑜伽行者謹慎的心靈會教感官保持輕鬆。藉由不斷地練習調息法，感官會從曾經沉溺於其中的事物裡解脫。

26 在練習調息法時，每個練習者應該量力而為，不要超過限度。藉由以下方式可以判斷自己是否過度：例如在 5 分鐘的限定時間內，假設練習者可以舒適的做吸氣和吐氣各 10 秒，始終保持這個節奏的呼吸頻率。假如呼吸頻率發生了變化，例如吸氣或吐氣時間減少成 7 或 8 秒，那就表

示此時練習者已經達到限度了。如果超過這個限度，就會使肺部過度疲勞，從而使其成為各種呼吸道傳染病的孳生地。

27 錯誤的練習方式會加重肺部和橫膈膜的壓力。不僅呼吸系統會受損，神經系統也會受到不良影響。錯誤的練習方式會損傷原本健康身體與良好精神的根基。除了風箱式調息法外，任何過度用力的吸氣或吐氣都是錯誤的方式。

28 平穩地呼吸能使神經系統健康，並且平靜心靈和脾氣。

29 練完調息法之後，千萬不要馬上進行體位法的練習。假如是先練習調息法，那麼就等到一個小時後再接著做體位法。這是因為馬上練習體位法，很容易擾亂原本因調息而得到舒緩的神經。

30 溫和的體位法練習後至少 15 分鐘，才進行調息法。

31 費力的體位法會導致身體疲勞。當身體感到疲勞時，不要以坐姿練習調息法，這是因為疲勞造成背部無法挺直，身體會抖，精神也受到干擾。可以躺下來做勝利調息法的深呼吸來緩解疲勞。

32 當無法規律地保持深、穩、長的呼吸時，就應該停止練習。不要再繼續做下去。可以從吸氣時鼻子發出的嘶嘶聲「sssssssa」（像車胎洩氣時的聲音），和吐氣時發出的送氣聲

「huuuuuuuuum」，來判斷自己的呼吸節奏。如果音量減弱了，那就要停下來。

33 試著在吸氣和吐氣時保持相同頻率。例如一回的呼吸速度，吸氣是 5 秒，那麼吐氣也應該同樣是 5 秒。

34 勝利調息法和經絡清潔調息法是對身體最有益處的兩種，孕婦也可以練習，孕婦最好以〔束角式〕坐姿進行。孕婦在沒有經驗豐富的瑜伽老師指導時，千萬不要嘗試停息。

35 完成任何調息法練習後，都應該以〔攤屍式〕（圖 592）安靜地由背躺下，放鬆 5 或 10 分鐘。心思應該完全靜止，四肢和感覺器官應該完全處於放鬆狀態，如同死去了一般。調息法後接〔攤屍式〕，可重新振作身體和精神。

停息

36 喉鎖、臍鎖和根鎖，這三種鎖印法都應該在停息時進行（在完全吸氣或吐氣後停住氣息）。鎖印法就像是安全開關，在停息時就應該關閉。

37 在嘗試任何吸氣後停息之前，先完全掌握吸氣和吐氣是很重要的。

38 直到吸氣後停息練得非常自然後，才能開始嘗試吐氣後停息練習。

39 在停息練習時，練習者會為了增加停息時間而緊繃或放鬆橫膈膜以及腹部器官。這些無意識的動作因為不容易發覺，所以要注意避免發生這些情況。

40 假如發現在每次吸氣或吐氣後停息很難，那麼就先做幾個深長的呼吸，然後再練習停息。例如做三個深長的呼吸，再接做一個停息。然後接著再做三個深長的呼吸循環，隨後是第二個停息練習，如此繼續下去。

41 假如吸氣或吐氣的節奏被停息擾亂，那麼就減少停息的時間。

42 那些患有眼疾或耳疾的人（比如青光眼或耳朵化膿等）不應該嘗試練習停息。

43 在練習的最初階段，練習停息後有時候會出現便祕。這是暫時現象，隨著練習的繼續就會消失。

44 正常的呼吸頻率是 1 分鐘 15 次。當身體由於消化不良、發燒、感冒、咳嗽而感到不適，或感情上遭逢變化，像是因恐懼、生氣或性慾而躁動時，呼吸會加快。正常的呼吸節奏是，每 24 小時 21,600 次的吸氣和吐氣。瑜伽行者測量自己生命的時間不是用日期來算，而是用呼吸。因為在調息法中能控制呼吸使氣息延長，因此調息法練習可以延長壽命。

45 持續地練習調息法可以改變心靈的樣貌，可以減少對世俗的欲望；例如抽菸、喝酒以及性慾。

46 練習調息法時感官要內收，在靜默中停
息，修行者會聽到自己內心的聲音呼喚
著：「向內看！所有快樂的源泉都在內部。」這也
為下個瑜伽階段攝心做好準備，攝心可以使修行者
從被感官控制和奴役中解脫。

47 因為在調息法練習中眼睛始終要閉著，因
此，時間的流逝就要靠心靈和意念上不斷
重複一個聖詞或聖名來感知。這種對聖詞或聖名的
重複默頌，是播在瑜伽行者心中的種子（bija）。
種子不斷成長，使他更適於專心或心靈集中，進入
瑜伽修行的第六階段。最終，播下的種子會結出三
摩地、三昧或稱為入定的果實，這是瑜伽所追求的
最高境界，在三摩地中會感受到全然覺知與至上愉
悅，是瑜伽行者與梵天的融合為一，那種融合感受
很難形容，並不是他有所隱瞞。言語無法充分表達
他的感受，因為心智找不到適合描述的詞彙。這是
一種超越所有理解之上的平和與寧靜的感覺。

鎖印法、經絡和脈輪

為了要練習調息法，必須了解關於鎖印法、經絡和脈輪的知識。

梵文Bandhas意思是束縛、連結、腳鐐或抓住。它也指一種姿勢，在此姿勢下身體的特定器官或部位被收縮、控制。

梵文Nadi意思是身體內能量運行所通過的管狀通道。

梵文Chakras意思是車輪或圓圈。這裡是指身體內的脈輪。

當電力產生時，需要變壓器、導體、保險絲、開關和絕緣電線，來把電力傳導到需要用電的目的地，一旦沒有這些東西，產生出來的電力將是致命的。透過調息法，當氣運行於瑜伽行者體內時，同樣必要的是，他需運用鎖印法來防止能量的分散，並把能量輸送到正確的地方，而不會對別處造成損傷。如果不運用鎖印法，那麼氣將會致人於死。

練調息有三個重要的鎖印法：(1)喉鎖（Jalandhara Bandha）(2)臍鎖（Uddiyana Bandha）(3)根鎖（Mula Bandha）。

瑜伽行者應該要先熟練第一種喉鎖印法。梵文Jala意思是一張網、一格或一個篩孔。喉鎖是收縮頸部和喉嚨，並將下巴靠在胸骨上方鎖骨中間的下凹處。喉鎖是做〔肩立式〕及其系列動作時要掌握的要領，因為這些動作需要將下巴壓在胸骨上。喉鎖印法能調節血液的流動與流向心臟的氣，也調節下巴、頭和大腦的腺體。如果練習調息法沒有配合喉鎖印法，心臟會馬上受到壓力，眼球後方、耳洞內和頭部會有暈眩感。在調息的吸氣、吐氣和停息這三種呼吸過程中，喉鎖的運用很重要。

梵文Uddiyana意思是飛起來。臍鎖的做法是提起橫隔膜，提高胸腔，使腹部器官朝脊椎方向往內收縮。據說，經由臍鎖能使大鳥往上飛升通過中脈，位於脊柱內的中脈是神經能量的主要通道。據稱，臍鎖是最好的鎖印法，經由上師或老師的指導持恆地練習臍鎖，人就可以變年輕。傳聞，臍鎖就像是成為可以殺死名為死亡大象的獅子。不過只能在吐完氣後停息（外停息）做臍鎖；也就是在徹底地吐氣後並要開始吸進新鮮空氣前的停氣間隔。臍鎖能運動到橫隔膜與腹部器官。橫隔膜上提時形成

一個凹洞，為心臟提供溫和的按摩並活化臟器。而在吸氣後停息時千萬不要做臍鎖；也就是在完全吸滿氣後並要開始吐氣前的停氣間隔，否則會使心臟與橫隔膜拉傷，眼球也會突出來。

梵文 Mula 意思是根部、根源、源頭，或是起因、根本，或者基礎。根鎖是指肛門與陰囊間的部位。藉由收縮這個部位，將向下流失的下行氣往上提，與位於胸腔的生命之氣結合。

應該在吸氣後停息（內停息）做根鎖。將下腹介於肚臍和肛門間的部位，往脊椎方向收縮，並往橫隔膜方向上提。做臍鎖時，從肛門到橫隔膜整個區域上提，直到胸骨往上往後朝脊椎方向提高。但是做根鎖時，從肛門到肚臍間整個下腹區域是收縮的，往後朝脊椎方向內縮，並往橫隔膜方向上提。

鍛鍊收縮肛門的括約肌（提肛身印，Asvini Mudra），能幫助練習者掌握根鎖。梵文 Asva 意思是一匹馬。這個身印（閉鎖姿勢）的命名是因為聯想到馬撒尿而來的。當練習各種體位法尤其是〔山式〕、〔頭倒立式〕、〔肩立式〕、〔上弓式〕、〔駱駝式〕和〔西方伸展式〕時，應該要學習掌握根鎖。

據說，透過練習這些鎖印法，可以鎖住 16 個主要基質（adharas）。梵文 Adhara（從字根 dhr 而來＝支持）意思是支持、不可或缺的部分。這16 個不可或缺的部分是：拇指、腳踝、膝蓋、大腿、包皮、生殖器官、肚臍、心臟、頸部、喉嚨、上顎、鼻子、眉心、額頭、頭部以及梵穴

（Brahma-randhra，頭頂的孔竅，據說靈魂是經此穴而離開身體消逝的）。

若是沒有一個具經驗的上師或老師從旁督導的話，嘗試自己練習臍鎖和根鎖是十分危險的事。錯誤的練習臍鎖，會導致精液不受控制的流失，並失去精力；這個錯誤練習的情況若發生在根鎖時，會形成更嚴重的虛弱感，使練習者喪失生殖力。即便是正確的練習根鎖，仍有其危險存在；因為能增加性的持久力，所以會引誘練習者濫用這個能力。如果他屈服於這個誘惑之下，他就迷失了。所有他的潛藏欲望將被喚醒，一如冬眠的毒蛇被棍子驚醒而變得危險致命。擁有三種鎖印的掌控力，瑜伽行者即立於他命運的十字路口上。一條路通往感官滿足（bhoga）或是世俗逸樂；另條路通往瑜伽或與至高靈性融合為一。世俗逸樂的吸引力非常強烈。可是，瑜伽行者卻覺得造物主的吸引力更強大。感官若向外展開，結果就會受到外物吸引，走向感官滿足的這條路。如果改變感官的路徑，使感官能往內走，那麼就會步上瑜伽的道路。瑜伽行者的感官轉去見造物主——祂則是萬物創造之源。

練習者若想掌握這三種鎖印法，需上師的引導，這是非常重要的事，唯有在正確的指引下，所獲得的強大力量便會為了更高貴的追求而昇華。這麼一來，練習者就成為一個精液提升者（urdhvaretus，urdhva= 向上；retus= 精液），或者過著獨身生活並不揮霍他的生殖力。那麼，他將

獲得極大的心靈力量。這股力量會使他由內而外如太陽般閃耀光芒。

在練習根鎖時，瑜伽行者試著達到真實的源頭或萬物的創始。他的目的是對心靈完全的控制或束縛；包括心智、智能與自我。

人體就是一個小宇宙。哈達是由梵文音節 ha 與 tha 所組成，意思分別是太陽與月亮。相傳太陽與月亮的能量流經兩條主要通道，陽脈與陰脈，分別由右邊和左邊鼻孔開始往下到達主要的脊椎。右脈是太陽的通道，左脈是月亮的通道。介於兩者的是中脈（能量脈之火）。如前所述，中脈是眾多能量流經的主要能量通道，位於脊髓或脊柱內。右脈與左脈彼此交錯，也與中脈交匯於多處。這些交錯處就叫做脈輪或輪，它們調節身體的機制，就像飛輪調節引擎一樣。

人體主要的脈輪有：海底輪（Muladhara Chakra）位於肛門上的骨盆區（Mula= 根部、起因、來源；Adhara= 支持或不可或缺的部分）；生殖輪（Svadhisthana Chakra）位於生殖器官上方（Ava= 生殖力、靈魂；Adhisthana= 座位或居所）；臍輪（Manipuraka Chakra）位於肚臍（Manipira= 肚臍）；意輪與太陽輪（Manasand Surya Chakras），介於肚臍與心臟間（Manas= 心智；Surya= 太陽）；心輪（Anahata Chakra）位於心臟區（Anahata= 心臟）；喉輪（Visuddha Chakra）位於咽喉處（Visuddha= 純的）；眉心輪（Ajna Chakra）介於兩眉之間（Ajna= 統御）；頂輪（Sahasrara Chakra）位於所謂的千瓣蓮花中，在大腦孔竅中；前額輪（Lalata Chakra）位於前額上（Lalata= 前額）。

這些脈輪或許和內分泌腺體相對應，製造荷爾蒙以及其他內分泌。海底輪和生殖輪可能對應的是性腺（男性的睪丸、陰莖和前列腺以及女性的卵巢、子宮和陰道）。在這兩個脈輪之間是生殖器，稱之為卡瑪魯帕（Kamarupa），也就是繼卡瑪之後的愛慾之神。像胃、脾、肝臟以及胰腺這些腹部器官對應的是臍輪。兩個腎上腺可以代表太陽輪和意輪。心輪是心臟和圍繞心臟的主要血管。喉輪可以對應到甲狀腺、副甲狀腺和胸腺。眉心輪、頂輪和前額輪可以是大腦物質與腦下垂體以及松果體。

根據密宗文獻記載，調息法的目的就是喚醒我們體內拙火——神聖的宇宙力。拙火像一條蜷曲著　沉睡的蛇，蟄伏在人體的脊椎尾端，也就是海底輪的地方。此沉睡的能量必須被喚醒，然後能量提升延行於脊柱上的脈輪直達頂輪（頭頂的千瓣蓮花，大腦的神經網絡），與至高靈性合而為一。這也許是用一種寓言的方式來表達，從練習前面所提到的臍鎖和根鎖所獲得的巨大生命力——尤其是性能力。拙火的覺醒和向上運行，也許就用來描述性能量提升的象徵方式。

| 調息法的步驟、技巧與功效 |

梵文字首 ud 加在動詞和名詞前，意思是向上或等級之上；也有綻放或擴張的意思，傳達一種卓越和力量的感覺。梵文 Jaya 意思是征服、勝利、冠軍或成功；從另一個角度來看，意味著控制或限制。梵文 Ujjayi 是肺部完全擴張過程，如同驕傲的征服者挺起胸膛。

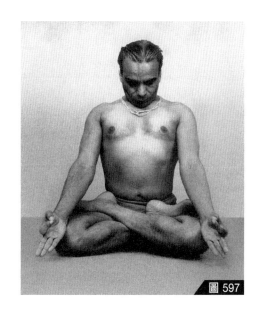

圖 597

● **步驟與技巧**

1. 以任何感到舒適的姿勢坐下，如〔蓮花座〕（圖 104）、〔聖人式〕（圖 84）或〔勇士式〕（圖 89）。

2. 後背挺直。低頭，下巴放在鎖骨間凹陷處做喉鎖。

3. 兩手臂向外伸直，手腕背面分別靠在兩膝上。拇指和食指指尖相靠，其餘手指保持伸直。（這個手部姿勢叫做智慧手印，是學問和知識的象徵。

食指象徵個體心智和靈魂，而大拇指則代表宇宙靈魂。兩者合一象徵著智慧。）

4. 閉上雙眼，向內看（圖 597）。

5. 完全地吐氣。

6. 現在開始練習勝利調息法。

7. 經由鼻孔緩慢且深長平穩地呼吸。練習者的上顎應該感覺到空氣的吸入，發出嘶嘶聲「Sa」。要能聽得到聲音。

8. 氣充盈肺部。注意在吸氣時不要鼓脹腹部（任何類型的調息法都要遵守這一點）。這種充盈的過程就叫做吸氣。

9. 從會陰到胸骨整個區域，應該朝脊柱方向往後拉。

10. 停息 1 ～ 2 秒。這種吸氣後停氣就叫做內停息。按照第 354 頁所述的技巧練習根鎖。

11. 緩慢且深長平穩地吐氣，直到肺部完全排空氣體。開始吐氣時，保持腹部的控制。在吐氣 2 ～ 3 秒後，橫膈膜逐漸地放鬆。吐氣時上顎應該感受到氣體的向外流出。氣流通過上顎時應該發出送氣聲「Ha」。這就叫做吐氣。

12. 吐氣後停息 1 秒，再開始新的呼吸。這個停頓時間叫外停息。

13. 從步驟 7 到 12 的過程就完成了一回勝利調息法

的循環。

14. 重複這個循環 5 ～ 10 分鐘，整個練習過程要把眼睛閉上。

15. 以〔攤屍式〕（圖 592）躺在地上休息。

16. 勝利調息法可以在不做喉鎖的情況下練習，即使在走路或者躺下也可以練習。這是所有呼吸調息法中，唯一可以無論晝夜隨時練習的調息法。

●功效

這種調息法能讓氣充盈肺部、清痰、產生持久力、舒緩神經，並強化整個系統。那些患有高血壓和冠心病的人，可以練習沒有停息的勝利調息法，若躺下來練習會更為理想。

梵文 Surya 意思是太陽；Bhedana 來自於字根 bhid，意思是穿透、穿過。在太陽貫穿調息中，從右鼻孔吸氣。換句話說，氣通過右脈或陽脈進入，然後做停息，接著再由左鼻孔吐氣，也就是由左脈呼出。

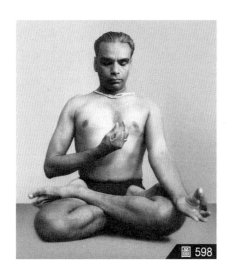

圖 598

● 步驟與技巧

1. 以任何感到舒適的姿勢坐下，如〔蓮花座〕（圖104）、〔聖人式〕（圖84）或〔勇士式〕（圖89）。

2. 後背挺直。低頭，下巴放在鎖骨間凹陷處做喉鎖。

3. 左臂伸直，左手腕背面放在左膝上。左手結智慧手印（同勝利調息法的步驟3）。

4. 右臂彎曲，食指和中指向手心彎。無名指和小指朝大拇指靠攏（圖598）。

5. 把右手大拇指放在鼻子右側鼻梁下方，無名指和

小指放在鼻子左側鼻梁下方，即上顎上方的鼻翼上。

6. 用無名指和小指壓住左鼻孔，完全封住左鼻孔。

7. 用右手大拇指按壓右鼻翼，使右鼻孔外緣與鼻隔膜軟骨下緣平行。

8. 右手大拇指最上方關節處彎曲，拇指指尖與鼻隔膜成直角（圖599）。

9. 現在緩慢深長地吸氣，用右手拇指控制右鼻孔，使氣充盈肺部（吸氣）。

10. 然後封住右鼻孔，現在兩個鼻孔都被封住了。

11. 停息約5秒（內停息）並練習根鎖（見第354頁）。

12. 鼻孔仍然封住，左鼻孔稍微打開，從左鼻孔緩慢而深長地排空肺部的氣（吐氣）。

13. 吐氣時藉由調整無名指和小指按壓的力度來控制氣流，按壓時左鼻孔外緣與鼻隔膜保持平行，使氣有節奏地從左鼻孔呼出。應該由指尖內側來施壓（不要用指甲）。

14. 這就完成了太陽貫穿調息法的一個循環。繼續依自己所能重複這個循環 5～10 分鐘。

15. 太陽貫穿調息法的所有吸氣都是從右鼻孔吸入，

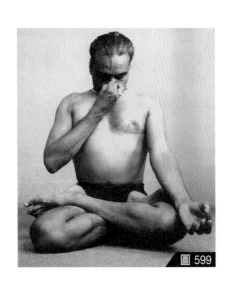

圖 599

所有吐氣都是從左鼻孔呼出。

16. 整個過程中，指尖和鼻隔膜都可以感覺到氣流的通過。氣流應該發出類似空氣從空調循環管出來所產生的聲音。透過改變對鼻翼的壓力，要始終保持這個聲音。

17. 眼睛、太陽穴、眉毛和前額的肌膚，應該保持完全放鬆，不要有任何緊張。

18. 精神應該完全專注於傾聽氣流通過時該有的聲音，保持恰當的呼吸節奏。

19. 每次吸氣和吐氣的時間都應該保持相同。

20. 不要強迫去吸氣和吐氣。整個呼吸過程都應該保持均勻緩慢的節奏。

21. 做完呼吸法後以〔攤屍式〕躺下（圖 592）休息。

● 功效

這個調息法由於對鼻孔按壓，因此肺部的功能發揮得比在勝利調息法中更大。與勝利調息法相比，太陽貫穿調息法能使肺部更為緩慢且平穩地完全充盈。這個呼吸法能增強消化功能、舒緩和活躍神經，以及清潔鼻竇。

● 提醒

有人兩邊鼻腔通道的大小不一，在這種情況下，手指的壓力就需要調整。也有一些是右鼻孔完全封住而左鼻孔則完全打開；在這種情況下，可以只從左鼻孔吸氣，吐氣則只用右鼻孔。練一段時間後，由於手指的控制使得右鼻孔變通暢，也就可以從右鼻孔吸氣了。

● 注意事項

患有低血壓的人可從這個調息法獲得益處，但是患有高血壓或心臟病的人，在練習時不要做內停息（吸氣後停息）。

梵文 Nadi 可稱為經絡，是身體內類似器官的管狀物，像動脈和靜脈一樣，用於輸送氣或能量。如同絕緣電線一樣，經絡包括三層；最內層叫做血管（sira），中間層叫做脈管（damani），最外層連同前面兩層的整個器官合稱為經絡（nadi）。梵文 Sodhana 意思是淨化或清除，因此經絡清潔調息法就是神經系統的淨化。水管有點阻塞，就會導致供水完全中斷；神經有點阻塞，身體就會感到非常不舒服，甚至出現肢體或器官麻痹的現象。

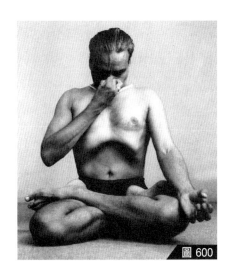

圖 600

● 步驟與技巧

1. 依照太陽貫穿調息法（圖 599）步驟 1 到 8 的技巧進行練習。

2. 用右鼻孔將肺部的氣完全吐盡。用右手拇指內側避開指甲的部位控制右鼻孔。

3. 現在緩慢且深長平穩地用右鼻孔吸氣，以右手拇指指尖控制右鼻孔。使肺部充盈氣。在右鼻孔吸氣時，用右手無名指和小指完全封住左鼻孔。

4. 完全地吸氣後，以右拇指的按壓來完全封住右鼻孔，鬆開左鼻孔上的無名指和小指。重新調整無名指和小指在左鼻孔外緣的位置並與鼻隔膜平行。然後通過左鼻孔緩慢且深長平穩地吐氣。把整個肺部的氣完全排空。應該由無名指、小指指尖的內側施壓，避開指甲的部位。

5. 用左鼻孔將肺部的氣完全吐盡，調整手指以改變對鼻腔的壓力。現在改用右無名指和小指指尖的部位施加壓力。

6. 現在通過左鼻孔緩慢且深長平穩地吸氣，使肺部充盈氣。

7. 用左鼻孔完全吸氣後，封住左鼻孔，然後通過右鼻孔吐氣，按照步驟 2 所述的技巧，調整右手拇指按壓右鼻孔的壓力。

8. 這就完成了經絡清潔調息法的一個循環。

這裡呼吸的節奏是這樣的：

（1）右鼻孔吐氣

（2）右鼻孔吸氣

（3）左鼻孔吐氣

（4）左鼻孔吸氣

（5）右鼻孔吐氣

（6）右鼻孔吸氣

（7）左鼻孔吐氣

（8）左鼻孔吸氣

（9）右鼻孔吐氣

（10）右鼻孔吸氣

上面的（1）是準備階段。第一回真正的經絡清潔調息法開始於（2）而結束於（5）。第二回經絡清潔調息法開始於（6）結束於（9）。第（10）階段是在完成循環後的一個安全措施，防止喘氣、吸不到氣以及對心臟的壓力。

9. 依照上述技巧完成 8～10 次循環。這大概需要 6～8 分鐘。

10. 每一側鼻孔的吸氣和吐氣的時間應該相同。起先時間不會相同，但堅持練習就可以達到。

11. 每一側吸氣和吐氣的時間均平穩地保持相同後，可以試著在吸氣後停息。

12. 要精確的保持相同時間，只有透過長期練習才能做到。

13. 停息不應該干擾吸氣和吐氣的節奏和平穩。假如呼吸頻率受到干擾，那麼就減少停息的時間或者在下一次循環時再做停息。

14. 在吸氣後停息時，練習根鎖（見第 354 頁）。

15. 除非你已經完全掌握了吸氣後停息，否則不要嘗試吐氣後停息（圖 600）。然後在吐氣後停息時，練習臍鎖（圖 593、圖 594）和根鎖（見第 354 頁）。

16. 只有在具經驗的瑜伽老師幫助下，才能去嘗試停息以及延長吐氣和吸氣的時間。

17. 每次做完後都要以〔攤屍式〕躺下（圖 592）。

● 功效

在經絡清潔調息法中，血液的攜氧量比正常呼吸時增加，因此練習者會感到神清氣爽，神經也得到了平靜和許多淨化。心靈更為寧靜明晰。

● 提醒

一開始身體會出汗和發抖，大腿和雙臂的肌肉變得緊張，練習者應該避免這些緊張。

● 注意事項

1. 患有高血壓或心臟病的人絕對不要試著去停息；可以練習經絡清潔調息法但不做停息，這樣也會獲得很好的功效。

2. 患有低血壓的人在練習這種調息法時，只可以做吸氣後停息，這樣才會有助益。

梵文 Bhastrika 是指用於爐子裡的風箱。這個調息法將空氣用力地呼出和吸入就如同鐵匠的風箱一樣，因此而得名。在這裡以兩個階段來分述技巧。

● 第 1 階段的步驟與技巧

1. 依照勝利調息法的步驟 1 和 2 練習。

2. 快速地吸氣，然後快速有力地吐氣。一吸一吐就完成了一回風箱式調息法。呼吸的聲音就如同氣流快速通過風箱的聲音。

3. 每組循環要連做 10～12 回。接著像在勝利調息法中緩慢且深長地吸氣。然後停息的同時練習根鎖 2～3 秒，接著再緩慢且深長地吐氣。

4. 做這勝利調息法能使肺和橫膈膜都得到休息，為下一回的風箱式調息法做好準備。

5. 重複做風箱式調息法 3～4 組循環，每組循環的間隔採用勝利調息法。

6. 如果氣流的聲音減弱，表示活力消失，那麼就減少練習的次數。

7. 做完成後以〔攤屍式〕休息（圖 592）。

● 第 2 階段的步驟與技巧

1. 依照勝利調息法的步驟 1 和 2 練習。

2. 按照在太陽貫穿調息法中所述的技巧，調整拇指和其餘手指對鼻孔的壓力。

3. 完全封住左鼻孔，保持右鼻孔微開。

4. 用右鼻孔有力地吸氣和吐氣，完成 10～12 回風箱式調息法，與上述第 1 階段相同。

5. 封住右鼻孔，稍微打開左鼻孔，重複做 10～12 回風箱式調息法。

6. 手指從鼻孔處拿開。

7. 像在勝利調息法中一樣做幾個深呼吸。

8. 在兩側各做 3～4 個循環，每個循環間隔採用勝利調息法。

9. 做完成後以〔攤屍式〕休息（圖 592）。

梵文 Kapalabhati 由兩個詞根組成，其中 kapala 意思是頭骨；bhati 意思是光亮。頭顱清明調息法是風箱式調息法的溫和方式。在頭顱清明調息法中，吸氣很緩慢但吐氣很有力。在每次吐氣後都有幾秒鐘的停息。如果風箱式調息法對你來說過於吃力，那麼就練習幾個頭顱清明調息法循環來代替。完成頭顱清明調息法後以〔攤屍式〕休息（圖 592）。

● **步驟與功效**

風箱式調息法和頭顱清明調息法都能刺激並活化肝臟、脾臟、胰臟和腹部肌肉。此外，消化功能得到改善，鼻竇通暢，眼睛感覺清涼，練習者體會到身心愉悅。

● **注意事項**

1. 如同火車頭引擎填滿煤產生蒸汽來推動火車一樣，風箱式調息法則產生氣活躍整個身體。添過多的煤會使鍋爐過熱，因此長時間練習風箱式調息法會因為呼吸過程激烈使得身體吃不消。

2. 體質較弱、肺活量不大的人，不應該嘗試風箱式調息法或頭顱清明調息法。

3. 那些患有耳疾或眼疾（耳朵發炎化膿，視網膜脫落或者青光眼）的人，也不應該嘗試風箱式調息法或頭顱清明調息法。

4. 患有高血壓或低血壓的人也不應該練習。

5. 如果鼻子開始流血或者耳膜開始顫動和疼痛的話，應該立刻停止風箱式調息法或頭顱清明調息法。

6. 以上兩者都先停一段時間不要練習。

梵文 Bhamari 意思是大黑蜂。

● **步驟與技巧**

蜜蜂調息法的技巧和勝利調息法一樣。區別僅在於蜜蜂調息法在吐氣時，會發出微弱類似蜜蜂的嗡嗡聲。完成後以〔攤屍式〕躺下（圖 592）。

● **功效**

此調息法的嗡嗡聲有助於失眠患者。

梵文 Sitali 意思是清涼。這種調息法能清涼整個身體系統，因此而得名。

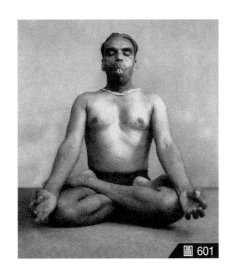

圖 601

● **步驟與技巧**

1. 以〔蓮花座〕（圖 104）、〔聖人式〕（圖 84）或〔勇士式〕（圖 89）坐下。
2. 保持背部挺直，頭部水平。結智慧手印（參見調息法提示與注意事項第 21 條）。現在，吸氣時不要做喉鎖，在後面才做。
3. 張開嘴成 O 形。
4. 舌的邊緣和舌尖觸碰從臼齒到前齒的整個牙齒，並抬起向上捲曲。舌頭的形狀如同一個即將舒展的捲曲新葉一樣（圖 601）。
5. 把捲舌伸出到嘴唇外。吸入空氣通過捲曲的舌頭發出嘶嘶聲「sssssssa」，使肺部充盈氣。吸入氣時要像氣通過吸管一樣。完全吸氣後，舌頭收回，嘴巴閉起。
6. 完全吸氣後，放低頭部。下巴此時應該放在胸骨上方鎖骨之間的凹陷處，即喉鎖的位置。
7. 停息約 5 秒鐘，同時練習根鎖（見第 354 頁）。
8. 緩緩地吐氣，和勝利調息法一樣，氣通過鼻子發出送氣音「hhuuuuuuum」。
9. 這就完成了一個清涼調息法循環。
10. 抬頭，重複這個循環 5 ～ 10 分鐘。
11. 完成後以〔攤屍式〕躺下（圖 592）休息。

● **功效**

這種調息法能清涼整個身體系統，舒緩眼睛和耳朵。對於患有低燒、脾氣暴躁的人很有益處。而且能活躍肝臟和脾臟，改善消化功能，緩解口渴。

● **注意事項**

1. 患有高血壓的人應該省略吸氣後停息。
2. 剛開始練調息法時，患有心臟病的人不應該嘗試捲舌清涼調息法。

第三章 調息法

365

梵文 Sitakari 是使人清涼、涼爽的意思。這是清涼調息法的變化式。

● 步驟與技巧

在這種調息法中，舌頭不要捲曲。嘴唇稍張開，只有舌尖伸出放在上下排牙齒間。舌頭和平常一樣保持平放。按照清涼調息法相同的技巧進行練習。

● 功效

與清涼調息法功效相同。

● 注意事項

患有高血壓的人可能覺得練習嘶聲清涼調息法比清涼調息法更有壓力。

梵文 Sama 意思是相同或整齊、全部，也有相似或同樣的意思。

梵文 Vrtti 意思是行動，運動、功能或運轉，是一種運動的過程或方式。

因此在同比例調息法中，要試著在吸氣、吐氣、停息呼吸三狀態中保持一致性。如果有一種狀態保持 5 秒，那麼其餘兩種也要保持 5 秒。

這種 5 秒時間的一致性，應該運用到所有的調息法中；即勝利調息法、太陽貫穿調息法、經絡清潔調息法、清涼調息法等。

● 注意事項

1. 一開始同比例調息法只限於吸氣和吐氣。
2. 起初先在吐氣和吸氣時保持時間的一致性，而後再嘗試停息也保持一致（在完全吸氣後停息）。
3. 逐步嘗試停息。剛開始時，吸氣、停息和吐氣三者的時間比例應該保持在 1：1/4：1。然後逐漸慢慢地變為 1：1/2：1，然後再嘗試 1：3/4：1。以上完全掌控後，才把停息的比例進一步增加到 1：1：1。
4. 只有當你已經能將吸氣、停息和吐氣三者的時間比例保持在 1：1：1 後，再嘗試完全吐氣後停息。
5. 假如將所有氣體都從肺部排出，使體內肺部成真空的話，體外的空氣將對肺形成非常大的壓力。因此，一開始不要嘗試內停息和外停息一同練習。
6. 一定要分開練習內停息和外停息。先做兩到三個僅包括吐氣和吸氣的呼吸循環後，再接一次停息練習比較好。例如，做兩到三個深呼吸後，做一個包括吸氣後停息的呼吸循環。剛開始時，可以讓一組練習包括三個吸氣後停息和三個吐氣後停息，然後逐漸增加停息的次數。

212　不同比例調息法　Visama Vrtti Pranayama

梵文 Visama 意思是在許多別的事物中顯得不規律和困難。

稱此為不同比例調息法是因為在調息過程中，吸氣、停息和吐氣三者的時間比例不同。這樣會打斷呼吸的節奏，而時間比率的不同也給練習者帶來困難和危險。

● 注意事項

1. 在不同比例調息法中，假如完全吸氣需要 5 秒，那麼吸氣後停息就是 20 秒，吐氣則為 10 秒，因此三者比例為 1：4：2。一開始練習者會覺得吐氣時保持節奏很困難，但是隨著練習的增加，就可以輕鬆掌握了。

2. 同樣地，假如吸氣需要 10 秒，那麼吸氣後停息就是 20 秒，吐氣則為 5 秒，三者比例為 2：4：1。

3. 三者的時間比率還有其他的變化，假如吸氣需要 20 秒，那麼吸氣後停息就是 10 秒，吐氣則為 5 秒，三者比例為 4：2：1。

4. 在一次調息循環中，練習者可以採用 1：2：4 以及 2：4：1 和 4：1：2 進行練習。

5. 假如再加上吐氣後停息的變化，那麼四者的變化就更多了。

6. 假如在隨後即將介紹的間斷調息法、自然順序調息法中採用不規則的呼吸方式，而在前面介紹的勝利調息法、太陽貫穿調息法、經絡清潔調息法、蜜蜂調息法、清涼調息法以及嘶聲清涼調息法等基本調息法中，採用反自然順序調息法，那麼這些組合變化的形式就幾乎是天文數字了。

7. 沒有人可以在有生之年練習完所有這些不同的組合。

8. 在通往不同比例調息法的路上充滿了危險，因此若沒有經驗豐富的瑜伽老師親自指導下，不要試圖自行練習。

9. 由於吸氣、停息和吐氣的不同時間比率所造成的不和諧，尤其會對呼吸系統和神經系統造成過度的負擔和緊張。

10. 同比例調息法（見第 366 頁）所給的注意事項第 1 條到第 6 條中，提過練習停息的相關注意事項也適用於不同比例調息法。

11. 練習者現在開始意識到斯瓦特瑪拉摩在《哈達瑜伽經》第二章中所述的真諦：「生命氣的練習應該比馴服獅子、大象、老虎還要慢，漸進地去馴服（要根據個人的情況和身體條件而定）；否則這些練習會導致練習者受傷。」

●間斷調息法、自然順序調息法及反自然順序調息法

同比例調息法和不同比例調息法關注的是，保持吸氣、停息、吐氣的不同時間比率。

間斷調息法、自然順序調息法和反自然順序調息法關注的則是，吸氣和吐氣的方法與技巧。在間斷調息法中，吸氣或吐氣不是一個連續的過程，而是在中間有幾個停頓。在自然順序調息法中，吸氣像勝利調息法一樣通過兩個鼻孔，吐氣則像經絡清潔調息法一樣由左右鼻孔交替。在反自然順序調息法中，所有的吸氣由左右鼻孔交替，吐氣則像勝利調息法一樣通過兩個鼻孔。

梵文Loma的意思是頭髮；梵文分詞vi表示否定或私有的；Viloma的意思就是與頭髮相反、與物質相反、與自然順序相反。

在間斷調息法中，吸氣或吐氣不是一個不被打斷的連續過程，而是要被停頓所打斷的過程。例如，如果連續的吸氣充盈肺部或不斷的吐氣排空肺部各需要15秒，那麼在間斷調息法中每隔3秒的吸氣或吐氣之間，會出現一個2秒的停頓。於是吸氣或吐氣的過程就被延長到25秒。下面分兩階段來敘述這個調息法的技巧，兩者是有區別的。

● 第1階段的步驟與技巧

1. 間斷調息法可以採坐姿練習，也可以躺下練習。

2. 如果坐著練習，那麼背部要挺直，把頭部放低使下巴放在胸骨上方鎖骨中間的凹陷處，這是在練喉鎖。雙手結智慧手印（見第349頁，第21條）。

3. 吸氣2秒，停息2秒，再吸氣2秒，再停息2秒，繼續這樣直到肺部充盈氣。

4. 現在依你所能做內停息5～10秒，同時練習根鎖（見第354頁）。

5. 在吸氣過程中，停息時也要練習根鎖。

6. 和在勝利調息法中一樣，緩慢深長地吐氣，並發出送氣音「huuuum」。吐氣時放鬆根鎖。

7. 這樣就完成了一個間斷調息法第一階段的循環。

8. 重複第一階段的循環，10～15次為一組。

● 第2階段的步驟與技巧

9. 休息1～2分鐘。

10. 然後深吸氣不要有任何停頓，和在勝利調息法中一樣發出嘶嘶聲「sssssssa」，始終保持下

巴鎖定在胸骨以上。肺部完全充盈氣。

11. 停息5～10秒，並進行根鎖。

12. 吐氣2秒，然後停息2秒。再吐氣2秒，停息2秒，然後繼續這樣直到將肺部裡的氣完全排空。

13. 在停息時仍然保持根鎖。

14. 這樣就完成了一個間斷調息法第二階段的循環。

15. 重複第二階段的循環，10～15次為一組。

16. 如此才完成了間斷調息法。

17. 然後以〔攤屍式〕躺下（圖592）休息。

● 功效

第一階段的間斷調息法有助於患有低血壓的人，第二階段的間斷調息法則對患有高血壓的人有益處。

● 注意事項

1. 患有高血壓的人，應該躺下練習間斷調息法第二階段的調息法。

2. 患有心臟病的人，只有在掌握了經絡清潔調息法和勝利調息法後，才能嘗試間斷調息法。

梵文 Anu 意思是一起或有順序的連續；Anuloma 意思就是有規律的次序，與頭髮一起、與穀物一起，或按照自然秩序。在自然順序調息法中，吸氣通過兩個鼻孔，吐氣則通過左右鼻孔交替。

● **步驟與技巧**

1. 以任何感到舒適的姿勢坐下，如〔蓮花座〕（圖 104）、〔聖人式〕（圖 84）或〔勇士式〕（圖 89）。

2. 保持後背挺直。頭低下，使下巴放在胸骨上方鎖骨中間的凹陷處（這是喉鎖）。

3. 如勝利調息法那樣，透過兩個鼻孔深深地吸氣，直到肺部充盈氣。

4. 吸氣後依你所能停息 5 ～ 10 秒，同時進行根鎖（見第 354 頁）。

5. 把右手像太陽貫穿調息法那樣放在鼻子上。放鬆根鎖。從微開的右鼻孔緩緩地吐氣，左鼻孔則完全封住。將肺部裡的氣完全排空，然後手放下。

6. 從兩鼻孔吸氣，直到肺部充盈氣，同步驟 3。

7. 吸氣後依你所能停息 5 ～ 10 秒，同時進行根鎖。按照步驟 4 做停息，保持相同樣時間。

8. 再次把右手放在鼻子上。放鬆根鎖。右鼻孔完全封住，左鼻孔微開，緩緩深長地吐氣，直到將肺部裡的氣排空。

9. 這樣就完成自然順序調息法的一個循環。

10. 一次做 5 ～ 8 個循環。

11. 然後以〔攤屍式〕躺下（圖 592）休息。

● **功效**

這個調息法的功效與勝利調息法、經絡清潔調息法和太陽貫穿調息法一樣。

● **注意事項**

1. 在自然順序調息法中，吐氣時間比吸氣更長，這就導致了呼吸節奏的變化。這個調息法是有難度的，因此只有高階練習者可以嘗試練習。

2. 患有高血壓、低血壓或心臟病和神經系統失調的人，不應該嘗試自然順序調息法，否則後果將會很嚴重。

梵文 Prati 意思是相反。這種調息法與自然順序調息法相反。吸氣時交替使用左右鼻孔，吐氣時則像勝利調息法一樣通過兩個鼻孔。

● **步驟與技巧**

1. 以任何感到舒適的姿勢坐下，如〔蓮花座〕（圖104）、〔聖人式〕（圖84）或〔勇士式〕（圖89）。

2. 保持後背挺直。頭低下，使下巴放在胸骨上方鎖骨中間的凹陷處（這是喉鎖）。

3. 左臂伸直，把左手腕背面放在左膝上。左手結智慧手印。

4. 右臂彎曲，食指和中指朝手心彎。無名指和小指朝拇指靠攏（圖598）。

5. 把右手大拇指放在鼻子右側鼻梁下方，右手無名指和小指放在鼻子左側鼻梁下方，位於鼻孔側面鼻翼上方。

6. 無名指和小指按壓鼻子左側，完全封住左鼻孔。

7. 用右手大拇指按壓鼻子右側鼻翼，使鼻孔外緣與鼻隔膜軟骨下緣平行。

8. 右手大拇指在最上面的關節處彎曲，拇指指尖與鼻隔膜成直角。

9. 現在緩緩深長地吸氣，用右手拇指避開指甲處的指尖控制右鼻孔，使肺部充盈氣。

10. 然後封住右鼻孔，現在兩個鼻孔都被封住了。

11. 停息 5～10 秒，並進行根鎖（見第 354 頁）。

12. 放低右手，鬆開根鎖。如在勝利調息法那樣緩慢深長地吐氣，直到將肺部裡的氣完全排空。

13. 再次抬起右手放在鼻子上。通過微開的左鼻孔緩慢深長地吸氣，保持右鼻孔完全封住。

14. 使肺部充盈氣。

15. 停息 5～10 秒，同時做根鎖。通過任何一個鼻孔進行吸氣後停息（內停息）時，應該保持同樣的時間。

16. 放低右手，鬆開根鎖，緩慢而深長地吐氣，像勝利調息法那樣，將肺部裡的氣完全排空。

17. 這樣就完成反自然順序調息法的一個循環。

18. 一次做 5～8 個循環。

19. 然後以〔攤屍式〕躺下（圖592）休息。

● **功效**

這個調息法的功效與勝利調息法、經絡清潔調息法和太陽貫穿調息法一樣。

● **注意事項**

1. 和自然順序調息法一樣，由於吸氣比吐氣長，因此呼吸的節奏也有變化。這是有難度的調息法，因此只有高階練習者才可以嘗試。

2. 患有高血壓、低血壓或心臟病和神經系統失調的人，不應該嘗試反自然順序調息法，否則後果將會很嚴重。

梵文 Sahita 意思是陪伴、一起或相連。當外停息和內停息在特意協助和陪伴下的調息法練習，就叫做刻意性停息調息法。

梵文 Kevala 意思是獨自、純淨、絕對和完美。當停息的練習已完全成為本能時，就叫做自發性停息調息法。

當練習者掌握了自發性調息法後，他就使自己與外界隔絕，而與無限相和諧。他已經獲得一種能控制最微妙且強大元素的方法，即使是在最細小的縫隙以及最廣闊的天空中，這種元素無處不在。他的精神完全專注於氣，變得像氣一樣自由。

正如風從大氣中帶走煙和雜質一樣，調息法驅除身體和心靈的雜質。於是，按照帕坦加利說法，此後光明得以閃耀，心靈便適合去做專注與冥想的修練（《瑜伽經》第二章第 52、53 節）。這需要很長時間的練習。隨著程度提升，黎明會驅走黑暗。

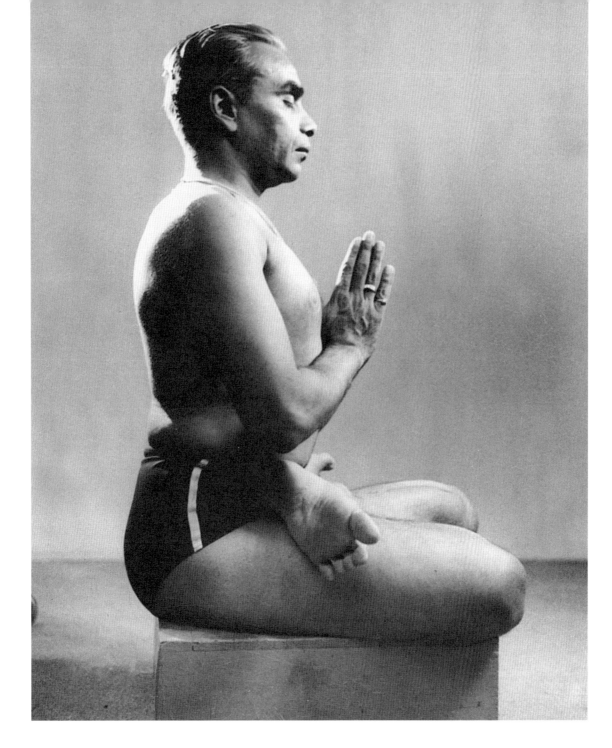

附　錄

附錄一

體位法課程

我將體位法分為三組：初級、中級和高級課程。我按程度列出一系列體位法供練習，並且定出練習這些體位法的時間課表。（體位法名稱後括號內的數字代表示意圖的序號）。

〔課程一〕

● 第 1 週和第 2 週

山式（圖 1）；樹式（圖 2）；三角伸展式（圖 4 和圖 5）；側三角伸展式（圖 8 和圖 9）；英雄式 1、式 2（圖 14、圖 15）；深度側邊延展式（圖 26）；肩立式 1（圖 223）；犁式（圖 244）；攤屍式（圖 592）。

● 第 3 週和第 4 週

三角伸展式（圖 4 和圖 5）；側三角伸展式（圖 8 和圖 9）；英雄式 1、式 2（圖 14、圖 15）；旋轉三角式（圖 6 和圖 7）；深度側邊延展式（圖 26）；雙腿開展前彎式 1（圖 33 和圖 34）；肩立式 1（圖 223）；犁式（圖 244）；攤屍式（圖 592）。

● 第 5 週和第 6 週

三角伸展式（圖 4 和圖 5）；側三角伸展式（圖 8 和圖 9）；英雄式 1、式 2（圖 14、圖 15）；旋轉三角式（圖 6 和圖 7）；深度側邊延展式（圖 26）；雙腿開展前彎式 1（圖 33 和圖 34）；雙腿向上伸展式（圖 276 到圖 279）；船式（圖 78）；半船式（圖 79）；肩立式 1（圖 223）；犁式（圖 244）；勝利調息法（第 203 式）；攤屍式（圖 592）5 分鐘。

● 第 7 週

加強上述體位法，並增加體位法的停留時間。

● 第 8 週

三角伸展式（圖 4 和圖 5）；側三角伸展式（圖 8 和圖 9）；英雄式 1、式 2、式 3（圖 14、圖 15、圖 17）；半月式（圖 19）；扭轉三角式（圖 6 和圖 7）；深度側邊延展式（圖 26）；雙腿開展前彎式 1、式 2（圖 33 和圖 34、圖 35 和圖 36）；雙腿向上伸展式（圖 276 到圖 279）；船式（圖 78）；半船式（圖 79）；肩立式 1（圖 223）；犁式（圖 244）；勝利調息法（第 203 式）；攤屍式（圖 592）5 分鐘。

● 第9週和第10週

三角伸展式（圖4和圖5）；側三角伸展式（圖8和圖9）；英雄式1、式2、式3（圖14、圖15、圖17）；半月式（圖19）；扭轉三角式（圖6和圖7）；扭轉側三角式（圖10和圖11）；深度側邊延展式（圖26）；雙腿開展前彎式1、式2（圖33和圖34、圖35和圖36）；門閂式（圖39）；雙腿向上伸展式（圖276到圖279）；船式（圖78）；半船式（圖79）；肩立式1（圖223）；犁式（圖244）；夾耳式（圖246）；單腿向上肩立式（圖250）；脊椎扭轉式（圖274和圖275）；勝利調息法（第203式）做內停息；攤屍式（圖592）5分鐘。

● 第11週和第12週

三角伸展式（圖4和圖5）；扭轉三角式（圖6和圖7）；側三角伸展式（圖8和圖9）；扭轉側三角式（圖10和圖11）；英雄式1、式2、式3（圖14、圖15、圖17）；半月式（圖19）；深度側邊延展式（圖26）；雙腿開展前彎式1、式2（圖33和圖34、圖35和圖36）；手拉腳拇趾站立前彎式（圖44）；腳壓手掌站立前彎式（圖46）；站姿直腿前彎式（圖48）；門閂式（圖39）；雙腿向上伸展式（圖276到圖279）；船式（圖78）；半船式（圖79）；肩立式1（圖223）；犁式（圖244）；夾耳式（圖246）；單腿向上肩立式（圖

250）；脊椎扭轉式（圖274和圖275）；勝利調息法（第203式）做內停息；攤屍式（圖592）。

● 第13週

重複並加強這些體位法。在這段時間內掌握這些體位法有困難的練習者，可以繼續練習這些體位法幾週。

● 第14週和第15週

頭倒立式1（圖184）；三角伸展式、旋轉三角式（圖4和圖5、圖6和圖7）；側三角伸展式、扭轉側三角式（圖8和圖9、圖10和圖11）；英雄式1、式2、式3（圖14、圖15、圖17）；半月式（圖19）；深度側邊延展式（圖26）；雙腿開展前彎式1、式2（圖33和圖34、圖35和圖36）；手拉腳拇趾站立前彎式（圖44）；腳壓手掌站立前彎式（圖46）；站姿直腿前彎式（圖48）；門閂式（圖39）；蝗蟲式或蝗蟲式變化（圖60或圖62）；弓式（圖63）；眼鏡蛇式1（圖73）；雙腿向上伸展式（圖276到圖279）；船式（圖78）；半船式（圖79）；肩立式1（圖223）；犁式（圖244）；夾耳式（圖246）；雙腿開展犁式（圖247）；側犁式（圖249）；單腿向上肩立式（圖250）；脊椎扭轉式（圖274和圖275）；大身印（圖125）；坐姿單腳前彎式（圖127）；杖式（圖77）；西方伸展式（圖160）；勝利調息法（第

203 式）配合內停息練習；攤屍式（圖 592）。

● 第 16 週和第 17 週（遵從體位法循序漸進的變化）

頭倒立式 1（圖 184）；三角伸展式、扭轉三角式（圖 4 和圖 5、圖 6 和圖 7）；側三角伸展式、扭轉側三角式（圖 8 和圖 9、圖 10 和圖 11）；英雄式 1、式 2、式 3（圖 14、圖 15、圖 17）；半月式（圖 19）；深度側邊延展式（圖 26）；雙腿開展前彎式 1、式 2（圖 33 和圖 34、圖 35 和圖 36）；手拉腳拇趾站立前彎式（圖 44）；腳壓手掌站立前彎式（圖 46）；站姿直腿前彎式（圖 48）；單腿後抬前彎式（圖 49）；椅子式（圖 42）；門閂式（圖 39）；駱駝式（圖 41）；蝗蟲式或蝗蟲式變化（圖 60 或圖 62）；弓式（圖 63）；平板式（圖 67）；眼鏡蛇式 1（圖 73）；上犬式（圖 74）；下犬式（圖 75）；勇士式（圖 86）；肩立式 1（圖 223）；犁式（圖 244）；夾耳式（圖 246）；雙腿開展犁式（圖 247）；側犁式（圖 249）；單腿向上肩立式（圖 250）；側單腿肩立式（圖 251）；脊椎扭轉式（圖 274 和圖 275）；雙腿向上伸展式（圖 276 到圖 279）；船式（圖 78）；半船式（圖 79）；大身印（圖 125）；坐姿單腳前彎式（圖 127）；西方伸展式（圖 160）；東方伸展式（圖 171）；攤屍式（圖 592）；聖人式（圖 84）。以聖人式練習勝利調息法（第 203 式），不要練內停息。

● 第 18 週

重複上述體位法。

如果你發現所有這些站立的體位法很容易，那麼你可以隔一天做一次，或一週做兩次。

● 第 19 週到第 21 週

頭倒立式 1（圖 184）；扭轉頭倒立式（圖 202 和圖 203）；單腿向上頭倒立式（圖 208 和圖 209）；肩立式 1（圖 223）；肩立式 2（圖 235）；無支撐肩立式 1（圖 236）；無支撐肩立式 2（圖 237）；犁式（圖 244）；夾耳式（圖 246）；雙腿開展犁式（圖 247）；側犁式（圖 249）；單腿向上肩立式（圖 250）；側單腿肩立式（圖 251）；雙腿向上伸展式（圖 276 到圖 279）；脊椎扭轉式（圖 275）；輪式（圖 280 到圖 283）；船式（圖 78）；半船式（圖 79）；椅子式（圖 42）；駱駝式（圖 41）；勇士式（圖 89）；蝗蟲式（圖 60）；弓式（圖 63）；平板式（圖 67）；眼鏡蛇式 1（圖 73）；上犬式（圖 74）；下犬式（圖 75）；大身印（圖 125）；坐姿單腳前彎式（圖 127）；單腿跪姿背部伸展前彎式（圖 139）；坐姿單盤前彎式（圖 135）；聖哲摩利奇式 1、式 2（圖 144、圖 146 和圖 147）；手拉腳拇趾雙腿向上伸展式（圖 167）；臉向上西方伸展式 1（圖 168）；西方伸展式（圖 160）；東方伸展式（圖 171）；聖哲巴拉瓦伽式 1、式 2（圖 297 和圖

298、圖 299 和圖 300）；花環式 2（圖 322）；束角式（圖 102）；攤屍式（圖 592）；以聖人式（圖84）練習勝利調息法（第 203 式），不要練停息。

● 第 22 週到 25 週

按照第 19 週體位法練習的順序，一直到輪式（圖 280 到圖 283）。然後，再練習蝗蟲式（圖60）；弓式（圖 63）；平板式（圖 67）；眼鏡蛇式 1（圖 73）；上犬式（圖 74）；下犬式（圖75）；坐姿單腳前彎式（圖 127）；坐姿單盤前彎式（圖 135）；單腿跪姿背部伸展前彎式（圖139）；聖哲摩利奇式 1、式 2（圖 144、圖 146 和圖 147）；西方伸展式（圖 160）；手拉腳拇趾雙腿向上伸展式（圖 167）；臉向上西方伸展式 1（圖168）；搖擺式（圖 83）；牛面式（圖 80）；獅子式 1（圖 109）；蓮花座（圖 104）；山岳式（圖107）；天秤式（圖 108）；勇士式（圖 89）；勇士臥式（圖 96）；躺椅式（圖 97）；駱駝式（圖 41）；椅子式（圖 42）；站姿直腿前彎式（圖 48）；聖哲巴拉瓦伽式 1、式 2（圖 297 和圖298、圖 299 和圖 300）；聖哲摩利奇式 3（圖 303和圖 304）；半魚王式 1（圖 311 和圖 312）；花環式 2（圖 322）；束角式（圖 102）；攤屍式（圖592）；以聖人式（圖 84）練習勝利調息法（第203 式），不要練停息。

● 第 26 週到 30 週

頭倒立式 1（圖 184）；扭轉頭倒立式（圖202 和圖 203）；單腿向上頭倒立式（圖 208 和圖209）；倒立胎兒式（圖 218）；肩立式 1、式 2（圖223 和圖 235）；無支撐肩立式 1、式 2（圖 236、圖 237）；犁式（圖 244）；夾耳式（圖 246）；雙腿開展犁式（圖 247）；側犁式（圖 249）；單腿向上肩立式（圖 250）；側單腿肩立式（圖251）；肩立蓮花座（圖 261）；肩立胎兒式（圖269）；脊椎扭轉式（圖 275）；船式（圖 78）；半船式（圖 79）；坐姿單腳前彎式（圖 127）；坐姿單盤前彎式（圖 135）；單腿跪姿背部伸展前彎式（圖 139）；聖哲摩利奇式 1（圖 144）；西方伸展式（圖 160）；臉向上西方伸展式 1（圖168）；牛面式（圖 80）；搖擺式（圖 83）；獅子式 1（圖 109）；蓮花座（圖 104）；山岳式（圖107）；天秤式（圖 108）；魚式（圖 113）；勇士式（圖 89）；勇士臥式（圖 96）；躺椅式（圖97）；聖哲摩利奇式 3（圖 303 和圖 304）；半魚王式 1（圖 311 和圖 312）；束角式（圖 102）；下犬式（圖 75）；上犬式（圖 74）；平板式（圖67）；蝗蟲式（圖 60）；弓式（圖 63）；駱駝式（圖 41）；椅子式（圖 42）；站姿直腿前彎式（圖48）；老鷹式（圖 56）；攤屍式（圖 592）；以聖人式（圖 84）、勇士式（圖 89）或蓮花座（圖104）練習勝利調息法（第 203 式），配合內停息。

在做站姿體位法時，可以刪去頭倒立和肩倒立系列的體位法，改做其他的體位法。如果你還沒有熟練蓮花座，那麼就繼續練習這些體位法幾個星期。如果練習者可以自然地完成蓮花座時，那就可以多增加一些蓮花座的練習。

對〔課程一〕的體位法感到滿意的練習者，我會在下面訂出一個三天的體位法課程。無論何時練習，這些體位法都會對身體有益，並帶來心靈的和諧與安寧。

● 每週第 1 天

練習頭倒立式 1（圖 184）10 分鐘；肩立式 1（圖 223）10 分鐘；犁式（圖 244）5 分鐘；脊椎扭轉式（圖 275）兩側各半分鐘；船式（圖 78）1 分鐘；半船式（圖 79）20 ～ 30 秒；西方伸展式（圖 160）3 ～ 5 分鐘；聖哲摩利奇式 3（圖 303 和圖 304）兩側各 30 秒；半魚王式 1（圖 311 和圖 312）兩側各 30 秒。如果覺得做聖哲摩利奇式 3 和半魚王式 1 有困難，那麼就練習聖哲巴拉瓦伽式 1、式 2（圖 297 和圖 298、圖 299 和圖 300）。山岳式（圖 107）1 分鐘；魚式（圖 113）20 ～ 30 秒；蝗蟲式（圖 60）20 ～ 30 秒；弓式（圖 63）30 秒；上犬式（圖 74）20 ～ 30 秒；下犬式（圖 75）1 分鐘；站姿直腿前彎式（圖 48）1 ～ 2 分鐘；攤屍式（圖 592）5 分鐘，然後以蓮花座（圖 104）、勇士式（圖

89）或聖人式（圖 84）練習經絡清潔調息法 10 分鐘，配合內停息，以及 6 個臍鎖（第 201 式），然後再回攤屍式（圖 592）結束。

● 每週第 2 天

練習頭倒立式 1（圖 184）10 分鐘；扭轉頭倒立式（圖 202 和圖 203）兩側各 20 秒；單腿向上頭倒立式（圖 208 和圖 209）10 ～ 15 秒；倒立蓮花座（圖 211）20 秒；倒立胎兒式（圖 218）30 秒（上述體位法要一次完成）。肩立式 1（圖 223）8 ～ 10 分鐘；肩立式 2（圖 235）30 秒；無支撐肩立式 1、式 2（圖 236、圖 237）各 30 秒；犁式（圖 244）5 分鐘；夾耳式（圖 246）30 秒；雙腿開展犁式（圖 247）20 秒；側犁式（圖 249）兩側各 20 秒；單腿向上肩立式（圖 250）兩側各 15 秒；側單腿肩立式（圖 251）兩側各 15 秒；肩立蓮花座（圖 261）20 秒；肩立胎兒式（圖 269）20 秒（上述體位法一次完成）。脊椎扭轉式（圖 275）兩側各 15 秒；雙腿向上伸展式（圖 276 到圖 279）兩個位置各 15 秒；大身印（圖 125）兩側各 20 ～ 30 秒；坐姿單腳前彎式（圖 127）、坐姿單盤前彎式（圖 135）、單腿跪姿背部伸展前彎式（圖 139）、聖哲摩利奇式 1、式 2（圖 144、圖 146 和圖 147）這些體位法都是兩側各 20 秒；西方伸展式（圖 160）3 分鐘；臉向上西方伸展式 1（圖 168）1 分鐘；聖哲摩利奇式 3（圖 303 和圖 304）

兩側各半分鐘；半魚王式1（圖311和圖312）兩側各半分鐘；束角式（圖102）1分鐘；站姿直腿前彎式（圖48）2分鐘；攤屍式（圖592）5分鐘。以任何你感到舒適的體位法練習勝利調息法（第203式）或經絡清潔調息法（第205式）8分鐘，然後以攤屍式（圖592）結束。

● 每週第3天

練習頭倒立式1（圖184）10分鐘；三角伸展式（圖4和圖5）兩側各半分鐘；扭轉三角式（圖6和圖7）兩側各半分鐘；側三角伸展式、扭轉側三角式（圖8和圖9、圖10和圖11）兩側各20秒；英雄式1、式2、式3（圖14、圖15、圖17）兩側各15秒；半月式（圖19）兩側各20秒；深度側邊延展式（圖26）兩側各30秒；雙腿開展前彎式1（圖33和圖34）、手拉腳拇趾站立前彎式（圖44）30秒；腳壓手掌站立前彎式（圖46）30秒；站姿直腿前彎式（圖48）1分鐘；單腿後抬前彎式（圖49）兩側各15秒；老鷹式（圖56）兩側各10秒；椅子式（圖42）15秒；門閂式（圖39）兩側各15秒；駱駝式（圖41）20秒；眼鏡蛇式1（圖73）20～30秒；勇士式（圖89）、勇士臥式（圖96）、躺椅式（圖97）每個體位法各30～40秒；蓮花座（圖104）、山岳式（圖107）、天秤式（圖108）、魚式（圖113）每個體位法各30秒；牛面式（圖80）兩側各15秒；搖擺式（圖83）15秒；

獅子式1（圖109）20秒；西方伸展式（圖160）3～5分鐘；練習勝利調息法（第203式）或經絡清潔調息法（第205式）10分鐘，不要練停息；攤屍式（圖592）5分鐘。

練習者可以在一星期的後面幾天，按照同樣的順序重複這些體位法，在星期天休息或者只練習頭倒立式1（圖184）10分鐘；肩立式1（圖223）10分鐘；犁式（圖244）5分鐘；西方伸展式（圖160）5分鐘；然後練習經絡清潔調息法（第205式）15分鐘，配合內停息。最後練習攤屍式（圖592）5分鐘。

假如練習者發現體位法的數量或完成體位法所花費的時間增加了，那麼可以根據自己的能力以及可支配的時間來進行調整。注意，在調息法之後要以攤屍式（圖592）結束。

只有當你已經掌握了自然而不費力的深長吸氣和呼氣後，再配合吸氣後停息（內停息）。不要將體位法和調息法放在一起練習，否則你會感到疲憊不堪。

如果你在早晨練習呼吸調息，那麼就可以在晚上練習體位法，或在完成體位法練習半小時後才進行呼吸調息練習。

不要在調息法結束後馬上進行體位法練習。但是假如練習者完成體位法練習後感到精力充沛，則可以繼續練習調息法。

對於那些希望做拜日式來伸展雙臂和胸部的練習者，可以首先按照下面的次序練習這些體位法 6 回，然後根據自己的能力逐步增加次數。

體位法	呼吸法
1. 山式（圖 1）	吸氣
2. 站姿直腿前彎式 （圖 47 和圖 48），跳到	吐氣，吸氣（圖 47）
3. 平板式（圖 66 和圖 67）	吐氣
4. 上犬式（圖 74），回到	吸氣
5. 平板式（圖 67）	吐氣，吸氣
6. 下犬式（圖 75），跳到	吐氣
7. 站姿直腿前彎式 （圖 47 和圖 48），回到	吸氣
8. 山式（圖 1）	吐氣

● 〔課程一〕重要的體位法

三角伸展式（圖 4 和圖 5）；扭轉三角式（圖 6 和圖 7）；側三角伸展式（圖 8 和圖 9）；扭轉側三角式（圖 10 和圖 11）；英雄式 1、式 3（圖 14、圖 17）；半月式（圖 19）；深度側邊延展式（圖 26）；雙腿開展前彎式 1（圖 33 和圖 34）；駱駝式（圖 41）；站姿直腿前彎式（圖 48）；蝗蟲式（圖 60）；弓式（圖 63）；下犬式（圖 75）；船式（圖 78）；半船式（圖 79）；聖人式（圖 84）；勇士式（圖 89）；束角式（圖 102）；蓮花座（圖 104）：魚式（圖 113）：坐姿單腳前彎式（圖 127）；西方伸展式（圖 160）；頭倒立式 1（圖 184）；肩立式 1（圖 223）；犁式（圖 244）：聖哲摩利奇式 3（圖 303 和圖 304）：半魚王式 1（圖 311 和圖 312）；攤屍式（圖 592）。

如果能熟練上述的體位法，即使〔課程一〕中的其他體位法沒有進行規律的練習，也可以自然而然地掌握。

〔課程二〕

● 第 31 週到 35 週

頭倒立式 1（圖 184）；頭倒立杖式（圖 188）；扭轉頭倒立式（圖 202 和圖 203）；雙腿開展頭倒立式（圖 206 和圖 207）；單腿向上頭倒立式（圖 208 和圖 209）；側單腿頭倒立式（圖 210）；倒立蓮花座（圖 211）；側倒立蓮花座（圖 215 和圖 216）；倒立胎兒式（圖 218）；肩立式 1、式 2（圖 223、圖 235）；無支撐肩立式 1、式 2（圖 236、圖 237）；犁式（圖 244）；夾耳式（圖 246）；雙腿開展犁式（圖 247）；側犁式（圖 249）；單腿向上肩立式（圖 250）；側單腿肩立式（圖 251）；肩立蓮花座（圖 261）；肩立胎兒式（圖 269）；側胎兒肩立式（圖 270 和圖 271）；肩立橋式（圖 259）；單腿肩立橋式（圖 260）；脊椎扭轉式（圖 275）；臥姿手抓腳趾伸展式（圖 285 到圖 287）；輪式（圖 280 到圖

283）；船式（圖78）；半船式（圖79）；駱駝式（圖41）；勇士式（圖89）；勇士臥式（圖96）；躺椅式（圖97）；坐姿單腳前彎式（圖127）；坐姿單盤前彎式（圖135）；單腿跪姿背部伸展前彎式（圖139）；鷺式（圖141和圖142）；聖哲摩利奇式1（圖144）；西方伸展式（圖160）；鎖蓮式（圖118）；瑜伽身印（圖120）；山岳式（圖107）；公雞式（圖115）；子宮胎兒式（圖116）（所有的蓮花座系列體位法都可以一次完成）。坐姿分腿前彎式（圖151）；射箭式（圖173和圖175）；束角式（圖102）；聖哲摩利奇式3（圖303和圖304）；半魚王式1（圖311和圖312）；蝗蟲式（圖60）；弓式（圖63）；側弓式（圖64和圖65）；站姿直腿前彎式（圖48）；攤屍式（圖592）5分鐘。經絡清潔調息法（第205式）10分鐘，不要練內停息，然後練習勝利調息法（第203式），最後以攤屍式（圖592）結束。

● 第36週到40週
按照上述體位法的次序，完成頭倒立及其系列動作，並做肩立式及其系列動作，再到臥姿手抓腳趾伸展式（圖285到圖287）；三角伸展式、扭轉三角（圖4和圖5、圖6和圖7）；側三角伸展式、扭轉側三角式（圖8和圖9、圖10和圖11）；英雄式1、式3（圖14、圖17）；半月式

（圖19）；深度側邊延展式（圖26）；手拉腳拇趾站立前彎式（圖44）；腳壓手掌站立前彎式（圖46）；站姿直腿前彎式（圖48）；手拉單腳拇趾伸展式（圖23）；單盤站姿前彎式（圖52）；馬面式（圖58）；坐姿單腳前彎式（圖127）；坐姿扭轉單腳前彎式（圖132）；坐姿單盤前彎式（圖135）；鷺式（圖141和圖142）；聖哲摩利奇式1（圖144）；西方伸展式（圖160）；臉向上西方伸展式1（圖168）；臉向上西方伸展式2（圖170）；鎖蓮式（圖118）；瑜伽身印（圖120）；公雞式（圖115）；子宮胎兒式（圖116）；獅子式2（圖110）；魚式（圖113）；束角式（圖102）；坐姿分腿前彎式（圖151）；射箭式（圖173和圖175）；聖哲摩利奇式3（圖303和圖304）：半魚王式1（圖311和圖312）；臥姿雙腿延展式（圖292）；蝗蟲式（圖60）；弓式（圖63）；側弓式（圖64和圖65）；上弓式1（圖482）；攤屍式（圖592）5分鐘。經絡清潔調息法（第205式）5分鐘，然後練習太陽貫穿調息法（第204式）5分鐘並配合內停息；臍鎖（第201式）8次。

● 第40週到44週
加強那些在〔課程一〕沒練習過的體位法。

● 第45週到50週
頭倒立式1（圖184）；頭倒立式2（圖

192）；頭倒立式 3（圖 194 和圖 195）；束手頭倒立式（圖 198）；無支撐頭倒立式（圖 200 和圖 201）；扭轉頭倒立式（圖 202 和圖 203）；雙腿開展頭倒立式（圖 206 和圖 207）；單腿向上頭倒立式（圖 208 和圖 209）；側單腿頭倒立式（圖 210）；倒立蓮花座（圖 211）；側蓮花倒立式（圖 215 和圖 216）；倒立胎兒式（圖 218）；肩立式 1、式 2（圖 223、圖 235）；無支撐肩立式 1、式 2（圖 236、圖 237）；犁式（圖 244）；夾耳式（圖 246）；雙腿開展犁式（圖 247）；側犁式（圖 249）；單腿向上肩立式（圖 250）；側單腿肩立式（圖 251）；扭轉肩立式（圖 254）；肩立橋式（圖 259）；單腿肩立橋式（圖 260）；肩立蓮花座（圖 261）；側蓮花肩立式（圖 264 和圖 265）；肩立胎兒式（圖 269）；側胎兒肩立式（圖 270 和圖 271）；臥姿手抓腳趾伸展式（圖 285 到圖 287）；阿南塔式（圖 290）；西方伸展式（圖 160）；扭轉西方伸展式（圖 165）；坐姿單腳前彎式（圖 127）；坐姿扭轉單腳前彎式（圖 132）；鷺式（圖 141 和圖 142）；射箭式（圖 173 和圖 175）；鎖蓮式（圖 118）；瑜伽身印（圖 120）；公雞式（圖 115）；子宮胎兒式（圖 116）；牧牛式（圖 117）；獅子式 2（圖 110）；魚式（圖 113）；勇士臥式（圖 96）；青蛙式（圖 100）；束角式（圖 102）；半魚王式 1（圖 311 和圖 312）；聖哲摩利奇式 3（圖 303 和圖 304）；

聖哲摩利奇式 4（圖 305）；花環式 1（圖 321）；臥姿雙腿延展式（圖 292）；上弓式 1（圖 482）做 6 次；最後以攤屍式（圖 592）結束。

除了頭倒立式 1（圖 184）以外，所有的頭倒立系列體位法都應該一次完成，並在兩側各停留 10～15 秒，而頭倒立式 1 則要停留 5 分鐘。在肩立式 1（圖 234）和犁式（圖 244）上也應各停留 5 分鐘，其他體位法則兩側各停留 15 秒。西方伸展式（圖 160）保持 3～5 分鐘，其他體位法保持 15 秒～20 秒。練習經絡清潔調息法（第 205 式）10 分鐘，並配合內停息。然後練習風箱式調息法（第 206 式）3 分鐘，臍鎖（圖 593 和圖 594）8 次。

● **第 51 週到 54 週**
練習〔課程一〕中重要體位法，能使〔課程二〕的體位法做得更好。有些練習者掌握得很快，但有些練習者則需要更長的時間才能熟練。因此，可以根據自身情況進行調整。

● **第 55 週到 60 週**
練習頭倒立系列體位法（圖 184 到圖 218）；肩倒立系列體位法（圖 234 到圖 271，但圖 267 除外）；脊椎扭轉式（圖 275）；臥姿手抓腳趾伸展式（圖 285 到圖 287）；阿南塔式（圖 290）；雙腿向上伸展式（圖 276 到圖 279）；扭轉西

方伸展式（圖165）；臉向上西方伸展式1（圖168）；射箭式（圖173和圖175）；臂壓力式（圖348）；烏龜式（圖363和圖364）；睡龜式（圖368）；單腿繞頭式（圖371）；蓮花座系列體位法（圖104到圖120）；雷電臥式（圖124）；青蛙式（圖100）；束角式（圖102）；聖哲摩利奇式3（圖303和圖304）；半魚王式1（圖311和圖312）；花環式1（圖321）；套索式（圖328和圖329）；臥姿雙腿延展式（圖292）；橋式（圖296）；按照第2章體位法中的進階技巧練習上弓式2（圖486）12次；站姿直腿前彎式（圖48）；攤屍式（圖592）。按照前面的方法練習調息法，然後以聖人式（圖84）、勇士式（圖89）、束角式（圖103）或蓮花座（圖104）開始冥想練習。

● 第61週到65週

練習頭倒立系列體位法（圖184到圖218）。假如已經掌握了頭倒立式2、式3（圖192、194和195）、束手頭倒立式（圖198）以及無支撐頭倒立式（圖200和201）後，那麼就可以在每天練習中不做這些體位法，但是隔一段時間應該練習一次，這樣就不會喪失平衡感。練習肩倒立系列體位法（圖234到圖271，但圖267除外）；脊椎扭轉式（圖275）；臥姿手抓腳趾伸展式（圖285到圖287）；阿南塔式（圖290）；西方伸展式（圖160）；扭轉西方伸展式（圖165）；射箭式（圖

173和圖175）；烏龜式（圖363和圖364）；睡龜式（圖368）；單腿繞頭式（圖371）；戰神式（圖372）；臂壓力式（圖348）；聖哲阿斯塔瓦卡式（圖342和圖343）；單臂支撐式（圖344）；雙臂支撐式（圖345）；手倒立式（圖359靠著牆）；蓮花座系列體位法（圖104到圖124）；聖哲摩利奇式3（圖303和圖304）；半魚王式1（圖311和圖312）；套索式（圖328和圖329）；臥姿雙腿延展式（圖292）；橋式（圖296）；按照55週所述的那樣練習上弓式12～15次；站姿直腿前彎式（圖48）；攤屍式（圖592）。按照前面的方法練習調息法，增加吸氣、內停息、呼氣的時間，同時也如上面所述以冥想結束。

● 第66週到70週

練習頭倒立系列體位法（圖184到圖218，但圖192、圖194、圖195、圖198、圖200、圖201除外）；手倒立式（圖359）；孔雀式（圖354）；蓮花孔雀式（圖355）；鱷魚式（圖68到圖71）；肩倒立系列體位法（圖234到圖271，但圖267除外）；脊椎扭轉式（圖275）；臥姿手抓腳趾伸展式（圖285到圖287）；阿南塔式（圖290）；臥姿雙腿延展式（圖292）；橋式（圖296）；上弓式2（圖486）；手倒立式（圖359）12次，然後起身回到山式（圖1）；聖哲摩利奇式3（圖303和圖304）；半魚王式1（圖

311 和圖 312）；套索式（圖 328 和圖 329）；臂壓力式（圖 348）；聖哲阿斯塔瓦卡式（圖 342 和圖 343）；鶴式（圖 406）；西方伸展式（圖 160）；扭轉西方伸展式（圖 165）；坐姿分腿前彎式（圖 151）；射箭式（圖 173 和圖 175）；蓮花座系列體位法（圖 104 到圖 124）；烏龜式（圖 363 和圖 364）；睡龜式（圖 368）；單腿繞頭式（圖 371）；戰神式（圖 372）；束角式（圖 102）；青蛙式（圖 100）；勇士臥式（圖 96）；攤屍式（圖 592）。

● 第 71 週到 73 週

按照 66 週的方式進行練習，不過在練習上弓式 2（圖 486）時，加上單腿上弓式（圖 501 和圖 502），然後繼續練習聖哲摩利奇式 3（圖 303 和圖 304）和其他體位法。按照前面的方法練習調息法，在臍鎖後加上 6～8 次吊胃旋轉（第 202 式），然後以冥想結束。

● 第 74 週到 78 週

重複練習〔課程一〕和〔課程二〕的體位法。

● 〔課程二〕重要體位法

手拉單腳拇趾伸展式（圖 23）；馬面式（圖 58）；鱷魚式（圖 68 到圖 71）；青蛙式（圖 100）；獅子式 2（圖 110）；子宮胎兒式

（圖 116）；瑜伽身印（圖 120）；雷電臥式（圖 124）；坐姿扭轉單腳前彎式（圖 132）；鷺式（圖 141 和圖 142）；坐姿分腿前彎式（圖 151）；扭轉西方伸展式（圖 165）；射箭式（圖 173 和圖 175）；頭倒立杖式（圖 188）；頭倒立和肩倒立系列體位法：臥姿手抓腳趾伸展式（圖 285 到圖 287）；阿南塔式（圖 290）；橋式（圖 296）；套索式（圖 328 和圖 329）；聖哲阿斯塔瓦卡式（圖 342 和圖 343）；臂壓力式（圖 348）；孔雀式（圖 354）；手倒立式（圖 359）；烏龜式（圖 363 和圖 364）；睡龜式（圖 368）；單腿繞頭式（圖 371）；戰神式（圖 372）；鶴式（圖 406）；上弓式 2（圖 486）。

喜歡練習〔課程一〕〔課程二〕體位法的人，我現在提供一個一週的練習方法。

● 每週第 1 天

練習頭倒立系列體位法（圖 184 到圖 218，但圖 192、圖 194、圖 195、圖 198、圖 200、圖 201 除外）；練習肩倒立系列體位法（圖 234 到圖 271，但圖 267 除外）；臥姿手抓腳趾伸展式（圖 285 到圖 287）；阿南塔式（圖 290）；西方伸展式（圖 160）；三角伸展式、扭轉三角式（圖 4 和圖 5、圖 6 和圖 7）；側三角伸展式、扭轉側三角式（圖 8 和圖 9、圖 10 和圖 11）；英雄式 1、式 2、式 3（圖 14、圖 15、圖 17）；半月式（圖 19）；

手拉單腳拇趾伸展式（圖 23）；深度側邊延展式（圖 26）；雙腿開展前彎式 1、式 2（圖 33 和圖 34、圖 35 和圖 36）；單盤站姿前彎式（圖 52）；手拉腳拇趾站立前彎式（圖 44）；腳壓手掌站立前彎式（圖 46）；站姿直腿前彎式（圖 48）；聖哲摩利奇式 2、式 3、式 4（圖 146 到圖 147、圖 303 和圖 304、圖 305）；半魚王式 1（圖 311 和圖 312）；花環式 1、式 2（圖 321、圖 322）；套索式（圖 328 和 329）；上弓式 2（圖 486）12 次；攤屍式（圖 592）。練習經絡清潔調息法（第 205 式）15 分鐘，冥想 5 分鐘。

● **每週第 2 天**
　　練習頭倒立系列體位法（圖 184 到圖 218）；手倒立式（圖 359）；孔雀式（圖 354）；蓮花孔雀式（圖 355）；鱷魚式（圖 68 到圖 71）；蝗蟲式或蝗蟲式變化（圖 60 或圖 62）；弓式（圖 63）；側弓式（圖 64 和圖 65）；平板式（圖 67）；眼鏡蛇式 1（圖 73）；上犬式（圖 74）；下犬式（圖 75）；肩倒立系列體位法（圖 234 到圖 271，但圖 267 除外）；脊椎扭轉式（圖 275）；臥姿手抓腳趾伸展式（圖 285 到圖 287）；雙腿向上伸展式（圖 276 到圖 279）；輪式（圖 280 到圖 283）；船式（圖 78）；半船式（圖 79）；椅子式（圖 42）；駱駝式（圖 41）；門閂式（圖 39）；老鷹式（圖 56）；馬面式（圖

58）；聖哲摩利奇式 3（圖 303 和圖 304）；半魚王式 1（圖 311 和圖 312）；套索式（圖 328 和圖 329）；西方伸展式（圖 160）；烏龜式和睡龜式（圖 363 和圖 364、圖 368）；單腿繞頭式和戰神式（圖 371、圖 372）；上弓式 2（圖 486）15 次；攤屍式（圖 592）；練習臍鎖（第 201 式）與吊胃旋轉（第 202 式）各 8 次。練習勝利調息法（第 203 式）10 分鐘，配合內停息，然後冥想 5 分鐘。

● **每週第 3 天**
　　練習頭倒立式 1（圖 184）10 分鐘；肩立式 1（圖 234）10 分鐘；犁式（圖 244）5 分鐘；臥姿手抓腳趾伸展式（圖 285 到圖 287）；雙腿向上伸展式（圖 276 到圖 279）；船式（圖 78）；半船式（圖 79）；坐姿單腳前彎式（圖 127）；坐姿扭轉單腳前彎式（圖 132）；坐姿單盤前彎式（圖 135）；單腿跪姿背部伸展前彎式（圖 139）；鷺式（圖 141 和圖 142）；聖哲摩利奇式 1（圖 144）；西方伸展式（圖 160）；臉向上西方伸展式 1、式 2（圖 168、圖 170）；扭轉西方伸展式（圖 165）；射箭式（圖 173 和圖 175）；烏龜式和睡龜式（圖 363 和圖 364、圖 368）；單腿繞頭式和戰神式（圖 371、圖 372）；上弓式 2（圖 486）15 次和單腿上弓式（圖 501 和圖 502）；站姿直腿前彎式（圖 48）；攤屍式（圖 592）。練習太陽貫穿調息法（第 204 式）10 分鐘；勝利調息法（第 203 式）5 分鐘；

風箱式調息法（第 206 式）3 分鐘，最後冥想 5 分鐘結束。

● 每週第 4 天

練習頭倒立系列體位法（圖 184 到圖 218，但圖 192、圖 194、圖 195、圖 198、圖 200、圖 201 除外）；練習肩倒立系列體位法（圖 234 到 271，但圖 267 除外）；脊椎扭轉式（圖 275）；臥姿手抓腳趾伸展式（圖 285 到圖 287）；西方伸展式（圖 160）5 分鐘；蓮花座系列體位法（圖 104 到圖 124）；勇士式（圖 89）；勇士臥式（圖 96）；躺椅式（圖 97）；坐姿分腿前彎式（圖 151）；束角式（圖 102）；烏龜式（圖 363 和圖 364）每個各 1 分鐘；睡龜式（圖 368）3 分鐘；單腿繞頭式（圖 371）兩側各 1 分鐘；戰神式（圖 372）兩側各 30 秒；聖哲摩利奇式 3（圖 303 和圖 304）；半魚王式 1（圖 311 和圖 312）；套索式（圖 328 和圖 329）；臥姿雙腿延展式（圖 292）；橋式（圖 296）；上弓式 2（圖 486）12 次，每次停留 20 秒；攤屍式（圖 592）。練習經絡清潔調息法（第 205 式）15 分鐘，配合內停息。以上述任一種體位法做冥想。

● 每週第 5 天

練習頭倒立系列體位法（圖 184 到圖 218）；練習肩倒立系列體位法（圖 234 到 271，但圖 267 除外）；臥姿手抓腳趾伸展式（圖 285 到圖 287）；西方伸展式（圖 160）；扭轉西方伸展式（圖 165）；烏龜式（圖 363 和圖 364）；睡龜式（圖 368）；臂壓力式（圖 348）；聖哲阿斯塔瓦卡式（圖 342 和圖 343）；孔雀式和蓮花孔雀式（圖 354、圖 355）；上犬式（圖 74）；鶴式（圖 406）；搖擺式（圖 83）；手倒立式（圖 359）；下犬式（圖 75）；平板式（圖 67）；鱷魚式（圖 68 到圖 71）；上弓式 2（圖 486）15 ～ 20 次；攤屍式（圖 592）。調息法與冥想和第 3 天的練習一樣。

● 每週第 6 天

練習頭倒立式 1（圖 184）15 分鐘；頭倒立杖式（圖 188）1 分鐘；肩立式 1（圖 234）10 分鐘；犁式（圖 244）5 分鐘；西方伸展式（圖 160）5 分鐘；臉向上西方伸展式 1（圖 168）1 分鐘；船式（圖 78）1 分鐘；半船式（圖 79）30 秒；勇士臥式（圖 96）3 ～ 5 分鐘；鷺式（圖 141 和圖 142）兩側各 20 秒；烏龜式和睡龜式（圖 363 和圖 364、368）各 1 分鐘；半魚王式 1（圖 311 和圖 312）兩側各 30 秒；套索式（圖 328 和圖 329）兩側各 1 分鐘；手倒立式（圖 359）1 分鐘；孔雀式（圖 354）1 分鐘；上弓式 2（圖 486）6 次，每次停留 20 ～ 30 秒；攤屍式（圖 592）10 ～ 15 分鐘。

（凡是沒有列出體位法時間的，都應該依自己的能力和情況去做）

● **每週第 7 天**

你可以休息一下，或者練習所有的調息法。臍鎖（第 201 式）和吊胃旋轉（第 202 式）各做 8 次。

〔課程三〕

這個課程主要是為希望瑜伽修行更深入與完全投入到瑜伽修行中的人所準備的。

● **第 79 週到 84 週**

練習頭倒立系列體位法（圖 184 到圖 218，但圖 192、圖 194、圖 195、圖 198、圖 200、圖 201 除外）；練習肩倒立系列體位法（圖 234 到圖 271，但圖 267 除外）；西方伸展式（圖 160）；烏龜式和睡龜式（圖 363 和圖 364、圖 368）；單腿繞頭式（圖 371）；戰神式（圖 372）；濕婆恐怖相（圖 375）；瑜伽睡眠式（圖 391）；臂壓力式（圖 348）；鶴式（圖 406）；聖哲阿斯塔瓦卡式（圖 342 和圖 343）；手倒立式（圖 359）；孔雀開屏式（圖 357）；孔雀式（圖 354）；聖哲摩利奇 3（圖 303 和圖 304）；半魚王式 1（圖 311 和圖 312）；套索式（圖 328 和圖 329）；半魚王式 2（圖 330 和圖 331）；橋式（圖 296）；上弓式 2（圖 486）8 次；反向雙腿杖式（圖 516）；單腿上弓式（圖 501 和圖 502）；站姿直腿前彎式（圖 48）；攤屍式（圖 592）。經絡清潔調息法（第 205 式）10 分鐘，然後以聖人式（圖 84）、勇士式（圖 89）、蓮花座（圖 104）或束角式（圖 102）冥想 5 分鐘。

● **85 週到 90 週**

練習頭倒立系列體位法（圖 184 到圖 218）；練習肩倒立系列體位法（圖 234 到圖 271，但圖 267 除外）；脊椎扭轉式（圖 275）；雙腿向上伸展式（圖 276 到圖 270）；臥姿手抓腳趾伸展式（圖 285 到圖 287）；阿南塔式（圖 290）；坐姿單腳前彎式（圖 127）；坐姿扭轉單腳前彎式（圖 132）；坐姿單盤前彎式（圖 135）；單腿跪姿背部伸展前彎式（圖 139）；鷺式（圖 141 和圖 142）；聖哲摩利奇式 1（圖 144）；西方伸展式（圖 160）；扭轉西方伸展式（圖 165）；坐姿分腿前彎式（圖 151）；束角式（圖 102）；鎖蓮式（圖 118）；瑜伽身印（圖 120）；公雞式（圖 115）；子宮胎兒式（圖 116）；獅子式 2（圖 110）；牧牛式（圖 117）；魚式或雷電臥式（圖 113 或圖 124）；勇士式（圖 89）；勇士臥式（圖 96）；躺椅式（圖 97）；青蛙式（圖 100）；烏龜式和睡龜式（圖 363 和圖 364、圖 368）；瑜伽睡眠式（圖 391）；單腿繞頭式（圖 371）；濕婆恐怖相（圖 375）；戰神式（圖 372）；飲月光的鷗鴣式（圖 379 和圖 380）；臂壓力式（圖 348）；鶴式（圖 406）；孔雀開屏式（圖 357）；手倒立式（圖 359）；孔雀式（圖 354）；半魚王式 1、式 2（圖

311 和圖 312、圖 330 和圖 331）；花環式 1、式 2（圖 321、圖 322）；套索式（圖 328 和圖 329）；反向雙腿杖式（圖 516）；上弓式 2（圖 486）8 次，然後做攤屍式（圖 592）。按照第 79 週的方法練習調息法。

● 第 91 週到 94 週

練習〔課程一〕和〔課程二〕重要體位法，以及包括頭倒立系列體位法和肩倒立系列體位法在內的所有〔課程三〕的體位法。

● 第 95 週到 100 週

練習頭倒立系列體位法（圖 184 到圖 218）；練習肩倒立系列體位法（圖 234 到圖 271，但圖 267 除外）；臥姿手抓腳趾伸展式（圖 285 到圖 287）；西方伸展式（圖 160）；烏龜式和睡龜式（圖 363 和圖 364、圖 368）；瑜伽睡眠式（圖 391）；單腿繞頭式（圖 371）；濕婆恐怖相（圖 375）；戰神式（圖 372）；飲月光的鷓鴣式（圖 379 和圖 380）；孔雀開屏式（圖 357）；臥榻式（圖 358）；孔雀式（圖 354）；天鵝式（圖 356）；臂壓力式（圖 348）；鶴式（圖 406）；手倒立式（圖 359）；側平板式（圖 398）；聖哲毗斯瓦蜜多羅式（圖 403）；上弓式 2（圖 486）8 次，每次都把雙臂和雙腿向外伸直（圖 487）以緩解背部僵硬；反向雙腿杖式（圖 516）1 分鐘；鴿子式（圖

507）；半魚王式 1、式 2（圖 311 和圖 312、圖 330 和圖 331）；套索式（圖 328 和圖 329）；站姿直腿前彎式（圖 48）；攤屍式（圖 592）。按照前面的方法練習調息法。

● 第 101 週到 108 週

按照第 95 週的練習，從頭倒立式 1（圖 184）開始做反向雙腿杖式（圖 516），然後再回到頭倒立式 1。對很多練習者來說，這段時間對於完全掌握反向雙腿杖式可能還太短。一定要堅持不斷地這樣練習反向雙腿杖式，以縮短其他體位法的時間。

● 第 109 週到 125 週

按照第 95 週的課程練習，並加上前述反向雙腿杖式的練習方法，以及每天做 15 次翻轉輪式（圖 488 到圖 499）當做伸展練習。這是一個很難的體位法，需要堅持不斷地練習才能做得越來越好。如果你無法在這段時間掌握這個體位法，不要灰心，繼續堅持練習幾個星期。

● 第 126 週到 130 週

練習頭倒立系列體位法（圖 184 到圖 218）；向上公雞式（圖 419）；從頭倒立式 2（圖 192）做鶴式（圖 410）；手倒立式（圖 359）；孔雀開屏式（圖 357）；這四個體位法後，配合上弓式 2（圖 486）與翻轉輪式（圖 488 到圖 499）；臂壓

力式（圖 348）；聖哲阿斯塔瓦卡式（圖 342 和圖 343）；孔雀式（圖 354）；天鵝式（圖 356）；側平板式（圖 398）；聖哲迦葉波式（圖 399 和圖 400）；聖哲毗斯瓦蜜多羅式（圖 403）；肩倒立系列體位法（圖 234 到圖 271，但圖 267 除外）；臥姿手抓腳趾伸展式（圖 285 到圖 287）；西方伸展式（圖 160）；烏龜式（圖 363 和圖 364）；睡龜式（圖 368）；瑜伽睡眠式（圖 391）；單腿繞頭式（圖 371）；戰神式（圖 372）；濕婆恐怖相（圖 375）；濕婆毀滅相（圖 378）；飲月光的鷯鴣式（圖 379 和圖 380）；從頭倒立式 1（圖 184）和鴿子式（圖 507）到反向雙腿杖式（圖 516）；翻轉輪式（圖 488 到圖 499）6 次；半魚王式 1、式 2（圖 311 和 312、圖 330 和 331）；套索式（圖 328 和 329）；站姿直腿前彎式（圖 48）；攤屍式（圖 592）。按照前面的方法練習調息法和冥想。

● 第 131 週到 136 週

回到〔課程一〕和〔課程二〕，練習向上公雞式（圖 419）；瑜伽睡眠式（圖 391）；翻轉輪式（圖 488 到圖 499）15 次；反向雙腿杖式（圖 516）與鴿子式（圖 507）。

提醒：翻轉輪式（圖 488 到圖 499）是很費力的體位法，因此可能無法每天練習調息法。如果是這樣的話，你可以交替練習，一天練習調息法，另

一天練習頭倒立和肩倒立系列體位法。如果你感到身體僵硬，無法按照上述方式進行練習，那麼就根據你的實際情況來決定體位法和每週的進度。除非你這些後彎姿勢有進步，否則無法繼續練習其他體位法。年過 35 歲的練習者也許會發現，要練好**翻轉輪式**有些困難。我曾指導過許多不同年齡的人，有些人比其他人掌握得快一些。事實上，這些體位法沒有年齡限制。

● 第 137 週到 142 週

練習頭倒立系列體位法（圖 184 到圖 218）；向上公雞式（圖 419）；從頭倒立式 2（圖 192）開始做鶴式（圖 410）；側鶴式（圖 412）；聖哲格拉瓦式（圖 427 和圖 428）；手倒立式（圖 359）；孔雀開屏式（圖 357）；孔雀式（圖 354）；側平板式（圖 398）；聖哲迦葉波式（圖 399 到圖 400）；聖哲毗斯瓦蜜多羅式（圖 403）；肩倒立系列體位法（圖 234 到圖 271，但圖 267 除外）；臥姿手抓腳趾伸展式（圖 285 到圖 287）；西方伸展式（圖 160）；烏龜式和睡龜式（圖 363 和圖 364、368）；瑜伽睡眠式（圖 391）；單腿繞頭式（圖 371）；戰神式（圖 372）；濕婆恐怖相（圖 375）；濕婆毀滅相（圖 378）；聖哲杜爾瓦薩式（圖 383）；聖哲里奇卡式（圖 384）；從頭倒立式 1（圖 184）開始做反向雙腿杖式（圖 516），然後來回重複做 3 次：曼

茶羅式（圖 525 到圖 535）；鴿子式（圖 507）；翻轉輪式（圖 488 到圖 499）12 次；半魚王式 1、式 2（圖 311 和圖 312、圖 330 和圖 331）；套索式（圖 328 和圖 329）；站姿直腿前彎式（圖 48）；攤屍式（圖 592）。按照前面的方法練習調息法和冥想。

● 143 週到 145 週

重複第 137 週的課程直到聖哲里奇卡式（圖 384），然後增加梵天式 1、式 2（圖 386 和圖 387、圖 388），之後繼續練習反向雙腿杖式（圖 516）以及該課程後續的體位法。

如果你可以的話，就再加上第三章所述的各種不同的調息法。然後在清晨練習調息法；上午練習不同的體位法，晚上只練習頭倒立和肩倒立體位法。假如你沒有時間，那麼就在上午練習調息法，晚上練習體位法。

● 第 146 週到 155 週

練習頭倒立系列體位法（圖 184 到圖 218）；向上公雞式（圖 419）；鶴式（圖 410）；側鶴式（圖 412）；聖哲格拉瓦式（圖 427 和圖 428）；單腿格拉瓦式（圖 432 和圖 433）；手倒立式（圖 359）；孔雀開屏式（圖 357）；以翻轉輪式（圖 488 到圖 499）結束上述體位法；側平板式（圖 398）；聖哲迦葉波式（圖 399 和圖 400）；聖哲

毗斯瓦蜜多羅式（圖 403）；肩倒立系列體位法（圖 234 到圖 271）包括完全蓮花孔雀式（圖 267）；臥姿手抓腳趾伸展式（圖 285 到圖 287）；西方伸展式（圖 160）；烏龜式和睡龜式（圖 363 和圖 364、圖 368）；單腿繞頭式（圖 371）；戰神式（圖 372）；佛陀式（圖 373）；聖哲迦比拉式（圖 374）；濕婆恐怖相（圖 375）；濕婆毀滅相（圖 378）；飲月光的鷓鴣式（圖 379 和圖 380）；聖哲杜爾瓦薩式（圖 383）；聖哲里奇卡式（圖 384）；梵天式 1、式 2（圖 386 和圖 387、圖 388）；雙腿繞頭式（圖 393）；螢火蟲式（圖 395）；半魚王式 1、式 2（圖 311 和圖 312、圖 330 和圖 331）；套索式（圖 328）；半魚王式 3（圖 332 和圖 333）；反向雙腿杖式（圖 516）；曼荼羅式（圖 525 到圖 535）；鴿子式（圖 512）；反向單腳杖式 1（圖 521）；脈輪鎖印式（圖 524）；攤屍式（圖 592）。練習勝利調息法（第 203 式）或太陽貫穿調息法（第 204 式）或經絡清潔調息法（第 205 式）並配合內停息；臍鎖（第 201 式）8 次；吊胃旋轉（第 202 式）8 次，冥想 5 ～ 10 分鐘。

● 第 156 週到 160 週

重複〔課程一〕和〔課程二〕重要體位法，然後練習〔課程三〕所學的更多體位法。

練習頭倒立系列體位法（圖 184 到圖 218）；向上公雞式（圖 419）；鶴式（圖 410）；側鶴式（圖 412）；聖哲格拉瓦式（圖 427 和圖 428）；單腿格拉瓦式（圖 432 和圖 433）；聖哲康迪亞式（圖 438）；單腿康迪亞式 1（圖 441）；手倒立式（圖 359）；孔雀開屏式（圖 357），每個體位法都以翻轉輪式（圖 488 到圖 499）結束；聖哲阿斯塔瓦卡式（圖 342 和圖 343）；臂壓力式（圖 348）；側平板式（圖 398）；聖哲毗斯瓦蜜多羅式（圖 403）；肩倒立系列體位法（圖 234 到圖 271）；西方伸展式（圖 160）；烏龜式和睡龜式（圖 363 和圖 364、圖 368）；單腿繞頭系列體位法（圖 371 到圖 384）；雙腿繞頭式和螢火蟲式（圖 393、圖 395）；瑜伽睡眠式（圖 391）；半魚王式 1、式 2、式 3（圖 311 和圖 312、圖 330 和圖 331、圖 332 和圖 333）；套索式（圖 328）；瑜伽手杖式（圖 456）；臥蛙式（圖 458）。

● 第 166 週到 175 週

練習頭倒立式 1（圖 184）10 分鐘；肩立式 1（圖 234）10 分鐘；犁式（圖 244）5 分鐘；脊椎扭轉式（圖 275）；臥姿手抓腳趾伸展式（圖 285 到圖 287）；向上公雞式（圖 419）；鶴式（圖 410）；側鶴式（圖 412）；聖哲格拉瓦式（圖 427）；單腿聖哲格拉瓦式（圖 432）；聖哲康迪亞式（圖 438）；單腿康迪亞式 1、式 2（圖 441、圖 442）；單腿鶴式 1、式 2（圖 446、圖 451）；每個體位法都以翻轉輪式（圖 488 到圖 499）結束；西方伸展式（圖 160）；烏龜式和睡龜式（圖 363 和圖 364、圖 368）；單腿繞頭系列體位法（圖 371 到圖 384）；雙腿繞頭式（圖 393）；瑜伽睡眠式（圖 391）；瑜伽手杖式（圖 456）；臥蛙式（圖 458）；根部鎖印式（圖 462 和圖 463）；聖哲瓦摩提婆式 1、式 2（圖 465、圖 466）；反向雙腿杖式（圖 516）；曼荼羅式（圖 525 到圖 535）；反向單腳杖式 1、式 2（圖 521、圖 522）；脈輪鎖印式（圖 524）；鴿子式（圖 512）；小雷電式（圖 513）；半魚王式 1、式 2、式 3（圖 311、圖 330、圖 332）；套索式（圖 328）；攤屍式（圖 592）。按照前述方法練習調息法。

● 第 176 週到 180 週

重複第 166 週的課程，在向上公雞式（圖 419）後增加側公雞式（圖 424 和圖 425），在套索式（圖 328）後增加魚王式（圖 336 和圖 339）。

練好魚王式（圖 336 和圖 339）所需的時間，可能會比我所預期的還更長。每天練習這個體位法，不要怕失敗。如果練習者無法掌握〔課程三〕的體位法，那麼就規定一個時間，繼續練習這些體位法幾週。

由於其他的體位法需要花上幾年才能掌握，我會盡我所能給出一個所有體位法的每月練習表。

● **每週第 1 天**

練習頭倒立式 1（圖 184）8～10 分鐘；肩立式 1（圖 234）10 分鐘；犁式（圖 244）5 分鐘；脊椎扭轉式（圖 274）；臥姿手抓腳趾伸展式（圖 285 到圖 287）；臂壓力式（圖 348）；聖哲阿斯塔瓦卡式（圖 342 和圖 343）；手倒立式（圖 359）；孔雀開屏式（圖 357）；孔雀式（圖 354）；天鵝式（圖 356）；向上公雞式（圖 419）；側公雞式（圖 424 和圖 425）；鶴式（圖 410）；側鶴式（圖 412）；聖哲康迪亞式（圖 438）；單腿康迪亞式 1、式 2（圖 441、圖 442）；單腿鶴式 1、式 2（圖 446、圖 451）；聖哲格拉瓦式（圖 427）；單腿聖哲格拉瓦式（圖 432），每個體位法都以翻轉輪式（圖 488 到圖 499）結束；站姿直腿前彎式（圖 48）；攤屍式（圖 592）。經絡清潔調息法（第 205 式）10 分鐘，臍鎖（第 201 式）8 分鐘，吊胃旋轉（第 202 式）8 次。

● **每週第 2 天**

練習頭倒立系列體位法（圖 184 到圖 218）；肩倒立系列體位法（圖 234 到圖 271）；脊椎扭轉式（圖 274）；臥姿手抓腳趾伸展式（圖 285 到圖 287）；坐姿單腳前彎式（圖 127）；坐姿扭轉單腳前彎式（圖 132）；坐姿單盤前彎式（圖 135）；單腿跪姿背部伸展前彎式（圖 139）；鷺式（圖 141）；聖哲摩利奇式 1、式 2（圖 144、圖 146）；坐姿分腿前彎式（圖 151）；西方伸展式（圖 160）；蓮花座系列體位法（圖 104 到圖 124）；束角式（圖 102）；勇士式（圖 89）；馬面式（圖 58）；船式（圖 78）；半船式（圖 79）；牛面式（圖 80）；臉向上西方伸展式 1（圖 168）；瑜伽睡眠式（圖 391）；攤屍式（圖 592）。按照前面的方式進行調息法練習，配合風箱式調息法（第 206 式）和清涼調息法（第 209 式）。

● **每週第 3 天**

練習頭倒立系列體位法（圖 184 到圖 218）；肩倒立系列體位法（圖 234 到圖 271）；所有站姿體位法（圖 4 到圖 36）；弓式（圖 63）；蝗蟲式（圖 60）；平板式（圖 67）；上犬式（圖 74）；下犬式（圖 75）；西方伸展式（圖 160）；扭轉西方伸展式（圖 165）；射箭式（圖 173 和圖 175）；臥姿雙腿延展式（圖 292）；橋式（圖 296）；聖哲摩利奇式 3、式 4（圖 303、圖 305）；半魚王式 1（圖 311）；套索式（圖 328）；孔雀式（圖 354）；瑜伽睡眠式（圖 391）；雙腿繞頭式（圖 393）；反向雙腿杖式（圖 516）；曼荼羅式（圖 525 到圖 535）；鴿子式（圖 512）；翻轉輪式（圖 488 到圖 499）8 次做為伸展；站姿直腿前彎式（圖

48）；攤屍式（圖592）。在不感覺勞累的情況下，練習調息法。

● **每週第 4 天**

練習頭倒立系列體位法（圖184到圖218）；肩倒立系列體位法（圖234到圖271）；手倒立式（圖359）；孔雀開屏式（圖357）；臥榻式（圖358）；孔雀式（圖354）；天鵝式（圖356）；西方伸展式（圖160）；烏龜式和睡龜式（圖363和圖364、圖368）；單腿繞頭系列體位法（圖371到圖384）；梵天式1、式2（圖386、圖388）；瑜伽睡眠式（圖391）；反向雙腿杖式（圖516）；曼荼羅式（圖525到圖535）；反向單腳杖式1、式2（圖521、圖523）；脈輪鎖印式（圖524）；小雷電式（圖513）；鴿子式（圖512）；站姿直腿前彎式（圖48）；攤屍式（圖592）。經絡清潔調息法15分鐘，不要練停息。以聖人式（圖84）或蓮花座（圖104）冥想結果。

● **每週第 5 天**

練習頭倒立式1（圖184）10分鐘；肩立式1（圖234）10分鐘；犁式（圖244）5分鐘；西方伸展式（圖160）5分鐘；側平板式（圖398）；聖哲迦葉波式（圖399）；聖哲毗斯瓦蜜多羅式（圖403）；向上公雞式（圖419）；側公雞式（圖424和圖425）；鶴式（圖410）；側鶴式（圖412）；聖哲康迪亞式（圖438）；單腿康迪亞式1、式2（圖441和圖442）；單腿鶴式1、式2（圖446、圖451）（所有這些平衡體位法都應該一次完成）；瑜伽手杖式（圖456）；根部鎖印式（圖462）；聖哲瓦摩提婆式1、式2（圖465、圖466）；反向雙腿杖式（圖516）；曼荼羅式（圖525到圖535）；鴿子式（圖512）；西方伸展式（圖160）5分鐘；站姿直腿前彎式（圖48）3分鐘；攤屍式（圖592）5分鐘；勝利調息法10分鐘。

● **每週第 6 天**

練習頭倒立系列體位法（圖184到圖218）；肩倒立系列體位法（圖234到圖271）；西方伸展式（圖160）5分鐘；瑜伽睡眠式（圖391）1分鐘；每個體位法都換邊換腿重複動作；雙腿繞頭式（圖393）兩種方式各半分鐘；聖哲摩利奇式3（圖303）；半魚王式1、式2、式3（圖311、圖330、圖332）；花環式1、式2（圖321、圖322）；套索式（圖328）；魚王式（圖336和圖339）；反向雙腿杖式（圖516）；曼荼羅式（圖525到圖535）；反向單腳杖式1、式2（圖521、圖523）；鴿子式（圖512）；翻轉輪式（圖488到圖499）6次；攤屍式（圖592）。

● **每週第 7 天**

完全休息或只練習調息法。

● 第 181 週到 190 週

練習頭倒立系列體位法（圖184到圖218）；肩倒立系列體位法（圖234到圖271）；向上公雞式（圖419）；側公雞式（圖424）；鶴式（圖410）；側鶴式（圖412）；聖哲康迪亞式（圖438）；單腿康迪亞式1、式2（圖441、圖442）；側平板式（圖398）；聖哲毗斯瓦蜜多羅式（圖403）；西方伸展式（圖160）；烏龜式和睡龜式（圖363和圖364、圖368）；單腿繞頭系列體位法（圖371到圖384）；瑜伽睡眠式（圖391）；雙腿繞頭式和螢火蟲式（圖393、圖395）；瑜伽手杖式（圖456）；根部鎖印式（圖462）；半魚王式1（圖311）；套索式（圖328）；魚王式（圖336）；反向雙腿杖式（圖516）；曼荼羅式（圖525到圖535）；反向單腳杖式1、式2（圖521、圖523）；鴿子式（圖512）；小雷電式（圖513）；單腿鴿王式1（圖542）；哈努曼猴式（圖475和圖476）；站姿直腿前彎式（圖48）；攤屍式（圖592）。經絡清潔調息法（第205式）20分鐘。

● 191 週到 200 週

練習頭倒立式1（圖184）；肩立式1（圖234）；犁式（圖244）；向上公雞式（圖419）；側公雞式（圖424）；鶴式（圖410）；側鶴式（圖412）；聖哲康迪亞式（圖438）；單腿康迪亞式1、式2（圖441、圖442）；單腿鶴式1、式2（圖446、圖451），每個體位法都以翻轉輪式（圖488到圖499）結束；反向雙腿杖式（圖516）；曼荼羅式（圖525到圖535）；反向單腳杖式1、式2（圖521、圖523）；脈輪鎖印式（圖524）；鴿子式（圖512）；單腿鴿王式1（圖542）；哈努曼猴式（圖475）；直角式（圖477）；瑜伽手杖式（圖456）；根部鎖印式（圖462）；側平板式（圖398）；聖哲毗斯瓦蜜多羅式（圖403）；西方伸展式（圖160）；烏龜式和睡龜式（圖363和圖364、圖368）；瑜伽睡眠式（圖391）；單腿繞頭系列體位法（圖371到圖384）；雙腿繞頭式（圖393）；半魚王式1（圖311）；套索式（圖328）；魚王式（圖336）；球根式（圖470）；攤屍式（圖592）。按照前面的方法練習調息法。

● 第 201 週到 225 週

按照第191週的課程進行練習到單腿鴿王式1（圖542），並加上單腿鴿王式2（圖545）；完全弓式（圖555）；眼鏡蛇式2（圖550）；鴿王式（圖551）；哈努曼猴式（圖475）；直角式（圖477）；毗濕奴臥式（圖478）；瑜伽手杖式（圖456）；根部鎖印式（圖462）；球根式（圖470）；半魚王式1（圖311）；套索式（圖328）；魚王式（圖336）；瑜伽睡眠式（圖391）；雙腿繞頭式（圖393）；西方伸展式（圖

160）；攤屍式（圖 592）。按照前面的方法練習調息法。

● 第 226 週到 250 週

按照第 200 週的課程進行練習到鴿王式（圖 551）；蠍子式 1、式 2（圖 537、圖 538）；聖哲格蘭達式 1、式 2（圖 561、圖 564）；喝露水的鷦鴣式（圖 567），然後再接著從哈努曼猴式（圖 475）繼續按第 200 週的課程進行練習。

● 第 251 週到 275 週

練習頭倒立系列體位法（圖 184 到圖 218）；肩倒立系列體位法（圖 234 到圖 271）；向上公雞式（圖 419）；側公雞式（圖 424）；鶴式（圖 410）；側鶴式（圖 412）；聖哲康迪亞式（圖 438）；單腿康迪亞式 1（圖 441）；單腿鶴式 1、式 2（圖 446、圖 451）和單腿康迪亞式 2（圖 442），每個體位法都以翻轉輪式（圖 488 到圖 499）結束；反向雙腿杖式（圖 516）、曼荼羅式（圖 525 到圖 535）和反向單腳杖式 1、式 2（圖 521、圖 523）；鴿子式（圖 512）；蠍子式 1（圖 537）；眼鏡蛇式 2（圖 550）；鴿王式（圖 551）；完全弓式（圖 555）；聖哲格蘭達式 1、式 2（圖 561、圖 564）；單腿鴿王式 1、式 2、式 3、式 4（圖 542、圖 545、圖 546、圖 547）；雙頭鳥式（圖 580）；舞王式（圖 590 和圖 591），而後

按照第 200 週的課程從哈努曼猴式（圖 475）繼續進行練習。

● 第 276 週到 300 週

按照第 251 週的課程一直練到單腿鴿王式 1（圖 542）；精靈瓦拉克利亞式（圖 544）；單腿鴿王式 2、式 3、式 4（圖 545、圖 546、圖 547）；頭立蠍子式（圖 570）；雙頭鳥式和反向蝗蟲式（圖 580 和圖 581、圖 584）一次完成，然後轉到上弓式 2（圖 486）練習雙手抓腳輪式（圖 586）；舞王式（圖 590 和圖 591）。然後按照第 200 週的課程從哈努曼猴式（圖 475）繼續進行練習。最後按照前面的方法進行調息法。

一開始可能很多人無法繼續完成第 166 週以後的練習。但是通過堅持不懈的努力，練習者可以掌握這本書中推薦的每個體位法和調息法。我早年花了 4 年的努力完成這些體位法練習，在這 4 年裡，樂觀和悲觀的情緒都一樣平衡。當你掌握了第 166 週的課程後，我希望你以誠心繼續堅持練習，以喜悅之心對待所取得的成就，對於任何短暫的失敗不要灰心。很多人想輕鬆地掌握這些體位法，基本上不可能，而且可能要用比我制定的時間還要久。

當你完成〔課程三〕所有詳述的體位法後，可以按照下面的建議，把這些體位法分成一週的課程進行練習。藉由每天的練習，逐漸掌握所有的體

位法。

● 每週第 1 天

練習頭倒立系列體位法（圖 184 到圖 218）；肩倒立系列體位法（圖 234 到圖 271）；臂壓力式（圖 348）；聖哲阿斯塔瓦卡式（圖 342 和圖 343）；鶴式（圖 410）；側鶴式（圖 412）；向上公雞式（圖 419）；側公雞式（圖 424）；聖哲康迪亞式（圖 438）；單腿康迪亞式 1（圖 441）；單腿鶴式 1（圖 446）；單腿鶴式 2（圖 451）和單腿康迪亞式 2（圖 442）；聖哲格拉瓦式（圖 427）；單腿聖哲格拉瓦式（圖 432），所有體位法都以翻轉輪式（圖 488 到圖 499）結束；手倒立式（圖 359）；孔雀開屏式（圖 357）；孔雀式（圖 354）；西方伸展式（圖 160）5 分鐘；攤屍式（圖 592）；經絡清潔調息法 15 分鐘；勝利調息法 8 次，配合內停息；以蓮花座（圖 104）或聖人式（圖 84）冥想，5 分鐘結束。

● 每週第 2 天

練習頭倒立系列體位法（圖 184 到圖 218）；肩倒立系列體位法（圖 234 到圖 271）；臥姿手抓腳趾伸展式（圖 285 到圖 287）；脊椎扭轉式（圖 274）；西方伸展式（圖 160）；射箭式（圖 173 和圖 175）；烏龜式和睡龜式（圖 363 和圖 364、圖 368）；單腿繞頭系列體位法（圖 371 到圖

384）；梵天式 1、式 2（圖 386、圖 388）；雙腿繞頭式（圖 393）；瑜伽睡眠式（圖 391）；瑜伽手杖式（圖 456）；根部鎖印式（圖 462）；聖哲瓦摩提婆式 1、式 2（圖 465、圖 466）；球根式（圖 470）；哈努曼猴式（圖 475）；站姿直腿前彎式（圖 48）；攤屍式（圖 592）。按照前面的方法練習調息法，並配合 8 次臍鎖和 8 次吊胃旋轉。

● 每週第 3 天

練習頭倒立系列體位法（圖 184 到圖 218）；肩倒立系列體位法（圖 234 到圖 271）；反向雙腿杖式（圖 516）；曼荼羅式（圖 525 到圖 535）；反向單腳杖式 1、式 2（圖 521、圖 523）；脈輪鎖印式（圖 524）；鴿子式（圖 512）；小雷電式（圖 513）；蠍子式 1（圖 537）；眼鏡蛇式 2（圖 550）；鴿王式（圖 551）；完全弓式（圖 555）；聖哲格蘭達式 1、式 2（圖 561、圖 564）；單腿鴿王式 1、式 2（圖 542、圖 545）；精靈瓦拉克利亞式（圖 544）；頭立蠍子式（圖 570）；雙頭鳥式和反向蝗蟲式和雙手抓腳輪式（圖 580 和圖 581、圖 584、圖 586）一次完成；西方伸展式（圖 160）；聖哲摩利奇式 3（圖 303）；半魚王式 1（圖 311）；套索式（圖 328）；魚王式（圖 336）；攤屍式（圖 592）。經絡清潔調息法 10 ～ 15 分鐘，不要練停息。

● 每週第 4 天

　　練習頭倒立系列體位法（圖 184 到圖 218）；肩倒立系列體位法（圖 234 到圖 271）；西方伸展式（圖 160）；瑜伽睡眠式（圖 391）；聖哲摩利奇式 3（圖 303）；半魚王式 1（圖 311）；套索式（圖 328）；魚王式（圖 336）；瑜伽手杖式（圖 456）；根部鎖印式（圖 462）；球根式（圖 470）；哈努曼猴式（圖 475）；直角式（圖 477）；毗濕奴臥式（圖 478）；臉向上西方伸展式 1、式 2（圖 168、圖 170）；攤屍式（圖 592）。按照第 1 天的方式練習調息法。

● 每週第 5 天

　　練習頭倒立系列體位法（圖 184 到圖 218）；肩倒立系列體位法（圖 234 到圖 271）；向上公雞式（圖 419）；側公雞式（圖 424）；鶴式（圖 410）；側鶴式（圖 412）；聖哲康迪亞式（圖 438）；單腿康迪亞式 1（圖 441）；單腿鶴式 1、式 2（圖 446、圖 451）；單腿康迪亞式 2（圖 442）；聖哲格拉瓦式（圖 427）；單腿聖哲格拉瓦式（圖 432）；所有這些體位法都一次完成，而且不回到上弓式 2（圖 486）；側平板式（圖 398）；聖哲迦葉波式（圖 399）；聖哲毗斯瓦蜜多羅式（圖 403）；曼荼羅式（圖 525 到圖 535）；鴿子式（圖 512）；蠍子式 1（圖 537）；鴿王式（圖 551）；完全弓式（圖 555）；頭立蠍子式（圖 570）；雙頭鳥式（圖 580 和圖 581）；站姿直腿前彎式（圖 48）；攤屍式（圖 592）。經絡清潔調息法 15 分鐘，不要練停息。

● 每週第 6 天

　　練習頭倒立系列體位法（圖 184 到圖 218）；肩倒立系列體位法（圖 234 到圖 271）；西方伸展式（圖 160）；瑜伽睡眠式（圖 391）；聖哲摩利奇式 3（圖 303）；半魚王式 1（圖 311）；套索式（圖 328）；魚王式（圖 336）；哈努曼猴式（圖 475）；直角式（圖 477）；毗濕奴臥式（圖 478）；根部鎖印式（圖 462）；球根式（圖 470）；曼荼羅式（圖 525 到圖 535）；鴿子式（圖 512）；蠍子式 1（圖 537）；鴿王式（圖 551）；單腿鴿王式 1（圖 542）；精靈瓦拉克利亞式（圖 544）；頭立蠍子式（圖 570）；雙頭鳥式（圖 580 和圖 581）；站姿直腿前彎式（圖 48）；攤屍式（圖 592）。經絡清潔調息法和勝利調息法，並配合內停息，以及 8 次臍鎖。

● 每週第 7 天

　　休息或只做頭倒立式 1（圖 184）；肩立式 1（圖 234）；犁式（圖 244）；西方伸展式（圖 160）。經絡清潔調息法 30 分鐘，不要練停息。

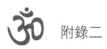

針對不同疾病的治療性體位法

在教學 25 年後，我根據教學經驗為不同病症列出不同的體位法組合。

針對不同的病症，我列出了一些體位法，因此建議要尋求有經驗的老師來指導，並根據自己的能力、身體柔軟度以及身體狀況進行練習。在練習這些體位法時，很重要的一點是要運用常識隨時觀察自己身體的感受，以便判斷是否應該在這個體位法上停留更多的時間。

● 胃酸過多

三角伸展式（圖 4 和圖 5）；扭轉三角式（圖 6 和圖 7）；側三角伸展式（圖 8 和圖 9）；扭轉側三角式（圖 10 和圖 11）；英雄式 1、式 2、式 3（圖 14、圖 15、圖 17）；半月式（圖 19）；深度側邊延展式（圖 26）；手拉腳拇趾站立前彎式（圖 44）；腳壓手掌站立前彎式（圖 46）；站姿直腿前彎式（圖 48）；頭倒立系列體位法（圖 184 到圖 218）；肩倒立系列體位法（圖 234 到圖 271）；脊椎扭轉式（圖 275）；船式（圖 78）；半船式（圖 79）；雙腿向上伸展式（圖 276 到圖 279）；坐姿單腳前彎式（圖 127）；坐姿扭轉單腳前彎式（圖 132）；西方伸展式（圖 160）；聖哲摩利奇式 1、式 2、式 3（圖 144、圖 146、圖 303）；半魚王式 1、式 2、式 3（圖 311、圖 330、圖 332）；套索式（圖 328）；魚王式（圖 336）；瑜伽睡眠式（圖 391）；蝗蟲式（圖 60）；弓式（圖 63）；眼鏡蛇式 1（圖 73）；孔雀式（圖 354）；上弓式 2（圖 486）以及臍鎖（第 201 式）。

● 貧血

頭倒立系列體位法（圖 184 到圖 218）；肩倒立系列體位法（圖 234 到圖 271）；西方伸展式（圖 160）；站姿直腿前彎式（圖 48）；勝利調息法；經絡清潔調息法 2 ～ 3 個月，不要練停息，三個月後配合內停息；無論何時只要可能就在體位法結束後做攤屍式（圖 592）10 ～ 15 分鐘。

● 腳踝

三角伸展式（圖 4 和圖 5）；扭轉三角式（圖 6 和圖 7）；側三角伸展式（圖 8 和圖 9）；扭轉側三角式（圖 10 和圖 11）；英雄式 1、式 2、式 3（圖 14、圖 15、圖 17）；深度側邊延展式（圖 26）；雙腿開展前彎式 1（圖 33）；下犬式（圖

75）；牛面式（圖80）；勇士式（圖89）；勇士臥式（圖96）；青蛙式（圖100）；蓮花座系列體位法（圖104到圖124）；束角式（圖102）；臥姿手抓腳趾伸展式（圖285到圖287）；單腿跪姿背部伸展前彎式（圖139）；鷺式（圖141）；聖哲巴拉瓦伽式1、式2（圖297、圖299）；射箭式（圖173和圖175）；蝗蟲式（圖60）；弓式（圖63）；駱駝式（圖41）；馬面式（圖58）；老鷹式（圖56）；臥蛙式（圖458）；花環式1、式2（圖321、圖322）。

● 闌尾炎

頭倒立系列體位法（圖184到圖218）；肩倒立系列體位法（圖234到圖271）；西方伸展式（圖160）；臉向上西方伸展式1、式2（圖168、圖170）；東方伸展式（圖171）；大身印（圖125）；坐姿單腳前彎式（圖127）；半魚王式1（圖311）；套索式（圖328）；上弓式2（圖486）；反向雙腿杖式（圖516）；站姿直腿前彎式（圖48）。經絡清潔調息法（第205式）不要練停息，練兩個月後再配合內停息。

● 下背部的關節炎

三角伸展式和扭轉三角式（圖4和圖5、圖6和圖7）；側三角伸展式和扭轉側三角式（圖8和圖9、圖10和圖11）；英雄式1、式2、式3（圖

14、圖15、圖17）；半月式（圖19）；手拉腳拇趾站立前彎式（圖44）；腳壓手掌站立前彎式（圖46）；站姿直腿前彎式（圖48）；頭倒立系列體位法（圖184到圖218）；肩倒立系列體位法（圖234到圖271）；聖哲摩利奇式1、式2、式3、式4（圖144、圖146、圖303、圖305）；聖哲巴拉瓦伽式1、式2（圖297、圖299）；半魚王式1（圖311）；套索式（圖328）；門閂式（圖39）；蝗蟲式（圖60）；弓式（圖63）；側弓式（圖64和圖65）；臥姿雙腿延展式（圖292）；駱駝式（圖41）；橋式（圖296）；上弓式2（圖486）；反向雙腿杖式（圖516）；手倒立式（圖359）；孔雀開屏式（圖357）。

● 背部的關節炎

蓮花座系列體位法（圖104到圖124）；勇士式（圖91）；躺椅式（圖97）；牛面式（圖80）；站姿系列體位法（圖4到圖36）；門閂式（圖39）；西方伸展式（圖160）；臉向上西方伸展式1、式2（圖168、圖170）；眼鏡蛇式1（圖73）；上犬式（圖74）；下犬式（圖75）；孔雀開屏式（圖357）；手倒立式（圖359）；頭倒立系列體位法（圖184到圖218）；肩倒立系列體位法（圖234到圖271）；聖哲巴拉瓦伽式1、式2（圖297、圖299）；聖哲摩利奇式1、式3（圖143、圖303）；半魚王式1、式2（圖311、圖330）；

套索式（圖 328）；駱駝式（圖 41）；弓式（圖63）；上弓式 2（圖 486 和圖 487）；單腿上弓式（圖 501）；反向雙腿杖式（圖 516）；反向單腳杖式 1（圖 521）；鴿子式（圖 512）；小雷電式（圖513）。

● 肩周炎

三角伸展式和扭轉三角式（圖 4 和圖 5、圖 6和圖 7）；側三角伸展式和扭轉側三角式（圖 8 和圖 9、圖 10 和圖 11）；英雄式 1、式 2、式 3（圖14、圖 15、圖 17）；半月式（圖 19）；深度側邊延展式（圖 26）；頭倒立式 1（圖 184）；肩立式 1、式 2（圖 234、圖 235）；犁式（圖 244）；弓式（圖63）；上犬式（圖 74）；下犬式（圖 75）；勇士式（圖 89）；山岳式（圖 107）；單盤站姿前彎式（圖52）；坐姿單盤前彎式（圖 135）；西方伸展式（圖160）；牛面式（圖 80）；鎖蓮式（圖 118）；瑜伽身印（圖 120）；孔雀開屏式（圖 357）；手倒立式（圖 359）；側平板式（圖 398）；聖哲迦葉波式（圖 399）；聖哲毗斯瓦蜜多羅式（圖403）；臂壓力式（圖 348）；鶴式（圖 410）；聖哲摩利奇式 1、式 2、式 3（圖 144、圖 146、圖303）；半魚王式 1、式 2（圖 311、圖 330）；聖哲巴拉瓦伽式 1、式 2（圖 297、圖 299）；套索式（圖328）；魚王式（圖 336）；駱駝式（圖 41）；瑜伽手杖式（圖 456）；上弓式 2（圖 486）；鴿子式（圖 512）；曼荼羅式（圖 525 到圖 535）；完全弓式（圖 555）。

● 手臂和腹部器官

平板式（圖 67）；鱷魚式（圖 68 到圖 71）；上犬式（圖 74）；下犬式（圖 75）；搖擺式（圖83）；天秤式（圖 108）；獅子式 2（圖 110）；孔雀式（圖 354）；蓮花孔雀式（圖 355）；天鵝式（圖 356）；聖哲阿斯塔瓦卡式（圖 342）；臂壓力式（圖 348）；孔雀開屏式（圖 357）；手倒立式（圖 359）；鶴式（圖 410）；側鶴式（圖412）；單臂支撐式（圖 344）；雙臂支撐式（圖345）；飲月光的鷓鴣式（圖 379）；側平板式（圖398）；聖哲毗斯瓦蜜多羅式（圖 403）；螢火蟲式（圖 395）；向上公雞式（圖 419）；側公雞式（圖 424）；聖哲康迪亞式（圖 438）；單腿康迪亞式 1、式 2（圖 441、圖 442）；單腿鶴式 1、式2（圖 446、圖 451）；聖哲格拉瓦式（圖 427）；單腿聖哲格拉瓦式（圖 432）；翻轉輪式（圖 488到圖 499）。

● 哮喘

頭倒立系列體位法（圖 184 到圖 218）；肩倒立系列體位法（圖 234 到圖 271）；大身印（圖125）；坐姿單腳前彎式（圖 127）；站姿直腿前彎式（圖 48）；西方伸展式（圖 160）；眼鏡蛇式 1、

式 2（圖 73、圖 550）；蝗蟲式（圖 60）；弓式（圖 63）；上犬式（圖 74）；下犬式（圖 75）；勇士式（圖 89）；勇士臥式（圖 96）；躺椅式（圖 97）；蓮花座系列體位法（圖 104 到圖 124）；臥姿雙腿延展式（圖 292）；橋式（圖 296）；東方伸展式（圖 171）；半魚王式 1、式 2（圖 311、圖 330）；套索式（圖 328）；駱駝式（圖 41）；上弓式 2（圖 486）；反向雙腿杖式（圖 516）；哮喘發作期練習勝利調息法（第 203 式）和經絡清潔調息法（第 205 式），不要練停息，其他時候則配合練停息以及臍鎖（第 201 式）。

● **背痛**

頭倒立系列體位法（圖 184 到圖 218）；肩倒立系列體位法（圖 234 到圖 271）；站姿系列體位法（圖 4 到圖 36）；脊椎扭轉式（圖 275）；臥姿手抓腳趾伸展式（圖 285 到圖 287）；大身印（圖 125）；坐姿單腳前彎式（圖 127）；坐姿扭轉單腳前彎式（圖 132）；西方伸展式（圖 160）；臉向上西方伸展式 1、式 2（圖 168、圖 170）；扭轉西方伸展式（圖 165）；聖哲摩利奇式 1、式 3（圖 144、圖 303）；半魚王式 1、式 2（圖 311、圖 330）；套索式（圖 328）；魚王式（圖 336）；花環式 1、式 2（圖 321、圖 322）；下犬式（圖 75）；駱駝式（圖 41）；蝗蟲式（圖 60）；弓式（圖 63）；側弓式（圖 64 和圖 65）；上弓式 2（圖

486）；翻轉輪式（圖 488 到圖 499）；反向雙腿杖式（圖 516）；曼荼羅式（圖 525 到圖 535）。

● **高血壓**

犁式（圖 244）；坐姿單腳前彎式（圖 127）；坐姿單盤前彎式（圖 135）；單腿跪姿背部伸展前彎式（圖 139）；西方伸展式（圖 160）；勇士式（圖 89）；聖人式（圖 84）；蓮花座（圖 104）；攤屍式（圖 592）。經絡清潔調息法（第 205 式），不要練停息。閉上眼睛冥想。（如果血壓太高，躺下先不要墊枕頭練習勝利調息法〔第 203 式〕，然後再練習經絡清潔調息法〔第 205 式〕，接著馬上練習攤屍式〔圖 592〕15 分鐘。）

● **低血壓**

頭倒立式 1（圖 184）；肩立式 1（圖 234）；犁式（圖 244）；夾耳式（圖 246）；西方伸展式（圖 160）；勇士式（圖 89）；聖人式（圖 84）；蓮花座（圖 104）；束角式（圖 102）；經絡清潔調息法（第 205 式），不要練停息，然後攤屍式（圖 592）結束。

● **大腦**

頭倒立系列體位法（圖 184 到圖 218）；肩倒立系列體位法（圖 234 到圖 271）；下犬式（圖 75）；西方伸展式（圖 160）；站姿直腿前彎式

（圖 48）；烏龜式和睡龜式（圖 363 和圖 364、圖 368）；瑜伽睡眠式（圖 391）；上弓式 2（圖 486）；翻轉輪式（圖 488 到圖 499）；反向雙腿杖式（圖 516）；反向單腳杖式 1、式 2（圖 521、圖 523）；蠍子式 1、式 2（圖 537、圖 538）；頭立蠍子式（圖 570）；雙頭鳥式（圖 580 和圖 581）；反向蝗蟲式（圖 584）；經絡清潔調息法（第 205 式）、太陽貫穿調息法（第 204 式）、風箱式調息法（第 206 式）以及清涼調息法（圖 601），然後以攤屍式（圖 592）結束。

● 記憶力衰退

頭倒立系列體位法（圖 184 到圖 218）；肩倒立系列體位法（圖 234 到圖 271）；站姿直腿前彎式（圖 48）；西方伸展式（圖 160）；臉向上西方伸展式 1、式 2（圖 168、圖 170）；雙眼注視兩眉中心或鼻尖。經絡清潔調息法（第 205 式）並配合內停息，然後練習風箱式調息法（第 206 式）。

● 呼吸不順

頭倒立式 1（圖 184）；肩立式 1（圖 234）；犁式（圖 244）；西方伸展式（圖 160）；站姿直腿前彎式（圖 48）；下犬式（圖 75）；山岳式（圖 107）；上弓式 2（圖 486）；勝利調息法；經絡清潔調息法；臍鎖；攤屍式（圖 592）結束。

● 支氣管炎

站姿系列體位法（圖 4 到 39）；先做頭倒立式 1，如果可能的話繼續做頭倒立系列體位法的其他動作（圖 184 到圖 218）；肩倒立系列體位法（圖 234 到圖 271，但圖 267 除外）；西方伸展式（圖 160）；脊椎扭轉式（圖 275）；臉向上西方伸展式 1、式 2（圖 168、圖 170）；坐姿單腳前彎式（圖 127）；大身印（圖 125）；眼鏡蛇式 1（圖 73）；下犬式（圖 75）；牛面式（圖 80）；聖哲摩利奇式 1、式 3（圖 144、圖 303）；半魚王式 1（圖 311）；花環式 1、式 2（圖 321、圖 322）；套索式（圖 328）；勇士式（圖 89）；勇士臥式（圖 96）；躺椅式（圖 97）；先做蓮花座，然後做蓮花座系列體位法中覺得可以練的動作（圖 104 到圖 124）；束角式（圖 102）；坐姿分腿前彎式（圖 151）；單腿繞頭系列體位法（圖 371 到圖 384）；瑜伽睡眠式（圖 391）；雙腿繞頭式（圖 393）；烏龜式和睡龜式（圖 363 和圖 364、圖 368）；蝗蟲式（圖 60）；弓式（圖 63）；駱駝式（圖 41）；上弓式 2（圖 486）；鴿子式（圖 512）；反向雙腿杖式（圖 516）；勝利調息法（第 203 式）、經絡清潔調息法（第 205 式）和練習太陽貫穿調息法（第 204 式），並配合內停息。

● 支氣管肺炎

頭倒立式 1（圖 184）；肩立式 1（圖 234）；

犁式（圖244）；西方伸展式（圖160）；站姿直腿前彎式（圖48）；大身印（圖125）；下犬式（圖75）；勇士式（圖89）；聖人式（圖84）；蓮花座（圖104）；鎖蓮式（圖118）；束角式（圖102）；勝利調息法、經絡清潔調息法和太陽貫穿調息法；然後以攤屍式（圖592）結束。

● 胸腔

所有站姿體位法（圖1到圖48）；頭倒立系列體位法（圖184到圖218）；肩倒立系列體位法（圖234到圖271，但圖267除外）；弓式（圖63）；平板式（圖67）；眼鏡蛇式1、式2（圖73、圖550）；上犬式（圖74）；下犬式（圖75）；蓮花座系列體位法（圖104到圖124）；西方伸展式（圖160）；射箭式（圖173和圖175）；手拉腳拇趾雙腿向上伸展式（圖167）；臉向上西方伸展式1、式2（圖168、圖170）；束角式（圖101）；臂壓力式（圖348）；聖哲摩利奇式3（圖303）；半魚王式1、式2、式3（圖311、圖330、圖332）；套索式（圖328）；孔雀開屏式（圖357）；手倒立式（圖359）；鶴式（圖410）；側鶴式（圖412）；臂壓力式（圖348）；單腿康迪亞式1、式2（圖441、圖442）；單腿鶴式1、式2（圖446、圖451）；向上公雞式（圖419）；側公雞式（圖424）；聖哲瓦摩提婆式1、式2（圖465、圖466）；上弓式2（圖486）；翻

轉輪式（圖488到圖499）；鴿子式（圖512）；小雷電式（圖513）；反向雙腿杖式（圖516）；反向單腳杖式1、式2（圖521、圖523）；脈輪鎖印式（圖524）；曼荼羅式（圖525到圖535）；蠍子式1（圖537）；鴿王式（圖551）；單腿鴿王式1、式2、式3、式4（圖542、圖545、圖546、圖547）；精靈瓦拉克利亞式（圖544）；完全弓式（圖555）；雙頭鳥式（圖580和圖581）；反向蝗蟲式（圖584）；雙手抓腳輪式（圖586）；舞王式（圖590）；勝利調息法（第203式）和經絡清潔調息法（第205式），並配合內停息。

● 寒顫

頭倒立系列體位法（圖184到圖218）；肩倒立系列體位法（圖234到圖271）；站姿直腿前彎式（圖48）；西方伸展式（圖160）；半魚王式1（圖311）；套索式（圖328）；上弓式2（圖486）。勝利調息法（第203式）、風箱式調息法（第206式）、經絡清潔調息法（第205式）和太陽貫穿調息法（第204式）。

● 尾骨（疼痛和異化）

勇士式（圖89）；勇士臥式（圖96）；蓮花座系列體位法（圖104到圖124）；頭倒立式1（圖184）；肩立式1（圖234）；肩立橋式和單腿肩立橋式（圖259、圖260）；蝗蟲式（圖60）；弓式（圖

63）；側弓式（圖64和圖65）；眼鏡蛇式1、式2（圖73、圖550）；手倒立式（圖359）；孔雀開屏式（圖357）；上犬式（圖74）；馬面式（圖58）；駱駝式（圖41）；上弓式2（圖486和圖487）；反向雙腿杖式（圖516）；鴿子式（圖512）；小雷電式（圖513）；蠍子式1（圖537）；鴿王式（圖551）；單腿鴿王式1、式2、式3、式4（圖542、圖545、圖546、圖547）；精靈瓦拉克利亞式（圖544）；雙頭鳥式（圖580和581）；反向螳蟲式（圖584）；眼鏡蛇式2（圖550）；雙手抓腳輪式（圖586）；哈努曼猴式（圖475）；根部鎖印式（圖462）。

● 感冒

頭倒立系列體位法（圖184到圖218）；肩倒立系列體位法（圖234到圖271）；站姿直腿前彎式（圖48）；西方伸展式（圖160）；烏龜式和睡龜式（圖363和圖364、圖368）；瑜伽睡眠式（圖391）；勝利調息法（第203式）並配合內停息。

● 咳嗽

頭倒立系列體位法（圖184到圖218）；肩倒立系列體位法（圖234到圖271）；站姿直腿前彎式（圖48）；西方伸展式（圖160）；半魚王式1（圖311）；套索式（圖328）；上弓式2（圖486）；勝利調息法（第203式）並配合內停息。

● 疝氣

頭倒立系列體位法（圖184到圖218）；肩倒立系列體位法（圖234到圖271）；站姿直腿前彎式（圖48）；脊椎扭轉式（圖275）；船式（圖78）；半船式（圖79）；勇士式（圖89）；勇士臥式（圖96）；大身印（圖125）；臍鎖（第201式）6～8次。

● 大腸炎

頭倒立系列體位法（圖184到圖218）；肩倒立系列體位法（圖234到圖271）；站姿直腿前彎式（圖48）；西方伸展式（圖160）；勇士式（圖89）；勇士臥式（圖96）；脊椎扭轉式（圖275）；船式（圖78）；半船式（圖79）；聖哲摩利奇式3（圖303）；半魚王式1（圖311）；套索式（圖328）；大身印（圖125）；下犬式（圖75）；坐姿單腳前彎式（圖127）；瑜伽睡眠式（圖391）；螳蟲式（圖60）；弓式（圖63）；上弓式2（圖486）；勝利調息法（第203式）和經絡清潔調息法（第205式）。

● 便祕

頭倒立系列體位法（圖184到圖218）；肩倒立系列體位法（圖234到圖271）；所有站姿體位法（圖4到圖36）；站姿直腿前彎式（圖48）；西方伸展式（圖160）；脊椎扭轉式（圖275）。

經絡清潔調息法（第 205 式）。

● 冠狀動脈血栓症

躺下練習勝利調息法（第 203 式），不要練停息。（即使深呼吸，也應該在自然放鬆的情況下進行，而且最好由個有經驗的老師指導。）攤屍式（圖 592）每次 15 分鐘，每天做兩次。

● 腿部缺陷

站姿系列體位法（圖 4 到圖 48）；坐姿單腳前彎式（圖 127）；坐姿單盤前彎式（圖 135）；單腿跪姿背部伸展前彎式（圖 139）；鷺式（圖 141）；坐姿分腿前彎式（圖 151）；手拉腳拇趾雙腿向上伸展式（圖 167）；臉向上西方伸展式 1、式 2（圖 168、圖 170）；犁式（圖 244）；脊椎扭轉式（圖 275）；臥姿手抓腳趾伸展式（圖 285 到圖 287）；阿南塔式（圖 290）；下犬式（圖 75）；蝗蟲式（圖 60）；哈努曼猴式（圖 475）；直角式（圖 477）；毗濕奴臥式（圖 478）。

● 手臂缺陷

站姿系列體位法（圖 1 到圖 48）；山岳式（圖 107）；犁式（圖 244）；上犬式（圖 74）；下犬式（圖 75）；手倒立式（圖 359）；牛面式（圖 80）；聖哲摩利奇式 1、式 3（圖 144、圖 303）；半魚王式 1（圖 311）；鎖蓮式（圖 118）；花環式 1（圖 321）；套索式（圖 328）。

● 糖尿病

頭倒立系列體位法（圖 184 到圖 218）；肩倒立系列體位法（圖 234 到圖 271）；大身印（圖 125）；坐姿單腳前彎式（圖 127）；西方伸展式（圖 160）；勇士式（圖 89）；勇士臥式（圖 96）；射箭式（圖 173 和圖 175）；蝗蟲式（圖 60）；弓式（圖 63）；船式（圖 78）；半船式（圖 79）；脊椎扭轉式（圖 275）；站姿直腿前彎式（圖 48）；聖哲摩利奇式 1、式 2、式 3、式 4（圖 144、圖 146、圖 303、圖 305）；半魚王式 1、式 2、式 3（圖 311、圖 330、圖 332）；套索式（圖 328）；魚王式（圖 336）；上弓式 2（圖 486）；反向雙腿杖式（圖 516）；孔雀式（圖 354）；天鵝式（圖 356）；眼鏡蛇式 1、式 2（圖 73、圖 550）；臍鎖（第 201 式）、吊胃旋轉（第 202 式）和經絡清潔調息法（第 205 式）並配合內停息；以攤屍式（圖 592）結束。

● 腹瀉

頭倒立式 1（圖 184）；肩立式 1（圖 234）；經絡清潔調息法（第 205 式），不要練停息。

● 心臟擴大

經絡清潔調息法（第 205 式），不要練停息。

● 子宮異位

頭倒立系列體位法（圖 184 到圖 218）；肩倒立系列體位法（圖 234 到圖 271）；站姿直腿前彎式（圖 48）；手拉腳拇趾站立前彎式（圖 44）；腳壓手掌站立前彎式（圖 46）；下犬式（圖 75）；杖式（圖 77）；山岳式（圖 107）；魚式（圖 114）；束角式（圖 102）；坐姿分腿前彎式（圖 151）；勝利調息法（第 203 式）和經絡清潔調息法（第 205 式）；臍鎖（第 201 式）。

● 椎間盤移位

站姿系列體位法（圖 4 到圖 19）；手拉腳拇趾站立前彎式（圖 43）；腳壓手掌站立前彎式（圖 45）；站姿直腿前彎式（圖 47）；西方伸展式（圖 160）；蝗蟲式（圖 60 和圖 61）；蝗蟲式變化（圖 62）；弓式（圖 63）；駱駝式（圖 41）；眼鏡蛇式 1（圖 73）；上犬式（圖 74）；臥姿雙腿延展式（圖 292）；橋式（圖 296）；肩立式 1（圖 234）；肩立橋式（圖 259）；孔雀開屏式（圖 357）；手倒立式（圖 359）；山岳式（圖 107）；魚式（圖 113）；勇士臥式（圖 96）；躺椅式（圖 97）；門閂式（圖 39）；上弓式 2（圖 486 和圖 487）；反向雙腿杖式（圖 516）；勝利調息法（第 203 式）和經絡清潔調息法（第 205 式）。

● 痢疾

頭倒立式及其系列中做得到的體位法（圖 184 到圖 218）；肩立式及其系列中做得到的體位法（圖 234 到圖 271）；大身印（圖 125）；坐姿單腳前彎式（圖 127）；經絡清潔調息法（第 205 式），不要練停息。

● 消化不良

按照胃酸的治療性體位法進行練習。

● 癲癇症

頭倒立式 1（圖 184）；肩立式 1（圖 234）；犁式（圖 244）；大身印（圖 125）；西方伸展式（圖 160）；勝利調息法並配合內停息，經絡清潔調息法不要練停息；六頭戰神式（圖 106）5 分鐘；依自己的時間安排練習攤屍式（圖 592）。清涼調息法（圖 601）；入定或冥想。

● 眼睛

頭倒立系列體位法（圖 184 到圖 218）；肩倒立系列體位法（圖 234 到圖 271）；站姿直腿前彎式（圖 48）；西方伸展式（圖 160）；雙眼閉上凝視鼻尖一會兒，然後再凝視眉心一會兒。六頭戰神式（圖 106）；清涼調息法（圖 601）以及經絡清潔調息法（第 205 式）；以攤屍式（圖 592）結束。

● 疲勞

頭倒立式 1（圖 184）；肩立式 1（圖 234）；犁式（圖 244）；西方伸展式（圖 160）；臉向上西方伸展式 2（圖 170）；下犬式（圖 75）；站姿直腿前彎式（圖 48）；半魚王式 1（圖 311）；套索式（圖 328）；花環式 2（圖 322）；反向雙腿杖式（圖 516）；經絡清潔調息法（第 205 式）不要練停息；以攤屍式（圖 592）結束。

● 扁平足

練習站姿系列體位法（圖 1 到圖 48）；頭倒立式 1（圖 184）；肩立式 1（圖 234）；勇士式（圖 89）；勇士臥式（圖 96）；躺椅式（圖 97）；青蛙式（圖 100）；臥蛙式（圖 458）；單腿跪姿背部伸展前彎式（圖 139）；鷺式（圖 141）；鎖蓮式（圖 118）；束角式（圖 102）；根部鎖印式（圖 462）；臥姿手抓腳趾伸展式（圖 284 到圖 287）；牛面式（圖 80）；瑜伽手杖式（圖 456）；聖哲瓦摩提婆式 1、式 2（圖 465、圖 466）；聖哲格蘭達式 1（圖 561）。

● 腸胃脹氣

頭倒立系列體位法（圖 184 到圖 218）；肩倒立系列體位法（圖 234 到圖 271）；站姿系列體位法（圖 1 到圖 36）；手拉腳拇趾站立前彎式（圖 44）；腳壓手掌站立前彎式（圖 46）；站姿直腿前彎式（圖 48）；大身印（圖 125）；坐姿單腳前彎式（圖 127）；坐姿單盤前彎式（圖 135）；單腿跪姿背部伸展前彎式（圖 139）；鷺式（圖 142）；聖哲摩利奇式 1（圖 144）；船式（圖 78）；半船式（圖 79）；聖哲摩利奇式 3（圖 303）；半魚王式 1、式 3（圖 311、圖 332）；花環式 2（圖 322）；套索式（圖 328）；魚王式（圖 336）；西方伸展式（圖 160）；臉向上西方伸展式 1、式 2（圖 168、圖 170）；脊椎扭轉式（圖 275）；雙腿向上伸展式（圖 276 到圖 279）；輪式（圖 280 到圖 283）；勇士臥式（圖 96）；瑜伽身印（圖 120）；單腿繞頭系列體位法（圖 371 到圖 384）；烏龜式和睡龜式（圖 363 和圖 364、圖 368）；瑜伽睡眠式（圖 391）；雙腿繞頭式（圖 393）；蝗蟲式（圖 60）；弓式（圖 63）；孔雀式（圖 354）；上弓式 2（圖 486）；反向雙腿杖式（圖 516）；曼荼羅式（圖 525 到圖 535）；臍鎖（第 201 式）和吊胃旋轉（第 202 式）。

● 膽囊和肝臟的鍛鍊

按照胃酸、消化不良以及腸胃脹氣條目中所列的體位法進行練習。

● 胃炎

與腸胃脹氣的練習相同。

● 暈眩

頭倒立式1（圖184）；肩立式1（圖234）；犁式（圖244）；西方伸展式（圖160）；六頭戰神式（圖106）；經絡清潔調息法（第205式）不要練停息；攤屍式（圖592）結束。

● 痛風

頭倒立式及其系列中做得到的體位法（圖184到圖218）；肩立式及其系列中做得到的體位法（圖234到圖271）；站姿系列體位法（圖4到圖36）；如果可以的話，繼續蓮花座系列體位法（圖104到圖124）；勇士式（圖89）；勇士臥式（圖96）；躺椅式（圖97）；閂門式（圖39）；老鷹式（圖56）；牛面式（圖80）；站姿直腿前彎式（圖48）；西方伸展式（圖160）；臉向上西方伸展式1（圖167）；射箭式（圖173和圖175）；鷺式（圖142）；聖哲摩利奇式3（圖303）；半魚王式1（圖311）；花環式1、式2（圖321、圖322）；套索式（圖328）；瑜伽手杖式（圖456）；青蛙式（圖100）；臥蛙式（圖458）；根部鎖印式（圖462）；聖哲瓦摩提婆式1、式2（圖465、圖466）；球根式（圖470）；哈努曼猴式（圖475）。

● 口臭

頭倒立系列體位法（圖184到圖218）；肩倒立系列體位法（圖234到圖271）；站姿直腿前彎式（圖48）；脊椎扭轉式（圖275）；西方伸展式（圖160）；獅子式1、式2（圖109、圖110）；勝利調息法（第203式）、經絡清潔調息法（第205式）以及清涼調息法（圖601）；臍鎖（第201式）。

進行體位法和調息法練習時，張開嘴，伸出舌頭向上捲起，使舌尖推向聲門部位。這樣做不僅會消除口臭，也克服了口渴。在瑜伽裡這叫做烏啄身印（Kaka Mudra）。梵文 Kaka 意思是烏鴉；Mudra 則是指象徵。

● 腿部肌肉

站姿系列體位法（圖4到圖36）；頭倒立式及其系列中做得到的體位法（圖184到圖218）；肩立式及其系列中做得到的體位法（圖234到圖271）；脊椎扭轉式（圖275）；臥姿手抓腳趾伸展式（圖284到圖287）；阿南塔式（圖290）；西方伸展式（圖160）；東方伸展式（圖171）；束角式（圖101）；坐姿分腿前彎式（圖151）；射箭式（圖173和圖175）；烏龜式（圖363和圖364）；駱駝式（圖41）；蝗蟲式（圖60）；弓式（圖63）；上弓式2（圖486和圖487）；反向雙腿杖式（圖516）；曼荼羅式（圖525到圖535）；半魚王式1（圖311）；花環式2（圖322）；套索式（圖328）；哈努曼猴式（圖475）；直角式（圖477）；毗濕奴臥式（圖478）。

● 頭痛

頭倒立式 1（圖 184）10 分鐘；肩立式 1（圖 234）10 分鐘；犁式（圖 244）5 分鐘，以及肩倒立系列體位法；西方伸展式（圖 160）5 分鐘；站姿直腿前彎式（圖 48）3 分鐘；經絡清潔調息法（第 205 式）10～15 分鐘，不要練停息；攤屍式（圖 592）10 分鐘。

● 心臟疾病

勝利調息法（第 203 式）或經絡清潔調息法（第 205 式），不要練停息，也不要感到有任何壓力。冥想，以攤屍式（圖 592）結束。

● 胃灼熱

按照胃酸條目的體位法進行練習。

● 腳後跟（痛或骨刺）

頭倒立系列體位法（圖 184 到圖 218）；肩倒立系列體位法（圖 234 到圖 271）；下犬式（圖 75）；勇士式（圖 89）；勇士臥式（圖 96）；躺椅式（圖 97）；青蛙式（圖 100）；臥蛙式（圖 458）；束角式（圖 101）；根部鎖印式（圖 462）；半魚王式 1（圖 311）；花環式 1、式 2（圖 321、圖 322）；套索式（圖 328）；魚王式（圖 336）；臉向上西方伸展式 1、式 2（圖 168、圖 170）；牛面式（圖 80）；孔雀開屏式

（圖 357）；手倒立式（圖 359）；聖哲瓦摩提婆式 1、式 2（圖 465、圖 466）；瑜伽手杖式（圖 456）；球根式（圖 470）。

● 臍帶疝氣

頭倒立系列體位法（圖 184 到圖 218）；肩倒立系列體位法（圖 234 到圖 271）；束角式（圖 103）；坐姿分腿前彎式（圖 151）；西方伸展式（圖 160）；臉向上西方伸展式 1、式 2（圖 168、圖 170）；射箭式（圖 173 和圖 175）；臥姿手抓腳趾伸展式（圖 284 到圖 287）；大身印（圖 125）；下犬式（圖 75）；手拉腳拇趾站立前彎式（圖 43）；腳壓手掌站立前彎式（圖 45）；站姿直腿前彎式（圖 48）；上弓式 2（圖 486）；反向雙腿杖式（圖 516）；烏龜式和睡龜式（圖 363 和圖 364、圖 368）；單腿繞頭系列體位法（圖 371 到圖 384）；瑜伽睡眠式（圖 391）；雙腿繞頭式（圖 393）；船式（圖 78）；半船式（圖 79）；臍鎖。

● 腹股溝疝氣

頭倒立系列體位法（圖 184 到圖 218）；肩倒立系列體位法（圖 234 到圖 271）；手拉腳拇趾雙腿向上伸展式（圖 167）；臉向上西方伸展式 1、式 2（圖 168、圖 170）；鷺式（圖 141）；射箭式（圖 173 和圖 175）；臥姿手抓腳趾伸展式（圖 284 到圖 287）；坐姿分腿前彎式（圖 151）；束

角式（圖102）；哈努曼猴式（圖475）；直角式（圖477）；毗濕奴臥式（圖478）；瑜伽手杖式（圖456）；根部鎖印式（圖462）；瑜伽睡眠式（圖391）；臍鎖（第201式）。

　　（建議躺著休息時練習束角式〔圖101〕。練完這些體位法後，不要馬上站起或移動。在上述體位法完成後以攤屍式〔圖592〕結束。）

● 駝背

　　站姿系列體位法（圖1到圖36）；平板式（圖67）；蝗蟲式（圖60）；蝗蟲式變化（圖62）；弓式（圖63）；駱駝式（圖41）；手拉腳拇趾站立前彎式（圖43）；腳壓手掌站立前彎式（圖45）；站姿直腿前彎式（圖47）；眼鏡蛇式1（圖73）；上犬式（圖74）；下犬式（圖75）；大身印（圖125）；坐姿單腳前彎式（圖127）；坐姿分腿前彎式（圖151）；牛面式（圖80）；山岳式（圖107）；聖哲巴拉瓦伽式1、式2（圖297、圖299）；聖哲摩利奇式1、式2、式3、式4（圖144、圖146、圖303、圖305）；鎖蓮式（圖118）；躺椅式（圖97）；半魚王式1、式2（圖311、圖330）；脊椎扭轉式（圖275）；臥姿手抓腳趾伸展式（圖285到圖287）；上弓式2（圖486）；孔雀開屏式（圖357）；手倒立式（圖359）；反向雙腿杖式（圖516）。

● 陰囊積水

　　頭倒立系列體位法（圖184到圖218）；肩倒立系列體位法（圖234到圖271）；蓮花座系列體位法（圖104到圖124）；手倒立式（圖359）；孔雀開屏式（圖357）；下犬式（圖75）；脊椎扭轉式（圖275）；臥姿手抓腳趾伸展式（圖284到圖287）；束角式（圖101）；坐姿分腿前彎式（圖151）；西方伸展式（圖160）；瑜伽睡眠式（圖391）；瑜伽手杖式（圖456）；根部鎖印式（圖462）；聖哲瓦摩提婆式1、式2（圖465、圖466）；球根式（圖470）；哈努曼猴式（圖475）；直角式（圖477）；臍鎖（第201式）和吊胃旋轉（第202式）。

● 性無能

　　頭倒立系列體位法（圖184到圖218）；肩倒立系列體位法（圖234到圖271）；西方伸展式（圖160）；站姿直腿前彎式（圖48）；大身印（圖125）；束角式（圖101）；半魚王式1（圖311）；套索式（圖328）；根部鎖印式（圖462）；球根式（圖470）；哈努曼猴式（圖475）；瑜伽睡眠式（圖391）；上弓式2（圖486）；反向雙腿杖式（圖516）；臍鎖；經絡清潔調息法（第205式）並配合內停息。

● 消化不良

所有站姿體位法（圖 4 到圖 48）；頭倒立系列體位法（圖 184 到圖 218）；肩倒立系列體位法（圖 234 到圖 271）；脊椎扭轉式（圖 275）；雙腿向上伸展式（圖 276 到圖 279）；船式（圖 78）；半船式（圖 79）；大身印（圖 125）；蝗蟲式（圖 60）；弓式（圖 63）；西方伸展式（圖 160）；瑜伽睡眠式（圖 391）；聖哲摩利奇式 3（圖 303）；半魚王式 1（圖 311）；套索式（圖 328）；魚王式（圖 336）；勇士臥式（圖 96）；臍鎖（第 201 式）和吊胃旋轉（第 202 式）、風箱式調息法（第 206 式）、經絡清潔調息法（第 205 式）並配合內停息。

● 失眠

頭倒立系列體位法（圖 184 到圖 218）；肩倒立系列體位法（圖 234 到圖 271）；西方伸展式（圖 160）；站姿直腿前彎式（圖 48）；風箱式調息法、絡清潔調息法（第 205 式）以及太陽貫穿調息法不要練停息，六頭戰神式（圖 106），以攤屍式（圖 592）結束。

● 腎臟

頭倒立系列體位法（圖 184 到圖 218）；肩倒立系列體位法（圖 234 到圖 271）；站姿系列體位法（圖 4 到圖 48）；上犬式（圖 74）；下犬式

（圖 75）；蝗蟲式（圖 60）；弓式（圖 63）；坐姿單腳前彎式（圖 127）；坐姿扭轉單腳前彎式（圖 132）；西方伸展式（圖 160）；扭轉西方伸展式（圖 165）；束角式（圖 103）；坐姿分腿前彎式（圖 151）；脊椎扭轉式（圖 275）；半船式（圖 79）；聖哲摩利奇式 3（圖 303）；半魚王式 1、式 2、式 3（圖 311、圖 330、圖 332）；套索式（圖 328）；魚王式（圖 336）；眼鏡蛇式 1、式 2（圖 73、圖 550）；根部鎖印式（圖 462）；球根式（圖 470）；哈努曼猴式（圖 475）；瑜伽睡眠式（圖 391）；上弓式 2（圖 486 和圖 487）；反向雙腿杖式（圖 516）；曼荼羅式（圖 525 到圖 535）；鴿子式（圖 512）；鴿王式（圖 551）；蠍子式 1 或式 2（圖 537 或圖 538）；完全弓式（圖 555）；頭立蠍子式（圖 570）；雙頭鳥式（圖 580 和圖 581）；反向蝗蟲式（圖 584）；雙手抓腳輪式（圖 586）；舞王式（圖 590）；臍鎖（第 201 式）和經絡清潔調息法（第 205 式）。

● 膝蓋

站姿系列體位法（圖 1 到圖 48）；坐姿單腳前彎式（圖 127）；坐姿扭轉單腳前彎式（圖 132）；坐姿單盤前彎式（圖 135）；單腿跪姿背部伸展前彎式（圖 139）；鷺式（圖 141）；聖哲摩利奇式 1、式 2、式 3、式 4（圖 144、圖 146、圖 303、圖 305）；射箭式（圖 173 和圖

175）；蓮花座系列體位法（圖104到圖124）；勇士式（圖89）；勇士臥式（圖96）；躺椅式（圖97）；牛面式（圖80）；聖人式（圖84）；束角式（圖101）；聖哲巴拉瓦伽式1、式2（圖297、圖299）；半魚王式1（圖311）；花環式1、式2（圖321、圖322）；套索式（圖328）；烏龜式和睡龜式（圖363和圖364、圖368）；瑜伽睡眠式（圖391）；瑜伽手杖式（圖456）；青蛙式（圖100）；臥蛙式（圖458）；根部鎖印式（圖462）；聖哲瓦摩提婆式1、式2（圖465、圖466）；球根式（圖470）；哈努曼猴式（圖475）；聖哲格蘭達式1、式2（圖561、圖564）。

● 勞損疼痛

勇士式（圖89）；束角式（圖101和圖103）；坐姿分腿前彎式（圖148），練習時可抓住也可不抓著腳趾；勝利調息法（第203式）並配合內停息，經絡清潔調息法（第205式）則不要練停息；以攤屍式（圖592）結束。

● 腿部

站姿系列體位法（圖1到58）；蝗蟲式（圖60）；弓式（圖63）；眼鏡蛇式1、式2（圖73、圖550）；平板式（圖67）；上犬式（圖74）；下犬式（圖75）；船式（圖78）；半船式（圖

79）；西方伸展式（圖160）；臉向上西方伸展式1、式2（圖168、圖170）；射箭式（圖173和圖175）；坐姿分腿前彎式（圖151）；脊椎扭轉式（圖275）；臥姿手抓腳趾伸展式（圖285到圖287）；鷺式（圖141）；頭倒立式1（圖184）；肩立式1（圖234）；犁式（圖244）；孔雀開屏式（圖357）；手倒立式（圖359）；阿南塔式（圖290）；單腿繞頭系列體位法（圖371到圖384）；側平板式（圖398）；聖哲毗斯瓦蜜多羅式（圖403）；哈努曼猴式（圖475）；直角式（圖477）；毗濕奴臥式（圖478）。

● 肝、脾、胰腺和腸

按照手臂和腎臟條目的體位法進行練習。

● 腰痛

站姿系列體位法（圖4到圖48）；蝗蟲式（圖60）；弓式（圖63）；眼鏡蛇式1（圖73）；東方伸展式（圖171）；花環式1、式2（圖321、圖322）；聖哲巴拉瓦伽式1、式2（圖297、圖299）；聖哲摩利奇式3（圖303）；半魚王式1（圖311）；套索式（圖328）；臉向上西方伸展式2（圖170）；脊椎扭轉式（圖275）；山岳式（圖107）；頭倒立系列體位法（圖184到圖218）；肩倒立系列體位法（圖234到圖271）；上弓式2（圖486和圖487）；翻轉輪式（圖488到圖499）；

反向雙腿杖式（圖516）；曼荼羅式（圖525到圖535）。

● 肺部

頭倒立系列體位法（圖184到圖218）；肩倒立系列體位法（圖234到圖271）；蓮花座系列體位法（圖104到圖124）；勇士式（圖89）；勇士臥式（圖96）；躺椅式（圖97）；站姿系列體位法（圖4到圖36）；上弓式2（圖486）；反向雙腿杖式（圖516）；練習所有的調息法並配合內停息。

● 月經不調

頭倒立系列體位法（圖184到圖218）；肩倒立系列體位法（圖234到圖271）；西方伸展式（圖160）；站姿直腿前彎式（圖48）；下犬式（圖75）；鎖蓮式（圖118）；瑜伽身印（圖120）；山岳式（圖107）；魚式（圖113）；烏龜式和睡龜式（圖363和圖364、圖368）；勇士式（圖89）；勇士臥式（圖96）；躺椅式（圖97）；束角式（圖102）；坐姿分腿前彎式（圖151）；臉向上西方伸展式1、式2（圖168、圖170）；瑜伽睡眠式（圖391）；聖哲摩利奇式3（圖303）；半魚王式1（圖311）；套索式（圖328）；上弓式2（圖486）；反向雙腿杖式（圖516）；攤屍式（圖592）；經絡清潔調息法（第205式）並配合內停息，以及臍鎖（第201式）。

● 偏頭痛

頭倒立式1（圖184）；如果可以的話，做頭倒立系列其他的體位法；肩立式（及其系列任何做得到的體位法）（圖234到圖271）；西方伸展式（圖160）；站姿直腿前彎式（圖48）；經絡清潔調息法（第205式）不要練停息；清涼調息法；六頭戰神式（圖106）；以勇士式（圖89）或聖人式（圖84）或束角式（圖103）或蓮花座（圖104）冥想；以攤屍式（圖592）結束。

● 鼻黏膜炎

頭倒立系列體位法（圖184到圖218）；肩倒立系列體位法（圖234到圖271）；西方伸展式（圖160）；站姿直腿前彎式（圖48）；下犬式（圖75）；勝利調息法（第203式）、風箱式調息法（第206式）、太陽貫穿調息法（第204式）以及經絡清潔調息法（第205式）。

● 神經衰弱

頭倒立系列體位法（圖184到圖218）；肩倒立系列體位法（圖234到圖271）；站姿直腿前彎式（圖48）；西方伸展式（圖160）；經絡清潔調息法（第205式）不要練停息；六頭戰神式（圖106）；冥想，然後以攤屍式（圖592）結束。

● 肥胖

按照胃酸、消化不良以及腸胃脹氣條目所列出的體位法進行練習。

● 卵巢

按照月經不調條目的體位法進行練習。

● 心悸

頭倒立式 1（圖 184）；肩立式 1（圖 234）；犁式（圖 244）；西方伸展式（圖 160）；站姿直腿前彎式（圖 48）；下犬式（圖 75）；反向雙腿杖式（圖 516）；勇士式（圖 89）；勇士臥式（圖 96）；剛開始練習勝利調息法（第 203 式）和經絡清潔調息法（第 205 式）時，不要練停息。在練習兩三個月後，可以做 5 秒鐘的停息，然後逐步增加停息的時間。最後以攤屍式（圖 592）結束。

● 腦灰質炎

站姿系列體位法（圖 1 到圖 36）；蝗蟲式（圖 60）；弓式（圖 63）這類的體位法。根據我的經驗，對於腦灰質炎患者來說，有導師直接地指導比較重要，因此不要按照書本進行練習。這些體位法的練習必須根據患者個人的狀況進行調整。

● 癱瘓

在這種情況下，也有必要請有經驗的導師指導

練習。站姿系列體位法（圖 1 到圖 36）；手拉腳拇趾站立前彎式（圖 44）；腳壓手掌站立前彎式（圖 46）；站姿直腿前彎式（圖 48）；蝗蟲式（圖 60 和 61）；蝗蟲式變化（圖 62）；弓式（圖 63）；眼鏡蛇式 1（圖 73）；頭倒立式 1（圖 184）；肩立式 1（圖 234）；犁式（圖 244）；單腿向上肩立式（圖 250）；側單腿肩立式（圖 251）；側犁式（圖 249）；雙腿開展犁式（圖 247）；臥姿手抓腳趾伸展式（圖 284 到圖 287）；雙腿向上伸展式（圖 276 到圖 279）；攤屍式（圖 592）；勝利調息法（第 203 式）和經絡清潔調息法（第 205 式）。

● 痔瘡

頭倒立系列體位法（圖 184 到圖 218）；肩倒立系列體位法（圖 234 到圖 271）；脊椎扭轉式（圖 275）；臥姿手抓腳趾伸展式（圖 284 到圖 287）；魚式（圖 114）；獅子式 2（圖 110）；蝗蟲式（圖 60）；弓式（圖 63）；上弓式 2（圖 486）；反向雙腿杖式（圖 516）；勝利調息法（第 203 式）和經絡清潔調息法（第 205 式）並配合停息練習，然後以攤屍式（圖 592）結束。

● 胸膜炎和肺炎

（在經過治療和休息後，患者可以練習瑜伽強健身體，在短時間內恢復正常的生活。）

頭倒立式 1（圖 184）；肩立式 1（圖 234）；犁式（圖 244）；西方伸展式（圖 160）；站姿直腿前彎式（圖 48）；勇士式（圖 89）；山岳式（圖 107）；魚式（圖 114）；勝利調息法（第 203 式）和經絡清潔調息法（第 205 式），不要練停息，然後冥想，以攤屍式（圖 592）結束。

● **前列腺**

頭倒立系列體位法（圖 184 到圖 218）；肩倒立系列體位法（圖 234 到圖 271）；脊椎扭轉式（圖 275）；站姿直腿前彎式（圖 48）；蝗蟲式（圖 60）；弓式（圖 63）；下犬式（圖 75）；船式（圖 78）；半船式（圖 79）；坐姿單腳前彎式（圖 127）；勇士式（圖 89）；勇士臥式（圖 96）；束角式（圖 102）；蓮花座系列體位法（圖 104 到圖 124）；烏龜式和睡龜式（圖 363 和圖 364、圖 368）；單腿繞頭系列體位法（圖 371 到圖 384）；瑜伽睡眠式（圖 391）；半魚王式 1、式 2（圖 311、圖 330）；套索式（圖 328）；魚王式（圖 336）；根部鎖印式（圖 462）；球根式（圖 470）；哈努曼猴式（圖 475）；直角式（圖 477）；上弓式 2（圖 486）；翻轉輪式（圖 488 到圖 499）；反向雙腿杖式（圖 516）；曼荼羅式（圖 525 到圖 535）；臍鎖（第 201 式）、經絡清潔調息法（第 205 式）和勝利調息法（第 203 式），並配合停息練習。

● **風濕痛**

按照關節炎和腰痛條目的體位法進行練習。

● **坐骨神經痛**

站姿系列體位法（圖 1 到圖 36）；頭倒立式及其系列中做得到的體位法（圖 184 到圖 218）；肩立式及其系列中做得到的體位法（圖 234 到 271）；脊椎扭轉式（圖 275）；臥姿手抓腳趾伸展式（圖 284 到 287）；阿南塔式（圖 290）；臥姿雙腿延展式（圖 292）；橋式（圖 296）；西方伸展式（圖 160）；蝗蟲式（圖 60）；弓式（圖 63）；眼鏡蛇式 1（圖 73）；上犬式（圖 74）；下犬式（圖 75）；臉向上西方伸展式 1、式 2（圖 168、圖 170）；東方伸展式（圖 171）；烏龜式（圖 363 和圖 364）；根部鎖印式（圖 462）；聖哲巴拉瓦伽式 1、式 2（圖 297、圖 299）；聖哲摩利奇式 3（圖 303）；半魚王式 1（圖 311）；花環式 1、式 2（圖 321、圖 322）；套索式（圖 328）；哈努曼猴式（圖 475）；毗濕奴臥式（圖 478）；駱駝式（圖 41）；反向雙腿杖式（圖 516）。假如可以的話，練習魚王式（圖 336）。

● **遺精**

頭倒立系列體位法（圖 184 到圖 218）；肩倒立系列體位法（圖 234 到圖 271）；西方伸展式（圖 160）；束角式（圖 103）；根部鎖印式（圖

462）；球根式（圖470）；勝利調息法（第203式）和經絡清潔調息法（第205式），不要練停息，練習2～3個月，然後再配合停息練習。

● **不孕**

按照遺精條目的體位法進行練習。

● **腿部血栓**

如果可以的話，練習肩立式1（圖234）；犁式（圖244）；勇士式（圖89）；聖人式（圖84）；束角式（圖102）；任何你能輕鬆就做得到的坐姿體位法。勝利調息法（第203式）和經絡清潔調息法（第205式），然後以攤屍式（圖592）結束。

● **扁桃腺炎**

頭倒立式及其系列中做得到的體位法（圖184到圖218）；肩立式及其系列中做得到的體位法（圖234到圖271）；勇士式（圖89）；躺椅式（圖97）；蓮花座系列體位法（圖104到圖124）；站姿系列體位法（圖1到圖36）；駱駝式（圖41）；弓式（圖63）；上犬式（圖74）；聖哲摩利奇式3（圖303）；半魚王式1（圖311）；套索式（圖328）；魚王式（圖336）；西方伸展式（圖160）；瑜伽睡眠式（圖391）；上弓式2（圖486）；反向雙腿杖式（圖516）；勝利調息法（第

203式）和經絡清潔調息法（第205式）；風箱式調息法（第206式）和臍鎖（第201式）。

● **肺結核**

建議在接受治療後，再於有經驗的老師指導下進行練習。

● **胃部腫瘤**

（只在疾病初期階段練習這些體位法）

頭倒立式1及其系列中做得到的體位法（圖184到圖218）；肩立式1及其系列中做得到的體位法（圖234到圖271）；站姿系列體位法（圖1到圖36）；站姿直腿前彎式（圖48）；大身印（圖125）；坐姿單腳前彎式（圖127）；勇士臥式（圖96）；魚式（圖114）；山岳式（圖107）；西方伸展式（圖160）；臍鎖（第201式）和勝利調息法（第203式）或經絡清潔調息法（第205式）。

● **胃潰瘍**

按照胃酸、消化不良以及腸胃脹氣條目所列出的體位法進行練習。

● **十二指腸潰瘍**

頭倒立系列體位法（圖184到圖218）；肩倒立系列體位法（圖234到圖271）；大身印（圖125）；坐姿單腳前彎式（圖127）；西方伸展式

（圖 160）；烏龜式和睡龜式（圖 363 和圖 364、圖 368）；瑜伽睡眠式（圖 391）；聖哲摩利奇式 3（圖 303）；半魚王式 1（圖 311）；套索式（圖 328）；反向雙腿杖式（圖 516）；臍鎖（第 201 式），勝利調息法（第 203 式）和經絡清潔調息法（第 205 式）並配合內停息。

● 尿量過少或過多

頭倒立式及其系列中做得到的體位法（圖 184 到圖 218）；肩立式及其系列中做得到的體位法（圖 234 到 271）；勇士臥式（圖 96）；魚式（圖 114）；獅子式 2（圖 110）；大身印（圖 125）；束角式（圖 101）；臍鎖（圖 594）；經絡清潔調息法（第 205 式），並配合內停息與外停息。

● 靜脈曲張

頭倒立系列體位法（圖 184 到圖 218）；肩倒立系列體位法（圖 234 到圖 271）；勇士式（圖 89）；勇士臥式（圖 96）；躺椅式（圖 97）；青蛙式（圖 100）。

ॐ 體位法索引

	體位法		步驟圖編號	完成圖編號
45	蓮花座	Padmasana	—	104、105
46	六頭戰神式	Sanmukha Mudra	—	106
47	山岳式	Parvatasana	—	107
48	天秤式	Tolasana	—	108
49	獅子式 1	Simhasana I	—	109
50	獅子式 2	Simhasana II	—	110、111
51	魚式	Matsyasana	112、114	113
52	公雞式	Kukkutasana	—	115
53	子宮胎兒式	Garbha Pindasana	—	116
54	牧牛式	Goraksasana	—	117
55	鎖蓮式	Baddha Padmasana	—	118、119
56	瑜伽身印	Yoga Mudrasana	—	120～122
57	雷電臥式	Supta Vajrasana	123	124
58	大身印	Maha Mudra	—	125
59	坐姿單腳前彎式	Janu Sirsasana	126	127～129
60	坐姿扭轉單腳前彎式	Parivrtta Janu Sirsasana	130、131	132
61	坐姿單盤前彎式	Ardha Baddha Padma Paschimottanasana	133、134、136	135、137
62	單腿跪姿背部伸展前彎式	Triang Mukhaikapada Paschimottanasana	138	139
63	鷺式	Krounchasana	140	141、142
64	聖哲摩利奇式 1	Marichyasana I	143	144
65	聖哲摩利奇式 2	Marichyasana II	145	146、147
66	坐姿分腿前彎式	Upavistha Konasana	148～150	151、152
67	西方伸展式	Paschimottanasana	153～160	161、162
68	扭轉西方伸展式	Parivrtta Paschimottanasana	163、164	165、166
69	臉向上西方伸展式 1	Urdhva Mukha Paschimottanasana I	—	168
70	手拉腳拇趾雙腿向上伸展式	Ubhaya Padangusthasana	—	167
71	臉向上西方伸展式 2	Urdhva Mukha Paschimottanasana II	169	170

	體位法		步驟圖編號	完成圖編號
98	肩立橋式	Setu Bandha Sarvangasana	256～258	259
99	單腿肩立橋式	Eka PadaSetu Bandha Sarvangasana	—	260
100	肩立蓮花座	Urdhva Padmasana in Sarvangasana	—	261
101	側蓮花肩立式	Parava Urdhva Padmasana in Sarvangasana	—	262～265
102	完全蓮花孔雀式	Uttana Padma Mayurasana	266	267
103	肩立胎兒式	Pindasana in Sarvangasana	268	269
104	側胎兒肩立式	Parsva Pindasana in Sarvangasana	—	270、271
105	脊椎扭轉式	Jathara Parivartanasana	272、273	274、275
106	雙腿向上伸展式	Urdhva Prasarita Padasana	—	276～279
107	輪式	Chakrasana	—	280～283
108	臥姿手抓腳趾伸展式	Supta Padangusthasana	284	285～287
109	阿南塔式	Anantasana	288、289	290
110	臥姿雙腿延展式	Uttana Padasana	291	292
111	橋式	Setu Bandhasana	293～295	296
112	聖哲巴拉瓦伽式 1	Bharadvajasana I	—	297、298
113	聖哲巴拉瓦伽式 2	Bharadvajasana II	—	299、300
114	聖哲摩利奇式 3	Marichyasana III	301、302	303、304
115	聖哲摩利奇式 4	Marichyasana IV	—	305、306
116	半魚王式 1	Ardha Matsyendrasana I	307～310；313～316	311、312
117	花環式 1	Malasana I	317～320	321
118	花環式 2	Malasana II	—	322
119	套索式	Pasasana	323～327	328、329
120	半魚王式 2	Ardha Matsyendrasana II	—	330、331
121	半魚王式 3	Ardha Matsyendrasana III	—	332、333
122	魚王式	Paripurna Matsyendrasana	334、335；337、338	336、339
123	聖哲阿斯塔瓦卡式	Astavakrasana	340、341	342、343

	體位法		步驟圖編號	完成圖編號
150	聖哲迦葉波式	Kasyapasana	—	399、400
151	聖哲毗斯瓦蜜多羅式	Visvamitrasana	401、402	403
152	鶴式	Bakasana	404、405； 407～409	406、410
153	側鶴式	Parsva Bakasana	411	412
154	向上公雞式	Urdhva Kukkutasana	413～416	417～419
155	側公雞式	Parsva Kukkutasana	420～423	424、424a； 425、425a
156	聖哲格拉瓦式	Galavasana	426	427、428
157	單腿格拉瓦式	Eka Pada Galavasana	429、430、432	431、433
158	聖哲康迪亞式	Dwi Pada Koundinyasana	434～437	438
159	單腿康迪亞式 1	Eka Pada Koundinyasana I	439、440	441
160	單腿康迪亞式 2	Eka Pada Koundinyasana II	444	442、443
161	單腿鶴式 1	Eka Pada Bakasana I	445	446、447
162	單腿鶴式 2	Eka Pada Bakasana II	448～450	451、452
163	瑜伽手杖式	Yogadandasana	453～455	456
164	臥蛙式	Supta Bhekasana	457	458
165	根部鎖印式	Mulabandhasana	459～461	462、463
166	聖哲瓦摩提婆式 1	Vamadevasana I	464	465
167	聖哲瓦摩提婆式 2	Vamadevasana II	—	466
168	球根式	Kandasana	467～469	470～471b
169	哈努曼猴式	Hanumanasana	472～474	475～476a
170	直角式	Samakonasana	—	477
171	毗濕奴臥式	Supta Trivikramasana	—	478
172	上弓式 1	Urdhva Dhanurasana I	479～481	482
172a	上弓式 2	Urdhva Dhanurasana II	483～485	486、487
173	翻轉輪式	Viparita Chakrasana in Urdhva Dhanurasana	—	488～499
174	單腿上弓式	Eka Pada Urdhva Dhanurasana	500	501、502

	體位法		步驟圖編號	完成圖編號
175	鴿子式	Kapotasana	503～506；508～511	507、512
176	小雷電式	LaghuVajrasana	—	513
177	反向雙腿杖式	Dwi Pada Viparita Dandasana	514、515；517～520	516
178	反向單腳杖式 1	Eka Pada Viparita Dandasana Ⅰ	—	521
179	反向單腳杖式 2	Eka Pada Viparita Dandasana Ⅱ	522	523
180	脈輪鎖印式	Chakra Bandhasana	—	524
181	曼荼羅式	Mandalasana	—	525～535
182	蠍子式 1	Vrschikasana Ⅰ	—	536、537
183	蠍子式 2	Vrschikasana Ⅱ	—	538
184	單腿鴿王式 1	Eka Pada Rajakapotasana Ⅰ	539～541	542
185	精靈瓦拉克利亞式	Valakhilyasana	543	544
186	單腿鴿王式 2	Eka Pada Rajakapotasana Ⅱ	—	545
187	單腿鴿王式 3	Eka Pada Rajakapotasana Ⅲ	—	546
188	單腿鴿王式 4	Eka Pada Rajakapotasana Ⅳ	—	547
189	眼鏡蛇式 2	Bhujangasana Ⅱ	548、549	550
190	鴿王式	Rajakapotasana	552	551
191	完全弓式	Padangustha Dhanurasana	553、554；556、557	555
192	聖哲格蘭達式 1	Gherandasana Ⅰ	558～560	561～563
193	聖哲格蘭達式 2	Gherandasana Ⅱ	—	564～566
194	喝露水的鷸鴿式	Kapinjalasana	—	567
195	頭立蠍子式	Sirsa Padasana	568、569	570
196	雙頭鳥式	Ganda Bherundasana	571～579；582、583	580、581
197	反向蝗蟲式	Viparita Salabhasana	—	584
198	雙手抓腳輪式	Tirieng Mukhottanasana	585	586
199	舞王式	Natarajasana	587～589	590～591a
200	攤屍式	Savasana	—	592
201	臍鎖	Uddiyana Bandha	—	593、594

	體位法		步驟圖編號	完成圖編號
202	吊胃旋轉	Nauli	—	595、596
203	勝利調息法	Ujjayi Pranayama	—	597
204	太陽貫穿調息法	Surya Bhedama Pranayama	598	599
—	外停息	Bahya Kumbhaka	—	600
205	經絡清潔調息法	Nadi Sodhana Pranayame	—	—
206	風箱式調息法	Bhastrika Pranayama	—	—
207	頭顱清明調息法	Kapalabhati Pranayama	—	—
208	蜜蜂調息法	Bhamari Pranayama	—	—
209	清涼調息法	Sitali Pranayama	—	601
210	嘶聲清涼調息法	Sitakari Pranayama	—	—
211	同比例調息法	Sama Vrtti Pranayama	—	—
212	不同比例調息法	Visama Vrtti Pranayama	—	—
213	間斷調息法	Viloma Pranayama	—	—
214	自然順序調息法	Anuloma Pranayama	—	—
215	反自然順序調息法	Pratiloma Pranayama	—	—
216	刻意性和自發性停息調息法	Sahita and Kevala Kumbhaka Pranayama	—	—
—	入定		—	602

ॐ 詞彙解釋

A	否定字首，意思是「不」，例如不暴力。
Abhaya	無所畏懼。
Abhinivesa	出於本能對生命的眷戀，害怕死亡會使人失去一切。
Abhyasa	持續不斷地學習或練習。
Adhah	下方，下面。
Adhara	支持。
Adhimatra	出類拔萃，優秀者。
Adhimatratama	至高無上，最強者。
Adho-mukha	臉朝下。
Adisvara	太古原神，濕婆的稱號。
Aditi	阿底提，眾神之母，群神是指阿底提亞。
Aditya	阿底提亞，阿底提的兒子或指天神。
Advaita	宇宙靈魂與個體靈魂的非二元性。
Agama	由具公信力的權威提供的證言或證明，知識來源經檢驗且證實為可信賴。
Ahamkara	自我或自我主義；字義是「我即造物主」，一種確實知道「我知」的狀態。
Ahimsa	非暴力。這不只是消極的「不殺生或不暴力」，而且也含「熱愛所有生物」的積極意思。
Ajapa-mantra	非自覺的反覆祈禱者。每個生命體在無意識的呼吸時，吸進祝禱詞「娑耶」（Soham，Sah ＝他〔至上靈性〕，aham ＝是我），而吐氣時呼出「邯娑」（Hamsah，Aham ＝我是，Sah ＝他〔至上靈性〕）。

Ajna-chakra	眉心輪，位於兩眉之間的神經叢。
Akarna	貼近耳朵，或朝向耳朵。
Akrodha	不感到憤怒。
Alabhdha-bhumikatva	無法堅持或無法持續練習，覺得無法看到真實。
Alamba	支持。
Alasya	閑散、怠惰和冷漠。
Amanaska	無欲無求的心靈狀態。
Amrta	不朽的甘露。
Anahata-chakra	心輪，位於心臟部位的神經叢。
Ananta	無限；毗濕奴的名字，也指毗濕奴的臥榻毒蛇希莎。
Ananta-padmanabha	毗濕奴的名字。
Anavasthitattva	不持續練習，自認為已經達到三摩地的最高境界而不再需要繼續練習。
Anga	身體；身體的四肢或其他部位；一部分。
Angamejayatva	不穩定或身體的抖動。
Angula	手指；大拇指。
Angustha	大腳趾。
Anjana	安佳娜，神猴哈努曼母親的名字，是個能幹的猴子首領。
Antara	內在，內部。
Antara Kumbhaka	完全吸氣後停息。
Antaranga Sadhana	通過調息和攝心去追尋內在的靈魂，心靈也處於控制之下，使感官從物質欲望的耽溺中解脫出來。
Antaratma	居於人類內心的至高靈性。
Antaratma Sadhana	通過專心、入定和三摩地，達到對自身靈魂最深層的探尋。
Anuloma	頭髮，穀物，規律。自然的順序。
Anumana	推論。
Apana	下行氣，在下腹部運行的重要的氣，控制大小便。
Aparigraha	不沉溺於收藏或囤積。
Apunya	副的或缺點。

Ardha	半。
Arjuna	阿諸納，般度族的王子，一位強健的弓箭手，印度史詩《摩訶婆羅多》中的英雄。
Asana	體位法，瑜伽的第三個階段。
Asmita	自我中心。
Asta	八。
Astanga Yoga	帕坦加利所敘述的瑜伽八肢。
Astavakra	身體有八處畸形的人。一位聖哲的名字，儘管他生而殘疾，日後卻成為閣那迦國王米提拉的精神導師。
Asteya	不盜取。
Asva	馬。
Asvini-mudra	肛門括約肌的收縮。這個說法主要是因為此動作會讓人聯想起馬排便的樣子。
Atma 或 Atman	梵天的至上靈魂。
Atma Satkam	由商羯羅所撰寫的，描述靈魂進入三摩地狀態的作品，包括六個篇章。
Atmiyata	一心一意的感覺，如同母親對她孩子的感受。
Aum	如同拉丁文「Omne」一樣，梵語「Aum」的意思是「全部」，傳達了「全知」，「遍在」和「萬能」的意思。
Avastha	心智的狀態。
Avatara	神的化身和現形。毗濕奴有十個化身：Matsya（魚）；Kurma（烏龜）；Varaha；（野豬）；Narasimha（人獅）；Vamana（侏儒）；Parasurama（帕拉蘇茹瑪）；Rama（史詩《羅摩衍那》中的英雄）；Krishna（史詩《摩訶婆羅多》中的英雄）；Balarama（巴拉羅摩）與 Kalki（迦奇）
Avidya	無知。
Avirati	喜愛感官享受。
Ayama	長度、擴展，延伸。它也有限制、控制和制止的意思。
Baddha	束縛、限制、被約束，牢固。
Bahiranga Sadhana	追尋創造真神的外在努力。瑜伽修練的前三個階段，即持戒、精進和體位法，這些都是修行者的外在努力，使修行者能與人類和自然保持和諧相處。
Bahya Kumbhaka	完全吐氣，於肺部排空氣之後做停息。
Baka	鶴，一種涉水鳥。
Bali	巴里，魔王的名字。

Bandha	收束，束縛。意思是收縮和控制身體的某些器官或部位，使其封閉的動作。
Bhagavad-Gita	《薄伽梵歌》，神聖之歌，記載了克里希那神與阿諸納之間的對話。它也是印度哲學的出處之一，包括了《奧義書》的核心本質。
Bhagavan	神；可敬的，神聖的。
Bhairava	恐怖的，可畏的；濕婆的另一個法相。
Bhakti	崇拜和敬慕。
Bhakti-marga	通過對個體神的崇敬而開悟的方法或道路。
Bharadvaja	巴拉瓦伽，一位聖哲。
Bhastrika	爐子用的風箱。這裡是指一種呼吸調息方法，空氣受控制的進出如同鐵匠的風箱一樣。
Bhaya	恐懼。
Bhedana	銳利，穿透，穿過。
Bheka	青蛙。
Bherunda	可怕的，恐怖的。也指一種鳥類的意思。
Bhoga	享受；令人愉悅的事物。
Bhoktr	那些享受或經歷過的人。
Bhramara	一種巨大的黑蜂。
Bhramari	一種呼吸調息法，呼氣時發出一種柔和的嗡嗡聲，如同蜜蜂發出的聲音一樣。
Bhranti-darsana	錯誤或沒價值的知識，幻覺。
Bhu	土地。
Bhudana	土地捐贈。
Bhuja	手臂或肩膀。
Bhuja-pida	手臂或肩膀上的壓力。
Bhujanga	毒蛇，蛇。
Bhumikatva	堅實的基礎。
Bija	種子或細菌。
Bija-mantra	神聖的祈禱者在調息時不斷在腦中重複的一個神祕音節，此種子因而在心中生根發芽，心靈專注於一點。
Brahma	聖靈，造物主。梵天是印度三位一體神中的第一位，被賦予創造世界的任務。
Brahma-randhra	頭頂的穴位，據說死後靈魂通過此穴離開身體。

Brahma-vidya	有關至高靈性的知識。
Brahmachari	發誓要過獨身生活並節慾的宗教弟子。不斷接近梵天的人；能夠看到神性的人。
Brahmacharya	過著獨身、宗教研究、節慾的生活。
Brahman	梵，宇宙之源，宇宙中所有普遍存在的靈性。
Brahmandaprana	宇宙的呼吸。
Brahmarsti	一位婆羅門聖哲。
Buddhi	智慧、理由、判斷、辨視。
Chakra	字義是輪或圈。據說能量（氣）在人體內是通過三個主要通道運行的，即中脈、右脈和左脈。中脈位於脊柱內。右脈和左脈分別從右側和左側鼻孔開始，朝頭頂運行，然後向下到達脊柱底部。這兩個能量通道彼此相互交錯，也與中脈相互交錯。這些能量通道的交匯處就叫做脈輪或飛輪，它們控制了整個身體機制。重要的脈輪包括：（a）海底輪（mula ＝根，本源；adhara ＝支持，重要部位）位於肛門上部的骨盆內；（b）生殖輪（sva ＝重要力量，靈魂；adhhisthana ＝坐或住所）位於生殖器官上部；（c）臍輪（manipura ＝肚臍）位於臍部；（d）意輪 Manas（心智）；（e）太陽輪（太陽）位於肚臍和心臟之間的部位；（f）心輪（anahata ＝未被擊過的）位於心臟部位；（g）喉輪（visuddha ＝純淨）位於咽部；（h）眉心輪（ajna ＝命令）位於兩眉之間；（i）頂輪（sahasrara ＝千），叫做腦中的千瓣蓮花；（j）前額輪（lalata ＝前額）位於前額頂部。
Chakra-bandha	封住所有脈輪的一種鎖印法。
Chandra	月亮。
Chatur	數字四。
Chidambaram	印度南部的聖地。（chit ＝知覺，ambara ＝氣氛或穿著）一位神的名字，祂能控制自己所有的知覺。
Chitta	心靈在總體上由三部分組成：（a）心智，有注意、選擇和拒絕的功能；（b）理智，判別事物之間差別的決定階段；（c）自我，我即創造者。
Chitta-viksepa	困擾、分心，混亂。
Chitta-vrtti	心靈的波動。行為、存在以及心智狀況。
Dadhicha	達希恰，一位著名聖哲，他把自己的骨頭獻給了神。這些骨頭塑成雷電，眾神之王因陀羅用它殺死惡魔弗栗多。
Daitya	底提的兒子，惡魔。
Daksa	達剎，一位著名的生主，萬物之神。
Daksina	右面。

Damani	能量運行通道中的一層。
Danava	檀那婆，惡魔一族。
Danda	棍子。
Dandaka	德干高原中的森林區域，位於納爾默達河和戈達瓦里河交匯地。
Daurmanasya	絕望，沮喪。
Deva	神祇。
Devadatta	一種重要的氣，用打呵欠來使疲倦的身體獲得更多氧氣。
Dhananyaya	即使人死後仍然保持在體內的一種重要的氣，有時會形成屍脹現象。
Dhanu	弓。
Dharana	專心。帕坦加利敘述的瑜伽第六階段。
Dhenu	乳牛。
Dhr	保持，支持，維持。
Dhyana	入定冥想。帕坦加利敘述的瑜伽第七階段。
Diti	底提，惡魔的母親。
Drona	多羅納，是俱盧族和般度族王子們的戰術和箭術老師。他是聖哲巴拉瓦伽的兒子。
Duhkha	痛苦，悲痛，悲哀。
Durvasa	一位非常暴躁易怒的聖哲。
Dvesa	憎恨，厭惡，反感。
Dwi	兩個，都。
Dwi-hasta	雙手。
Dwi-pada	雙腿或雙腳。
Eka	一個，單個，單獨，只有。
Eka-pada	單腿。
Eka-tattvabhyasa	對唯一元素的研究，即萬物內我中的至上靈魂研究。
Ekagra	（Eka＝一個；agra＝首要的）固定於一件事物或一點上；接近專注，心智的能量專心於單一目標。
Ekagrata	專一。
Galava	格拉瓦，一位聖哲。

Gana	一群小神，濕婆的隨從。
Ganda	臉頰，包括太陽穴在內的整個側臉。
Ganda-bherunda	一種鳥類。
Ganga	恆河，印度最為聖潔的河流。
Garbha-pinda	子宮內的胎兒。
Garuda	老鷹，鳥王的名字。這是毗濕奴的座騎，它有著一張白臉、鷹喙，一對紅色的翅膀以及金色的身體。
Gheranda	格蘭達，一位聖哲，哈達瑜伽經典文獻《格蘭達集》的作者。
Gheranda-Samhita	同上。
Go	母牛。
Gomukha	臉似母牛。它也指一種樂器，一端狹窄、一端寬，像母牛的臉。
Goraksa	牧牛人。一個著名瑜伽大師的名字。
Gotra	一個種族、家族、血統。
Gu	上師一詞的第一個音節，意思是黑暗。
Gulma	脾臟。
Guna	屬性，自然的組成成分或要素。
Gunatita	超越三形態的人，不受限於悅性、變性和惰性。
Guru	上師，於心靈疑惑的黑暗中點亮光明的精神導師。
Ha	哈達一詞中的第一個音節，其中音節「ha」的意思是太陽，「tha」的意思是月亮。哈達瑜伽的目的就是平衡人體內的陽性和陰性能量。
Hala	犁。
Hamsa	天鵝。
Hamsah	「我即是祂，宇宙聖靈」，所有生命體在呼氣時都在反覆無意識地重複誦念這個祝禱詞。
Hanuman	哈努曼，擁有超凡力量的猴子領袖，在史詩《羅摩衍那》中記載了他的事跡。他是安佳娜和風神的兒子。
Hasta	手。
Hatha	力量。「Hatha」這個詞有「強有力地」或「違背意志」的意思。之所以稱為哈達瑜伽是因其為了尋求與聖靈連結合一，而規定了嚴格的紀律。
Hatha-vidya	哈達瑜伽的科學。

Hatha-yoga	透過嚴格的訓練而通往實現的方法。
Hatha-yoga-pradipika	一部由斯瓦特瑪拉摩所著的《哈達瑜伽經》。
Himalaya	喜馬拉雅，冰雪之地。印度北部邊境山脈的名稱。
Himsa	暴力，殺戮。
Hiranya-kasipu	希蘭亞卡西普，一個著名的魔王，毗濕奴為了救其弟子普拉赫拉達而殺死了他。
Ida	左脈，一個能量通道，從左鼻孔開始，然後通到頭頂，再到脊柱底部。該通道傳送月的能量，因此也被稱為陰脈。
Indra	因陀羅，眾神之王。雷電雨之神。
Indriya	一種感覺器官。
Indriya-jaya	藉由控制欲望而征服、抑制或掌控感官。
Isvara	聖靈，神祇。
Isvara-pranidhana	把自己的行動和意志奉獻給神。
Jagrata-avastha	心靈完全覺知的狀態。
Jalandharabandha	喉鎖印法，收縮脖子和咽喉，下巴抵在胸骨上方鎖骨之間凹陷處。
Jamuna	恆河的一條支流。
Janaka	闍那迦王，他是一位賢哲同時也是毗提訶或稱米提拉國王。
Janu	膝蓋。
Japa	反覆誦念的祝禱。
Jathara	腹部，胃部。
Jathara-parivartana	一種體位法名稱，在此動作中來回按摩腹部。
Jaya	征服，勝利。也有控制和掌握的意思。
Jiva	生命體，生物。
Jivana	生命。
Jivana-mukta	一個人在其有生之年，藉由對至高靈性的真知而成為自由靈魂。
Jivana-mukti	自由解脫的狀態。
Jivatma	個體自性或個體靈魂。
Jnana	從冥想而來的有關宗教和哲學的神聖知識，這些知識教導個人如何了解自我本質。
Jnana-marga	人們獲得開悟的知識途徑。

Jnana-mudra	手印，食指尖與拇指尖相碰，其他三個手指伸展。這個手印是智慧的象徵。食指是個人靈魂的象徵，拇指則象徵著至上聖靈，兩者結合意味著真正的知識。
Jnanendriya	聽、觸、看、嚐和聞。
Kagola 或 Kahola	卡戈拉，聖哲阿斯塔瓦卡的父親。
Kailasa	喜瑪拉雅山一座山峰，被視為是濕婆的住所。
Kaivalya	最終解脫。
Kaivalya-pada	帕坦加利所著《瑜伽經》的第四章也是最終部分，主要在講述解脫。
Kala-Bhairava	濕婆的另一個名字。
Kalidasa	迦梨陀娑，斯里蘭卡文學史上最著名的劇作家和詩人，他的作品《沙恭達羅》獲得了國際聲譽。
Kama	欲望，貪欲。情慾之神卡瑪的名字。
Kama-dhenu	孕生各種欲望的天牛。
Kama-rupa	生殖器之根部。以情慾之神卡瑪之名命名。
Kanda	球莖，塊根。根部其樣子圓潤，位在肛門上方約有 30 公分高，兩邊寬 10 公分，在那有中脈、右脈、左脈互相交匯並分歧而出。它彷彿被一塊白布包裹著。
Kanyakubja	曲女城國，一座古老的城市和國家，位於恆河支流，現今稱為坎諾城。
Kapalabhati	Kapala ＝骷髏；bhati ＝光線、光彩。頭顱清明淨化法。
Kapila	迦比拉，一位聖哲，印度哲學六大正統系統之一的數論派系統創始人。
Kapinjala	查塔卡鳥，據說只以雨露為食。
Kapota	鴿子。
Karma	行動。
Karma-marga	一個積極主動的人通過行動追尋實現之路。
Karma-yoga	透過行動獲得與宇宙聖靈連結合一。
Karmendriya	排泄和生殖器官，手、腳和講話。
Karna	耳朵。也指史詩《摩訶婆羅多》中的英雄人物之一。
Karna-pida	耳朵附近的壓力。
Kartikeya	戰神迦帝羯耶，也被稱為拘摩羅、桑穆哈和賽犍陀。他是濕婆的兒子，因被克利提卡斯和普雷阿蒂斯所撫養而得名，她們六人都用乳房哺育過他（san ＝六；mukha ＝口或臉）。有關他出生的故事，是由迦梨陀娑在他的史詩《戰神之誕生》中所講述的。

Karuna	同情，憐憫，親切。它也指減輕苦難者痛苦的奉獻行為。
Kasyapa	迦葉波，一位聖哲，阿底提和底提的丈夫。
Kathopanisad	印度的重要典籍《加德奧義書》，記述了修行者納奇開泰和死神閻摩之間的對話。
Kaundinya	一位聖哲。
Kauravas	俱盧族的後裔們，俱盧族與其表兄們一同參與了《摩訶婆羅多》的同族相殘戰役。
Kaya	身體。
Kayika	有身體有關的。
Kevala	整體的、全部的、絕對的、完美的、純淨的。
Kevala Kumbhaka	當停氣的練習已經非常完美，變成一種完全自然的反應時，這就是完美停息。
Klesa	痛苦，苦難，苦惱。
Kona	角度。
Krouncha	一種像蒼鷺的鳥，一座山的名字。
Kriya	一種償罪的儀式，淨化過程。
Krkara	一種次要的氣運行名稱，以打噴嚏或咳嗽來阻止外物從鼻腔進到喉嚨。
Krsna	印度神話中最有名的英雄。毗濕奴的第八個化身。
Krta	人類世界四個時代中第一世代的名稱。
Ksatriya	剎帝利，武士種性的一員。
Ksipta	分心，忽視。
Kukkuta	公雞。
Kumarasambhava	《戰神之誕生》見戰神迦帝羯耶。
Kumbha	水罐，大水壺，聖杯。
Kumbhaka	指完全吸氣或吐氣後的停頓時間，或稱停息。
Kundalini	拙火（kundala＝一卷盤繩；Kundalini＝一條盤捲的母蛇）是神聖的宇宙能量。這種能量被象徵性地描繪為一條盤起來的睡蛇，躺在脊柱底部最底層神經中心的海底輪中。這種潛伏的能量必須被喚醒，然後攀升到主要脊柱能量通道，即中脈，並通過脈輪直抵頭頂的千瓣蓮花。此時，瑜伽修行者便獲得了與至上靈魂的結合。
Kurma	一隻烏龜。也指一種控制眼瞼活動，以防外物或強光入侵眼睛的氣運行方式。
Lac	十萬。
Laghu	小的。也有英俊瀟灑的意思。

Laksmana	羅什曼那，史詩《羅摩衍那》中的英雄羅摩的兄弟。
Laksmi	拉克希米，財富與美貌女神，毗濕奴的妻子。
Lalata	前額。也是脈輪的名稱。
Lanka	魔王羅婆那所統治的王國。昔日的楞迦島即今日之錫蘭。
Lauliki	與 nauli 的意思一樣。
Laya	溶解，精神專注，奉獻。
Laya-yoga	通過吸收與專注獲得與至上靈魂的融合。
Lobha	貪婪。
Lola	震顫、搖擺，像鐘擺或擺捶一樣來回移動。
Loma	頭髮。
Madhyama	中等，平均，中庸。
Maha	偉大的，強大的，強健的，尊貴的。
Mahabharata	《摩訶婆羅多》，由毗耶薩所創作的一部著名史詩。其中包括《薄伽梵歌》篇章。
Maharsi	一位偉大的聖哲。
Maitri	友好並帶著同理心的感受。
Makara	鱷魚。
Mala	花環，花圈。
Man	思索。
Manas	擁有力量以及注意力、選擇力和拒絕力的個體心靈。感官的支配者。
Manas-chakra	意輪，位於肚臍和心臟之間的神經叢。
Manasika	心智的、智能的。
Mandala	一個循環。也有梨俱吠陀其中一個分支的意思。
Mandara	被天神與惡魔用來當做攪拌棒，以攪動宇宙之洋獲得甘露的一座大山。
Manduka	青蛙。
Manipuraka-chakra	臍輪，位於臍部的神經叢。
Manomani	三摩地狀態。
Mantra	神聖的思想或祈禱者。
Manu	人類之父的名字。

Marga	一個方法，路徑，小徑。
Marichi	摩利奇，梵天其中一個兒子的名字。他是一位聖哲，也是迦葉波的父親。
Matsya	魚。
Matsyendra	魚王，哈達瑜伽的創始人之一。
Mayura	孔雀。
Menaka	梅娜卡，一位美麗的仙女，沙恭沙羅的母親。
Meru-danda	脊柱。
Mithila	米提拉是毗提訶國之首都，由闍那迦王所統治。
Moha	錯覺、醉心。
Moksa	解脫，靈魂從生死輪回中解脫。
Mrdu	柔軟的，溫柔的，溫和的。
Mrta	死，屍體。
Mudha	困惑、愚昧、遲鈍、愚笨。
Mudita	歡愉，歡樂。
Mudra	封印：一個閉鎖的姿勢。
Mukha	臉、嘴。
Mukta	解脫。
Mukti	鬆開，解放，靈魂從生與死的枷鎖中最終解脫。
Mula	根部，基礎。
Mula-bandha	一種鎖印法，身體從肛門到肚臍都朝脊柱方向收縮和拉提。
Muladhara-chakra	根輪，位於肛門之上骨盆內的神經叢。
Mundakopanisad	一部有關神祕音節 Aum 的《奧義書》。
Nachiketa	納奇開泰，一位瑜伽行者，他是《加德奧義書》中主人翁之一。他的父親瓦迦拉瓦斯希望放棄自己所有的財產以積德。納奇開泰感到非常困惑，於是就反覆問父親：「你會把我交給誰？」父親答道：「我把你交給閻摩（死神）。」納奇開泰於是來下界死亡之域，獲得了三個恩惠，其中最後的恩惠就是得知死後生活的祕密。閻摩試圖用各種世俗的快樂轉移納奇開泰對獲取知識願望的注意力，但是納奇開泰絲毫不為所動，最後閻摩傳授給他渴望的知識。
Nada	內在神祕的聲音。

Nadi	經絡是人體內能量運行的管狀器官。它包括三層，就像電線一樣層層包裹。最裡層叫做血管（sira），中間層叫做脈管（damani）。整個器官和外層則合稱為經絡。
Nadi Sodhana	淨化體內能量通道的淨化法。
Naga	用打嗝來舒緩腹部壓力，是人體內次要氣運之一。
Nakra	鱷魚。
Nara	人。
Narasimha	人獅，毗濕奴的第四個化身。
Nataraja	濕婆的名字，舞王。
Nauli	腹部肌肉和器官上下左右猛烈運動的過程。
Nava	船。
Neti Neti	「不是這，不是這」，三摩地的體驗與其他的經驗不同，無法用文字形容。關於三摩地的體驗，聖哲們總是會用「不是這，不是這」來表達，因為那種愉悅的感受以及在三摩地狀態中心靈的寧靜，實在是難以筆墨形容。
Niralamba	沒有支持。
Niranjana	沒有被玷污的，純淨的。
Nirodha	抑制，壓抑。
Niruddha	被抑制，被控制，被制止。
Niyama	通過自律達到自我的淨化。帕坦加利敘述的瑜伽第二個階段。
Pada	腳或腿。也指書的一部分。
Padangustha	大腳趾。
Padma	蓮花。
Padmanabha	毗濕奴的名字，據說他的肚臍中生出了一朵蓮花。從這朵蓮花中生出了梵天。
Pandava	史詩《摩訶婆羅多》中的英雄人物。也泛指般度族五個兒子的名字。
Paramapada	最高階段，至高無上狀態，至福。
Paramatma	至高無上的靈魂。
Parangmukhi	朝向內。
Parasurama	毗濕奴的第六個化身，他用戰斧毀滅了刹帝利。
Parigha	用於拴緊或關門的條閂。
Parigraha	儲藏。

Paripurna	整個，完整。
Parivartana	轉身，旋轉。
Parivrtta	轉身、旋轉。
Parivrttaika-pada	一條腿朝側面扭轉。
Parsva	側面；橫（向）的。
Parsvaika-pada	一條腿朝側面。
Parvata	山。
Parvati	帕瓦蒂，一位女神，濕婆的妻子，喜瑪拉雅的女兒。
Paryanka	床，躺椅。
Pasa	束縛，陷阱，圈套。
Paschima	西面；整個身體背面從頭到腳後跟。
Paschimottana	身體背面從頸部到腳後跟的深度伸展。
Patala	下界。
Patanjali	瑜伽哲學的創始人。他是《瑜伽經》、《摩訶巴夏》（一部論述文法的經典著作）以及一部醫學論述著作的作者。
Pida	痛苦、疼痛、壓力。
Pincha	下巴，羽毛。
Pinda	胎兒，胚胎，身體。
Pinda-prana	個體呼吸，與宇宙呼吸相對應。
Pingala	右脈，能量通道，從右鼻孔開始，然後運行到頭頂，再朝下運行到脊柱底部。由於太陽能量在這個通道裡運行，因此也被稱為陽脈。這個字有褐色或微紅之意。
Pliha	脾臟。
Prahlada	普拉赫拉達，毗濕奴的皈依者。他是魔王希蘭亞卡西普的兒子。
Prajapati	創造真神。
Prajna	智力、智慧。
Prajnatma	靈性自我。
Prakrti	自然，物質世界的本源，包括三種屬性：悅性、變性、惰性。
Pramada	冷漠，不關心。
Pramana	標準或原則；權威。

Prana	氣息、呼吸、生命、活力、風、能量，力量。也表示靈魂。
Prana-vayu	整個身體中流動的一種重要氣運。主要流經胸部區域。
Pranava	神聖音節 Aum 的另一個同義詞。
Pranayama	有節律的控制呼吸。瑜伽的第四個階段。
Pranidhana	奉獻。
Prasarita	伸展，伸出。
Prasvasa	呼氣。
Pratiloma	與頭髮相反，與穀物相反。
Pratyahara	心智從感官和感官對象中抽離而出。瑜伽的第五個階段。
Pratyaksa	直接證據。
Punya	美德，優點，正直，公正，優秀。
Puraka	吸氣。
Purnata	完滿，完美。
Purva	東方。身體的前面。
Purvottana	身體前面的深度伸展。
Raga	愛，熱情，憤怒。
Raja	國王，統治者。
Raja-kapota	鴿王。
Raja-marga	透過心靈的控制而達到自我實現之路徑。
Raja-yoga	勝王瑜伽，藉由成為心靈的控制者、擊敗自身的敵人，而達到與至上靈魂的融合為一。自身的敵人包括：激情或性慾、憤怒、貪婪、錯覺、驕傲和嫉妒。帕坦加利的瑜伽八肢揭示了與至上融合為一的最高方法就是 Raja-marga。
Raja-yogi	完全掌控自己心靈和自我的人，完全征服自我的人。
Rajarsi	一位貴族的聖哲、哲學家皇帝。
Rajas	運動或行動；自然界任何事物本性中都包含的三元素之一。
Rajo-guna	變性，靈活性，活動性。
Rama	羅摩，史詩《羅摩衍那》中的英雄，毗濕奴的第七個化身。
Ramayana	《羅摩衍那》，印度歷史上一部有關羅摩的著名史詩。由聖哲蟻垤所作。
Ravana	羅婆那，劫持了羅摩的妻子希多的摩王。

Rechaka	吐氣，排空肺部。
Retus	精液。
Rsi	啟發人心的聖哲。
Ru	上師一詞中的第二個音節，意思是光明。
Richika	里奇卡，一位聖哲。
San	六。
Sanmukha	字義是六張嘴，戰神迦帝羯耶的別名。
Sanmukhimudra	一種閉鎖姿勢，此時頭頂的穴位被封閉，心智轉往內在進行冥想訓練。
Smrti	記憶，法律條文。
Sakuntala	聖賢毗斯瓦蜜多羅與仙女梅娜卡之女。她是迦梨陀娑劇中同名女主人公。
Salabha	蝗蟲。
Sambhava 或 Sambhavi	屬於濕婆或桑巴的。
Sambhu	桑巴，濕婆的名字。
Sankaracharya	商羯羅，印度非二元論學派的一位著名導師。
Saucha	淨化，純淨。
Sava	屍體。
Sayana	床，躺椅。
Sesa	西沙，一條著名的毒蛇，據說是條千頭蛇。西沙被描述為毗濕奴的臥榻，漂浮於宇宙海洋之中，或用蛇頭支撐著整個世界。西沙的別名還有阿南塔和瓦蘇吉。
Sirsa	頭。
Sisya	學生，門徒。
Sita	清涼，冷。
Siva	濕婆，印度三位一體神中第三個神的名字，祂被賦予了毀滅世界的任務。
Siva-samhita	《濕婆本集》，哈達瑜伽的經典著作。
Sodhana	淨化。
Soka	痛苦，憂傷，悲痛，哀愁。
Sraddha	信，信念。
Sunyasunya	心智處於空無但並不空虛的空非空狀態。

Svana	狗。
Svasa	靈感。
Svasa-prasvasa	舉起，嘆氣。
Sadhaka	追尋者，有抱負者。
Sadhana	實踐，追尋。
Sadhana-pada	帕坦加利《瑜伽經》的第二章，主要敘述瑜伽修行的方法。
Sahajavastha	三摩地中靈魂的自然狀態。
Sahasrara-chakra	頂輪，腦腔中的千瓣蓮花。
Sahita Kumbhaka	Sahita 的意思是同行、伴隨或一起。這裡指呼吸時有目的的停息。
Salamba	支持。
Sama	同樣，平等，均衡，公平。
Sama-sthiti	直立。
Sama-vrtti	瑜伽調息法中吸氣、呼氣以及停息三者同比例的呼吸方式。
Samadhi	三摩地，修行者於他所冥想的事物中，與至上合而為一的狀態，此時感受到一種無以言表的歡樂和平靜。
Samadhi-pada	帕坦加利《瑜伽經》的第一章，主要敘述三摩地的狀態。
Samana	臍腹之氣，幫助消化的重要氣運之一。
Sambhava	出生。
Samsaya	懷疑。
Samskara	對過去留下的印象。
Sanjivani	一種萬能藥或藥用植物，據說可以使人起死回生。
Santosa	滿足。
Saraswati	恆河的一條支流。也指語言與學習的女神、梵天之妻的名字。
Sarva	全部，所有。
Sarvanga	整個身體。
Sati	莎蒂，達剎的女兒。她因父親對丈夫濕婆的侮辱而自縊，隨後又以喜瑪拉雅山之女轉世，並再次贏得了濕婆的心。她是戰神迦帝羯耶以及學習、智慧和好運之神甘尼帕弟的母親。
Sattva	任何事物本質中光明、純淨和美好的特質。
Sattva-guna	悅性，美好和純淨的屬性。

Setu	橋。
Setu-bandha	橋梁的建造。這是一個身體拱起的體位法名稱。
Siddha	聖哲，聖賢或先知；也是聖潔與神聖的半人半神。
Simha	獅子。
Sira	身體中的管狀器官，見 nadi。
Sita	希多，史詩《羅摩衍那》中的主角羅摩之妻的名字。
Sitakari 和 Sitali	能使人清涼的一種調息法。
Skanda	賽犍陀，戰神迦帝羯耶的名字。
Soham	意為「祂即是我」。每個生命體在無意識呼吸時，隨著每一口吸氣也吸進祝禱「娑邯」。
Stey	偷盜，搶劫。
Sthita-prajna	一個智慧牢牢根植於聖靈而毫不動搖的人；不為歡樂和痛苦、得到和失去、勝利和失敗所動的人。
Sthiti	穩定。
Styana	衰弱無力，怠惰
Sugriva	猴王蘇梨，幫助羅摩尋找被魔王羅婆那劫走的希多。
Sukha	歡樂，愉快，高興，舒適。
Sumanasya	仁慈善心。
Supta	睡覺。
Surya	太陽。
Surya-bhedana	穿透或穿過太陽。這裡指吸氣時通過右鼻孔，換句話說，氣息通過右脈或陽脈吸入，然後從左鼻孔即左脈或陰脈呼出。
Surya-chakra	太陽輪，位於肚臍和心臟之間的神經叢。
Surya-nadi	陽脈，右脈的另一個名稱。
Susumna	中脈，位於脊柱內的主要通道。
Susupta-avastha	心靈處於無夢的睡眠狀態。
Sva	一個人自身，先天，主要力量，靈魂，自我。
Svadhisthana-chakra	生殖輪，位於生殖器官上部的神經叢。
Svadhyaya	通過學習神聖典進行自我教育。
Svapnavastha	心靈處於做夢的狀態。

Svatmarama	斯瓦特瑪拉摩，《哈達瑜伽經》一書的作者，此書是一部哈達瑜伽的經典著作。
Tha	哈達一詞的第二個音節，第一個音節 ha 代表太陽，第二個音節 tha 則代表月亮。兩個音節合起來就是哈達瑜伽。
Tittibha	螢火蟲。
Tada	山。
Tamas	黑暗或忽視，自然界任何事物本質上都包含的三元素之一。
Tamo-guna	惰性，黑暗或忽視的特質。
Tan 或 Tān	伸展，延伸。
Tandava	濕婆所跳的一種象徵著宇宙毀滅的激烈舞蹈。
Tap	燃燒，發光，照耀，受苦，燒毀。
Tapas	包括淨化、自律以及苦行的一種投注熱情的努力。
Taraka	塔拉迦，被戰神迦帝羯耶所殺死的惡魔。
Tat twam asi	「汝即彼」，認知於人類真實本性即是聖靈的一部分，神性就在自身中，使人類靈魂從身體、心靈、智能、我執的界限裡解脫。
Tattva	真理或第一準則，一個元素或主要的本質。人類靈魂或物質世界以及宇宙超靈的本質。
Tattva-jnana	真理準則的知識。
Tejas	有光澤的，耀眼的，王權的。
Tirieng	水平的，傾斜的，橫向，反轉和朝下。
Tola	平衡。
Tri	三。
Trianga	三分支。
Trikona	三角形。
Trivikrama	毗濕奴的第五個化身，他走三步就橫跨了人間、天堂和地獄。
Trsna	渴望、欲望。
Turiyavastha	靈魂的第四種狀態，與另外的走路、做夢和睡覺三種狀態，結合但超越於此狀態之上即為三摩地。
Ubhaya	都是。
Udana	上行氣，補充身體重要能量的氣運之一。它位於胸腔內，控制空氣和食物的攝入。

Uddiyana	一種鎖印法，此時橫膈膜向胸腔提升，腹部器官則朝脊柱方向後拉。通過臍鎖印法，偉大的生命氣息將不得不朝著中脈而飛。
Ugra	令人敬畏的，強大的，尊貴的。
Ujjayi	勝利調息法，一種呼吸控制法，此時肺部會完全擴張，胸部挺起。
Ullola	巨浪。
Uma	烏瑪，濕婆之妻帕瓦蒂的另一個名字。
Unmani	三摩地的狀態。
Upanisad	奧義書這個詞由字首 upa（附近）和 ni（下）再加上字根 sad（坐）組成。它的意思是在上師身邊坐下聆聽精神教誨。《奧義書》是印度最古老神聖的文學《吠陀》中的哲學部分，主要敘述人類的本性、宇宙以及個體靈魂與至上聖靈的相合。
Upavistha	就座。
Upeksa	漠視，蔑視。這個字不僅僅是鄙視那些墮落者，或是有自視甚高的感覺，而且也是一種自我檢視，思考自己在同樣的狀況下會如何行事，對於墮落者的狀況應該負有多大的責任以及如何幫他走上正途。
Urdhva	抬起，提升，向上。
Urdhva-mukha	臉朝上。
Urdhva-retus	（Urdhava ＝朝上，retus ＝精液）一直過著獨身生活，完全禁欲的人。一個已經將性慾昇華了的人。
Ustra	駱駝。
Ut	表示強烈的小品詞。
Utkata	強有力的，猛烈的。
Uttana	強烈伸展。
Utthita	抬起，延展，伸展。
Vacha	講話。
Vachika	與講話和說話有關。
Vaikuntha	瓦昆塔，毗濕奴的稱號。
Vairagya	沒有世俗欲望。
Vajra	雷電，因陀羅的武器。
Vakra	欺騙的。

Valakhilya	一群神聖的拇指精靈，由創造萬物之神身體的一部分而生成。據說這群精靈們走在太陽戰車之前。
Valli	《奧義書》中的一章。
Vama	左側。
Vamadeva	瓦摩提婆，一位聖哲。
Vamana	毗濕奴的第五個化身，他投胎轉世為侏儒並最終降伏魔王巴里。
Vandi	梵迪，闍那迦國王王宮裡的一名宮廷學者。
Vasana	欲望，渴望，偏好。
Vasanta	一位被擬人化的春神，與情慾之神卡瑪相呼應。
Vasistha	婆吒，一位著名的聖哲，他是多部「吠陀」詩篇的作者。
Vasuki	瓦蘇吉，西沙的另一個名字。
Vatayana	馬。
Vayu	風，重要的氣運。
Veda	《吠陀》是印度的神聖經文，由至上真神所揭示。
Vibhuti	力量、偉大、能量。
Vibhuti-pada	帕坦加利《瑜伽經》的第三章，主要敘述瑜伽行者在其修行之路上會遇到的各種艱難險阻。
Vidya	知識，學習，學識，科學。
Vikalpa	幻想，僅僅停留在口頭表達上，而沒有任何實際基礎。
Viksepa	困惑，混亂，精神分散。
Viksipta	心靈處於激動狀態。
Viloma	與事物的自然順序相反，質詞 vi 代表否定或缺失。
Viparita	反向的，倒轉的。
Viparyaya	經學習後發現是錯誤的觀點。
Vira	英雄，勇敢。
Virabhadra	一位非常勇猛的英雄，誕生於濕婆的頭髮。
Virancha 或 Viranchi	梵天的名字。
Virochana	惡魔王子，普拉赫拉達之子，巴里之父。
Virya	活力、力量和熱情。

Visama-vrtti	呼吸時不均衡或猛烈運動。
Visnu	印度三位一體神中的第二位，守護之神毗濕奴。
Visuddha-chakra	喉輪，咽部神經叢。
Visvamitra	毗斯瓦蜜多羅，一位有名的聖哲。
Vitasti	跨度，範圍。
Vrksa	樹。
Vrschika	蠍子。
Vrt	旋轉，循環。
Vrtti	行動，行為，存在，狀況或心智狀態。
Vyadhi	疾病，虛弱。
Vyana	遍行氣，輸送從食物和呼吸中獲得的能量遍及全身的重要氣運之一。
Yama	死神閻摩。也指瑜伽八肢的第一個分肢持戒。持戒是普遍的道德紀律，或超越不同信念、國度、年代以及時間的道德戒律。帕坦加利提到的五個戒律分別是：不暴力、真實、不盜取、節制、不貪圖。
Yoga	結合，交流。這個詞來自字根 yuj，意思是連結、控制，使注意力專注。因此 yoga 的意思是使我們的意志與神的意志互相交流，這是一種精神上的均衡，使我們能夠平等看待生活所有面向。瑜伽的主要目的是教導一種方式，使我們的心靈與至上完全融合，並從而獲得解脫。
Yoga-mudra	一種姿勢。
Yoga-nidra	瑜伽睡眠，此時身體如同在睡眠中一樣在休息，儘管所有的活動都靜止，心靈仍維持完全警醒。它也指一個體位法名稱。
Yoga Sutra	帕坦加利所著的《瑜伽經》，書中包括一八五條瑜伽箴言，並分為四個章節，分別為三摩地、修行法、神通力以及解脫。
Yogi 或 Yogin	男或女的瑜伽行者。
Yoni-mudra	Yoni 意思是子宮或源頭，mudra 為密封。這個字的意思是頭頂穴位被封閉，使瑜伽行者能將感覺向內引導，使其發現自身存在的本源。
Yuga	年代。
Yuj	結合，套上軛，使用，使一個人的注意力專中。
Yukta	獲得與至高靈性相互交流的人。